폐소

－폐소공포증적 현상에 대한 연구－

Donald Meltzer

The Claustrum
—An Investigation of Claustrophobic Phenomena—
by Donald Meltzer

Copyright @ 2018 Meg Harris Williams and The Harris Meltzer Trust

본 저작물의 한국어판저작권은 Meg Harris Williams and The Harris Meltzer Trust를 통한 독점계약으로 한국심리치료연구소가 소유하고 있습니다. 저작권법에 의하여 보호를 받는 저작물이므로 무단전제와 무단복제를 금합니다.

폐소

발행일   2019 년 12월 5일
지은이   도날드 멜처
옮긴이   이재훈
펴낸이   이재훈
펴낸곳   한국심리치료연구소
주소   서울시 종로구 새문안로5가길 28,
          (적선동, 광화문플래티넘) 918호
전화   02) 730-2537~8
팩스   02) 730-2539
홈페이지 www.kicp.co.kr
E-mail   kicp21@naver.com
등록   제22-1005호(1996년 5월 13일)

정가   25,000원
ISBN   978-89-97465-47-7 (93180)

이 도서의 국립중앙도서관 출판시도서목록(cip)은 홈페이지
(http://www.nl.go.kr/cip.php)에서 이용하실 수 있습니다.
(제어번호: CIP2019046467))

폐소

−폐소공포증적 현상에 대한 연구−

도널드 멜처

목차

저자 소개 ... 7
서문 — 멕 해리스 윌리엄스 ... 9

1부: 배경과 도입
서론 ... 17
1장 투사적 동일시에 대한 멜라니 클라인의 비전 ... 20
2장 이전에 출간된 논문들의 개요 ... 27

2부: 폐소의 분실들
3장 정신적 장치의 지형학적 차원 ... 79
4장 내적 엄마의 분실들 ... 84
5장 폐소 안에서의 삶 ... 93
6장 폐소의 기법적 문제들 ... 128

3부: 폐소의 함축들
7장 폐소에서 나오기 대 의식의 변동 ... 145
8장 정신분열증의 발생에서 폐소가 담당하는 역할 ... 151
9장 투사적 동일시의 편재성에 관하여 ... 164
10장 증상 대 성격 — 정신분석의 과정 ... 175
11장 폐소와 청소년 ... 183
12장 폐소와 변태/중독 ... 189
13장 폐소와 정신분석 안에서의 정치 ... 194
부록 맥베스의 궤변, 셰익스피어의 모호성 ... 201
참고문헌 ... 238
색인 ... 242

저자 소개

Donald Meltzer(1923-2004)

뉴욕에서 출생하였고 예일대학교에서 의학을 전공하였다. 아동과 가족 전문 정신과의사로 일한 후에, 1950년대에 멜라니 클라인과의 분석을 위해 영국으로 이주하였고, 그 후 여러 해 동안 영국 정신분석학회 소속 훈련분석가로서 일했다. 그는 성인 분석과 아동 분석 모두를 수행하였고, 특별히 자폐 아동의 치료분야에 혁신적인 기법을 도입하였다. 그는 아동 치료분야에서 Esther Bick과 나중에 그의 아내가 된 Martha Harris와 공동으로 작업하였다. 타비스톡 클리닉에서 아동 정신의학과 정신분석의 역사를 강의하였고, 평생에 걸친 예술에 대한 사랑에 기초해서 예술과 미학에 특별한 관심을 가졌으며, 유럽, 스칸디나비아, 북미와 남미에 소재한 여러 나라들에서 광범위하고 정규적으로 가르쳤으며, 그의 저서들은 여러 언어들로 번역되어 정신분석 교육을 위해 사용됨으로써, 계속해서 점증하는 영향력을 행사하고 있다.

그의 첫 번째 저서인 The Psychoanalytic Process는 1967년에 출간되었고, 이어서 1973년에 The Sexual States of Mind, 1975년에 Exploration in Autism, 1978년에 The Kleinian Development, 1984년에 Dream Life, 1988년에 The Apprehension of Beauty, 1992년에 The Claustrum이 차례로 출간되었다. 그리고 그의 사후에도 광범위한 세미나의 결과물들이 Meltzer in Barcelona(2002), Meltzer in Venice(2016), Meltzer in Sao Paulo(2017), Meltzer in Paris(2017) 등의 제목으로 출간되었고, 최근에는 그의 가르침을 요약한 Teaching in Meltzer(2015)와 그의 사상을 소개하기 위한 선별된 글모음인 A Meltzer Reader(2012)가 출간되었다.

Meg Harris Williams(1951-)

작가이자 시각 예술가이며 도널드 멜처의 양딸이자 이전 피분석자이다. 케임브릿지와 옥스퍼드에서 영문학을, 그리고 Accademia di Belle Arti in Florence에서 예술을 공부하였고, 그녀의 친부였던 Rolland J. Harris와 South Hampstead High School의 교사였던 Joie Macaulay에게서 시(詩)를 배웠다. 정신분석과 문학 사이의 관계에 초점이 있는 그녀의 저서들은 다음과 같다: Inspiration in Milton and Keats(1982), A Strange Way of Killing: Emily Bronte's Wuthering Heights(1987), The Apprehension of Beauty(1988), The Chamber of Maiden Thought(1991), Five Tales from Shakespeare(1996), The Vale of Soulmaking: The Post-Kleininan Model of the Mind(2005), The Aesthetic Development: The Poetic Spirit of Psychoanalysis(2010), Bion's Dream: A Reading of the Autobiographies(2010), Hamlet in Analysis: A Trial of Faith(1997), The Becoming Room: Filming Bion's A Memoire of the Future(2016).

그녀의 저서들은 이태리어, 불어, 독일어, 스페인어, 포르투갈어, 희랍어, 일본어 등으로 번역되었다. 그녀는 타비스톡 클리닉과 집단 및 개인심리치료협회의 초청 강사이고, 캘리포니아 정신분석 센터의 명예 회원이며, The Harris Meltzer Trust의 편집자이다.

서문

 멜처는 그의 마지막 저서인 이 책에서, 그의 아이디어들의 핵심적인 발달단계들을, 특별히 그가 '침범적 투사적 동일시'라고 부른 것의 역할과 관련해서 검토한다. 그는 항상 '폐소'라는 용어를 심리적인 자기-감금(self-imprisonment)을 지칭하는 데 사용했지만, 그것이 '이론'의 지위를 획득한 것은 아니다. 그 점은 지금도 여전히 변함이 없는데, 그 이유는 그가, 그것이 본질적으로 클라인학파 초심리학의 확장, 즉 마음에 대한 기존의 클라인학파 모델의 경계를 확장한 것임을 강조하기 때문이다. 오직 여러 해 동안의 임상적 경험이 축적된 이후에야, 임상적 사실들에서 오는 압력이 그로 하여금 그가 관찰해왔던 것이 내적 대상의 내부를 향한 투사적 동일시였음을 인정할 수 있게 했다; 더욱이 이것은, 비록 견고성의 정도는 다양하지만, 고립된 정신병리가 아닌 편재한 현상인 것으로 드러났다.
 본질적으로, 폐소공포증적 현상들은 내면세계와 그것의 대상들의 구체성에 대한 새로운, 또는 확장된 비전을 갖게 해주었다. 이전의 연구결과들을 개관하는 장에서, 멜처는 이 이야기가 잘 알려진 논문인 '항문 자위'에서 초기 형태를 갖기 시작했음을 밝힌다; 그것의 형태는 일차적으로 꿈들에 그리고 그가 '자신의 분석적 삶에서 가장 풍요로운 시기'라고 부른 시기에 수행한 아동들과의 분석작업(그 자신과 다른 동료들의 환자들과의)에서 가져온 '구체적' 증거에 기초한, 마음의 내적 지형학에 대한 추후 임상적 발견을 통해서 발달을 계속했다. 이 것은 '대대적인'(massive) 투사적 동일시를 가피학증과 실망의 핵심에 있는 폐소공포증적 현상들과 관련지어 재정의하는 결과를 가져왔다. 그는 내적 엄마를 세 개의 근본적인 구획들을 가진 존재로 그려낸다: 머리/젖가슴, 성기, 그리고 직장; 그리고 이러한 구획들 안에 거주하는 것을 자폐증, '뒤처진' 청소년들, 또는 '태어나지 못한 채' 아직도 자궁 안에 머물러 있는 인격의 측면들과 같은, 다른 장애들―폐소라는 아이디어가 더 잘 이해되도록 돕는―과의 관련성 안에서 구별한다. 무엇 보다도, 이 폐소공포증적인 투사적 내주(indwelling)는 내부 세계에 대한 외부의 견해에 의존해 있는 상상적 모험과는 뚜렷이 구분되고, 예술가들과 시인들에 의해 풍부하게 예시된다.

확신의 느낌은 다른 관점들 사이의 상호교차에 의해 확인될 때 찾아온다: 그리고 그것이 옳다는 미적 감정을 결과로 가져온다. 정신분석의 과정에서, 그 과정을 예술의 형태로 만들어주는 구성요소는 자료의 아름다움이 서로 맞는 공식에 더해 함께 '저 너머의 존재'―'우리 자신들에게서 저만치 있는 것이 되기'―를 획득할 때, 모습을 드러낸다. 말사 해리스와의 공동 작업을 통해 유아 관찰을 가까운 곳에서 경험한 내용이 출생 이전의 삶과 인격 분류에 대한 비온의 추측들과, 창조적인 내적 공간 대 폐소공포증적인 내적 공간에 대한 예술가들의 상상력 있는 묘사들과 함께 맞물려 직조되었다. '정신적 현실 내부에서 사는 것보다 더 완전하게 그 현실을 부인하는 것이 과연 존재할 수 있겠는가'―그것이 외부(제도화한)의 기본적 가정 집단들과 관련되어 있든지 아니면 내적인 기본적 가정 집단들과 관련되어 있든지 상관없이; 그리고 '그 방이 고문실이든, 성애적인 방이든, 천상의 평화와 안식을 주는 장소이든 상관없이.'

플러스 LHK와 마이너스 LHK 사이, 작업-집단과 기본적 가정 집단들 사이, 그리고 인격의 내골격적(endoskeletonal) 요소들과 외골격적

(exoskeletonal) 요소들 사이에 대한 비온의 구별은 자기 또는 사회의 폭군적이거나 자기애적인 측면에 굴복시키려는 압력에 직면해서 핵심적인 정체성을 실현하고자 하는 투쟁을 묘사한, 시인의 극적인 표상들과 조화를 이루었다. 멜처는 이 상호-직조가 자기애의 분류적 기초들뿐만 아니라 그것의 구조적 기초들 사이의 관계를 명료화했다고 설명한다.

이 책은 그러므로 아마도 모든 정신병리들의 근저에 있는(오인들 misconceptions과 다른) 보편적이면서도 특별한 유형의 정신병리를 서술한다. 하지만 그는 세상의 아름다움이 정신건강을 지탱해주고 있고, 궁극적으로, 모든 정신병리는 미적 갈등으로부터의 후퇴에서 온다는 강한 확신(아름다움의인식에서 제안했듯이)이라는 맥락에서 이것을 설명할 수 있는 수단이 없다면, 이런 특별한 정신병리는 명백한 비전을 가질 수 없다고 주장한다. 「폐소」에서 그는 말한다: '통합된 내면의 결합된 대상은 자기보다 먼저 경험으로부터 배우고, 거의 확실하게 창조적 사고와 상상력의 원천이다.' 감금된 자기애적 자기는 이 내면의 결합된 대상에 의해 드러나는, 세상의 아름다움의 충격이 발생시키는 격랑으로부터 후퇴한 것이다.

멜처는 이런 유형의 후퇴가 심각한 장애를 입은 환자들이나, 실제로는 근저에 심각한 장애를 갖고 있으면서도 잘 적응한 것으로 보이는 사람들뿐만 아니라, 신경증적이거나 '정상적인' 사람들에게도 해당된다고 결론을 내렸다. 우리는 폭정과 굴종의 정치적 필요에 따라 다양한 기본적 가정들의 안과 밖을 드나드는 것과 마찬가지로, 항상 폐소의 안과 밖을 드나든다. 그는 모든 집단이 폐소의 분실(compartment)을 닮아있고, 기본적 가정 조직을 지향하는 경향이 있다고 말한다. 대조적으로, '무한히 진화하는' 진정한 윤리는 개인의 내적 대상들로부터 나오고, 따라서 표준화될 수 있는 것이 아니다.

그러므로 주의의 기관(의식)이 대상의 외부에 대한 비전의 중심을 재설정할 수 있다는 점에서, 자기의 어떤 부분이 그 기관의 통제 하에 있는지에 깨어 있을 필요가 있다. 숨겨진 폐소는 우리가 강박적으로 여기저기로 돌진하는 덕택에, 심지어 제약을 주는 것으로 느껴지지 않을 수도 있다; 아름다움의 충격을 방어하기 위해서, 우리는 우리의 삶의 과정들을 분실화(分室化)한다. 멜처는 모든 사람이 어딘가에, 내적 대상 안에 거주하고 있는 유아적 부분을 갖고 있다고 추론한다. '그들의 대상이 아무리 멋지다고 해도,' 열정적 경험을 위한 그들의 능력이 위축된 측면이나 영역―사랑과 증오라는 상호보완적인 핵심적 정서들이 제외된, 따라서 진정한 앎이 제외된―에 의해 오점이 생겨나지 않았을 가능성은 거의 없다. 엘리엇은 우리에게 친숙한 시 귀에서, '인류는 너무 많은 현실을 감당할 수 없다'고 말한다.

　따라서 이 책은, 비록 표면상으로는 심각한 정신병리 형태들에 관한 것이지만, 사실상 모든 가능성의 범위 안에서 마음이 발달에 미치는 모든 영향들―미적 갈등으로부터 즐거운 포옹에 의해 초청된 무한한 가능성들의 영역으로의 전적인 후퇴에 의해 발생한 망상적 세계를 포함하는―에 대한 후기-클라인학파의 이해를 묘사한 멜처의 그림의 완성판으로 구성되어 있다.

　마지막으로, 어쩌면 꼭 필요한 것이 아닐 수도 있는 한 마디를 하자면 다음과 같다: 도널드 멜처가 이 책에 포함시키기 위해 맥베스에 관한 글을 써달라고 나에게 요청했을 때, 그는 분열된 인격에 초점을 맞추었던, 첫 번째 판을 좋아하지 않았다. 그는 자신이 그런 문제가 사고과정에 미치는 효과를 구체적으로 보여주고 싶다고 말했다. 궁극적으로는 같은 이야기이지만, 그것은 시적 언어와 반-시적 언어, 저자와 그의 창조물 사이를 구별해낸다. 시적 모호성이 갖는 탐구적 힘을 믿었던 셰익스피어는 일시적으로 폐소의 모호한 세상 안으로 들어갈 수 있었는데, 그것은 어떤 점에서, 분석가는 자신이, 감옥에서 살고 있는 사람의 기본적 가정과는 반대로, 거기에 영구적으로 거주하지 않고,

그 폐소의 '방문자'임을 보여줄 필요가 있다는 멜처의 믿음과 평행을 이룬다. 어떤 점에서 동일시에 대한 과학적 실험인, 이 믿음은 환자에게 '문은 항상 열려있다'는 것을 보여주는 방식이다.

  멕 해리스 윌리엄스

1부

배경과 도입

서론

증오 안에서 축출된 이 해로운 배설물과 함께, 자아의 분열된 부분들 또한 엄마에게로 또는, 내가 선호하는 표현방식인, 엄마 안으로 투사된다. 이 배설물과 자기의 나쁜 부분들은 대상을 손상시킬 뿐만 아니라, 그것을 통제하고 소유하고자 한다. 엄마가 자기의 나쁜 부분들을 담고 있는 한, 그녀는 분리된 개인으로 느껴지기보다는 나쁜 자기로 느껴진다.

(클라인, "분열성 기제에 대한 논고')

정신분석의 요체는 정신적 질병에 대한 단순한 설명적 가설과 그 질병을 치료한다는 낙관적인 목표로부터 시작해서, 정신적 현상들을 어리둥절해하며 서술하는 상태로 흔들림 없이 이동해왔다. 해를 끼치기보다는 선을 행하고 싶다는 떨리는 희망과 함께, 분열성과 기제라는 두 명칭은 지금 우리들이 사용하는 분열 과정과 투사적 동일시로부터 떨어져 나갔다. 첫째로, 그것들 중 어느 것도 멜라니 클라인이 편집-분열적 자리라고 부른 것에 국한된 것이 아니고, 둘째로, 그것들이 정신분석의 어휘라는 측면에서 다른 추상화 수준에 속해 있다는 점에서 그러하다. 분열 과정(splitting processes)은 자기와 대상들이 통합되는 과정에서 발생하는 변동들(fluctuations)을 설명하는 데 필요한 것을 서술하는 하나의 방식이다. 다른 한편, 투사적 동일시는 외부 세계와 내면세계 안에 있는 자기의 부분들과 대상의 부분들 사이의 관계들에 영향을 미치는, 전능적 환상을 지칭하는 명칭이다.

  이 책은 상담실 안에서 이루어진 투사적 동일시의 작용에 대한 나의 임상적 경험들을 한데 모으기 위한 시도이고, 한 걸음 더 나아가, 개인의 발달에서, 그리고 각 개인이 그 안에 거주하고 있고 어떤 점에서 그것을 형성하도록 돕는 사회의 진화에서, 중요한 의미를 갖고 있는 정신적 현상으로서 투사적 동일시를 바라보는 관점을 추정하고자 하는 시도이다. 클라인 여사가 조심스럽게 발표한 논문이 프로이트와 아브라함의 마음의 모델에 대한 그녀의 초기 확장과 후기 클라인학파 및 포스트-클라인학파에서 발달한 것들 사이의 분수령을 나타낸 이후로 사십년의 세월이 흘렀다. 확실히 그녀가 마음의 단일성(unity) 개념을 과감하게 해체한 프로이트를 따른 것이 중요한 역할을 했다; 그러나 지난 수십 년 동안에 이루어진 이러한 진전은 무엇보다도 광범위한 영역의 투사적 동일시 현상에 대한 탐구에 의해 특징지어졌다. 70년대 초기에 비온의 사고 이론과 집단에 대한 이론이 서서히 실제 임상 작업 안으로 스며들어올 때까지, 항문적 자위에 관한 나의 논문을 필두로 투사적 동일시에 대한 몰두는 나 자신의 주요한 연구 주제였다. 내가 그 특정한 논문을 언급하는 이유는, 그것이 투사적 과정들이 단순히 외부 대상들만이 아니라 내적 대상들에게도 마찬가지로 작용한다는 사실을 일깨워주었기 때문이다.

  처음부터 이 작은 책의 범위를 명시하는 것이 유용할 것 같다. 그것은 투사적 동일시 개념에 초점을 두고 있는 정신분석에서의 실제 작업에 대한 조사가 아니다. 그보다는, 지난 십오 년 동안 그 개념이 나 자신의 임상적 작업에 미친 영향을 추적하려는 시도이다. 이 책에서 나는 1988년까지 내가 쓴 책들과 논문들을 요약한 후에, 투사적 동일시 현상의 투사적 측면들인, 폐소공포증적 측면에 대한 연구결과를 강조할 것이다. 나르시시즘의 이 측면의 작용에 대한 대부분의 논문들이 동일시 현상, 거대성, 정신증적 우울상태, 건강염려증, 혼동 상태에 초점을 맞추었다. 다른 한편 타락과 중독에 대한 탐구는 분열 과정에 따른 자기애적 조직의 측면을 강조했다. 유사하게 작업-집단과 기본적 가정 집단에 대한 비온의 묘사는, 나중에 인격의 적응적 갑옷 또는 외골격과 그것의 핵심 또는 내골격—정신적 현실 안에서 의미가 생성되는 정서적 관계들의 영역—사이의 구조적 구별에 의해 확장되었다. 그러나 기본적 가정 집단의 정신상태를 자기애적 조직의 구조적 기초와 함께 직조하는 것은 「미래에 대한 비망록」이 출간될 때까지는 명확히 설명되지 않았다. 폐소 개념의 정교화는 또한 이 연결에 확고한 토대를 제공하기 위한 것이다.

  깨달음과 임상적 발견들을 통해 얻게 된 이 문제들에 대한 나 자신의 이해는 두 단계로 이루어져 있다: 침범적인 무의식적 환상의 결과인, 내적 대상들에 대한 투사적 동일시(1975)를 이해하는 단계와, 내적인 모성적 인물의 내면세계가 여러 개의 영역으로 나뉘어져 있다는 사실을 이해하는 단계. 이 후자는 먼저는 「자폐증의 탐구」에서 윤곽이 그려졌고, 나중에 「꿈 생활」(1984)과 「확장된 초심리학 연구」(1986)에서 명료화되었다. 나는 이 책이 지닌 철저한 자기중심성이 용서받을 거라고 믿는다. 그것은 결국 진행 중인 작업에 대한 보고일 뿐이고, 영국과 해외 여러 나라들에서 함께 작업해온 사람들에게는 이미 잘 알려져 있는 내용이다.

1장
투사적 동일시에 대한 멜라니 클라인의 비전

클라인의 초기 작업이 정신적 현실의 구체성(concreteness)을, 따라서 내재화된 대상들의 구체성을 강조했고, 방어 기제들이 무의식적 환상들에 의해 실행된다는 사실을 확립했다는 인정을 받았지만, 그녀는 분열성 기제에 대한 논문을 쓴 1946년에 이르러서야 아브라함이 '리비도에 대한 짧은 연구'에서 이미 제시한 방향을 따라, 프로이트의 것과 분명하게 구별되는 그녀 자신의 작업을 시작했다. 결코 생명 본능과 죽음 본능 사이의 구별을 포기한 적이 없었지만, 그녀의 서술 방법들은 임상적 현상들 안에서 자아와 이드 사이를 구별하는 것으로부터 점점 더 벗어나 자기에 대해 말하는 것(talking of the self)으로 이동했다. 이것은 분열 과정의 서술에 의해 도입되었는데, 그 과정들 안에서 자기의 부분들은 이드의 측면들뿐만 아니라 내적 대상의 측면들도 포함하고 있다고 간주되었다(「아동 분석 이야기」, 1961, 회기 24에 대한 주석).

'분열성 기제들에 대한 주석'이라는 논문의 요지는, 제목이 암시하듯이, 편집-분열적 자리를 특징짓는 기제들을 정의하고, 생후 첫 해의 첫 부분을 조사하며, 그녀의 견해에서 정신증—즉, 정신분열증, 편집증과 조울 상태—을 발생시키는 고착들의 원천을 탐구하는 것이다. 엄마의 신체에서 그것의 좋은 내용물을 훔치고 싶어 하는 유아의 구강-가학적인 충동들로부터, 그리고 그녀 안으로 자신의 배설물을 집어넣으려는 항문-가학적인 충동들로부터(그녀를 내부에서 통제하기 위해 그녀의 신체 안으로 들어가려는 욕망을 포함하는) 발생하는 박해 공포는 편집증과 정신분열증의 발달에서 커다란 중요성을 갖는다'(1946; Works III, p. 293).

기억해야 할 것은 그녀가 당시에 가장 초기의 분열과정을 수동적인 것으로 보았다는 사실이다. '응집력이 결여되어 있는 상태에서, 자아는 이 위협의 압력 하에 산산조각 나는 경향이 있는 것으로 보인다'(p. 296). 능동적인 분열은 후기에 발달하는 것으로 간주되었다. 또한 중요한 것은 자기와 대상들이 동시적으로 분열되거나, 산산조각 나거나, 능동적으로 분열된다는 그녀의 견해였다. '나는 자아가 내적 및 외적 대상을 분열시키는 것이, 자아 안에서 그것에 상응하는 분열이 발생하지 않고서는, 가능하지 않다고 생각한다'(p. 298). 그녀는 상응하는 상황을 고려하는 것처럼 보이지는 않는다: 자아는 그것의 대상들을 분열시키지 않고서 자체를 분열시킬 수 있는가? 그녀의 서술에서, '자아'와 '자기'는 처음에는 교대로 사용되다가, 그녀가 이 개념들이 나르시시즘을 위해 갖는 의미에 대한 자신의 견해를 설명하는 과정에서 점차 '자기의 분열'이라는 표현에 자리를 양보하게 되었다. '엄마가 자기의 나쁜 부분들을 담는 한, 그녀는 독립된 개인으로 느껴지는 것이 아니라, 나쁜 자기인 것으로 느껴진다'(p. 300). '본능의 변천'으로부터, 궁극적으로 로젠펠드(Rosenfeld)가 '자기애적 조직'이라고 부른, 나르시시즘에 대한 '구조적' 견해로의 이 이동은 이 시기 이후로 멜라니 클라인의 서술들의 특징을 구성한다. 이 동일한 자기애적 상태는 자기의 좋은 부분들을 '과도하게' 분열시키고 투사한 데 따른 결과로서 간주되었다: '인격의 좋은 부분들이 상실되었다고 느껴지고, 그렇게 해서 엄마는 자아-이상이 된다'(나는 그녀가 이 용어를 후기 저술에서 사용한 경우를 기억할 수 없다; 아마도 그녀는 그 용어에서 프로이트가 초기에 사용한 이상적-자아를 의미했던 것 같다). 이것들이 자기애적 동일시에 대한 최초의 서술이었다. '과도하게'와 같은 양적 용어가 의미한 것이 무엇이었는지 당혹스럽다. 다른 곳에서 그 단어는 주로, 비록 꼭 파괴적인 것은 아니더라도, '공격적으로'를 뜻하는 것으로 보인다. 하지만 구조에 관한 전체 문제는 이 시기에 클라인 여사가, '자아는 그것의 내적 대상들을 동화해낼 수 없다'는 폴라 하이만(Paula Heimann)의 아이디어를 수용하는 것에 의해 약간 혼란에 빠진다.

이 논문 '분열성 기제들에 대한 주석'에 담긴 멜라니 클라인의 비전은 '동일시에 대해서'(1955)라는 논문에서 아주 조금 명료화되었다 비록 그 논문에서 언급된 소설속의 환상이 전적으로 외부 대상들에게 적용된다는 암시가, 파비앙(Fabian)이 죽기 전 삼일 동안의 사건들이 외부 세계 안에서 일어난 것인지, 아니면 심장병으로 인한 죽음 직전에 그의 망상적 꿈에서 발생한 것인지에 대한 불확실성으로 인해 약간 모호해지긴 했지만 말이다. 사실상 그녀의 사후에 출간된, 「아동 분석 이야기」에 실린 주석을 쓰기 전까지는, 이 현상에 대해 말한 것이 거의 없다(1957년에 출간된 「시기심과 감사」에 실린 약간의 언급을 제외하고는). 그것의 임상적 현상은 겨우 암시되었을 뿐이다; 분열성 기제들이 정신증에 대해 갖는 관련성은 주로 통합과 해체 그리고 편집-분열적 자리로의 퇴행이라는 관점들에서 서술된 반면에, 폐소공포증은 투사적 동일시 대상을 갖고 있는 인격 안에 감금되어 있다는 느낌의 관점에서만 서술되었다.

「아동 분석 이야기」에 실린 주석들조차도 이 개념의 임상적 의미를 밝히는 데는 빈약한 결과를 산출했다. 그녀가 아동 분석 이야기를 저술하고 있던 오십 년대 말에 정신증적 기제로서의 투사적 동일시에 대한 그녀의 견해가 변경되었음이 분명하다:

같은 회기에서 리챠드는 불가사리 제국을 그리는 것을 통해서 그가 탐욕스럽게 내재화하는 엄마, 나 자신, 그리고 사실상 모든 사람을 표현했다. 이제 붉은 테두리는 투사적 동일시 과정을 나타냈다. 그 자신의 탐욕스런 부분—불가사리—은 그의 엄마를 침범했고, 리챠드의 불안, 죄책감, 그리고 연민은 그의 침범뿐만 아니라 그녀를 내적으로 손상 입히고 통제하는 나쁜 아버지로 인해 엄마가 받는 고통과 관련되어 있었다. 내가 보기에 내재화 과정과 투사적 동일시 과정이 상보적이고, 출생 이후의 삶의 시작과 함께 작용한다; 그것들은 대상관계들을 중요하게 결정한다. 그 엄마는 그녀의 모든 내재화된 대상들과 함께 안으로 들여졌다고 느낄 수 있다; 다른 사람의 인격 안으로 들어간 그 주체 역시 그와 그의 대상들(그리고 그것들과의 그의 관계들)을 취한다고 느낄 것이다. 모든 단계에서 투사적 과정들과 뗄 수 없이 연결되어 있는 내재화된 대상관계들의 변천에 대한 더 많은 탐구는, 내 생각에, 인격과 대상관계의 발달에 많은 빛을 비쳐줄 것임이 분명하다. (1961; Works, IV. p. 115).

'상보적'(complementary)이라는 단어가 의미하는 것은, 그것이 편집-분열적 기제들과 방어들의 강도가 감소하고 우울적 자리를 극복하는 더 큰 능력을 의미하는, '투사적 동일시의 폭력성의 감소'(회기 51에 대한 주석, p. 250)와 관련되어 있다는 점이 나중의 주석에서 어느 정도 밝혀진다; 그리고 리챠드의 얼굴만을 남겨놓고 날개로 몸을 덮고 있는 제국을 상징하는 독수리 그림(그림 49번)은 내재화에 따라온, 그리고 내재화와 동시에 발생한 것일 수도 있는, 투사적 동일시의 예를 보여준다(회기 56에 대한 주석, p. 279).

하나가 다른 하나를 곧바로 따라오고, 아마도 심지어 동시에 발생하는, 투사적 동일시와 내재화의 상보성은, 이미 내재화 되었지만 완전히 거기에 도달하지는 못한, 내적 대상들의 침범을 인정하는 쪽으로 가차 없이 이동하는 것으로 보인다. 그 외에도 투사적 동일시 과정이 자위와 연결될 때 어떤 일이 일어나는지가 암시된다: 강렬한 내적 박해에 대한 분석의 결과로서, '엄마의 신체 내부에 대한 공포,' 특히 엄마 내부와 그녀의 질 안에 있는 아버지의 페니스와의 싸움에 대한 공포—자위와 관련된—가 등장한다(회기 34에 대한 주석, p. 165). 물론 그 분석은 1940년에 행한 것이고, 따라서 그 임상적 작업은 완성된 형태의 투사적 동일시 개념을 반영하지 않는다. 또한 주석에서, 클라인 여사는 일반적으로 후기 견해에 맞추어 자료를 재구성하는 것을 꺼려한다. 그러나 놀이방과 관련된 또는 그가 그녀의 집으로 와서 했던 몇몇 회기들과 관련된 폐소공포증적 불안의 출현은 투사적 동일시가 작용하고 있다는 증거로서 간주되지 않고 있다.

다른 한편 「아동 분석 이야기」의 주석들은 자기의 좋은 부분들의 투사적 동일시가 인격의 발달에 미치는 영향에 관한 클라인 여사의 견해를 확장하고 명료화한다. '동일시에 관하여'에서 그녀는 이렇게 말한다:

> 대상에 대한 안정된 사랑을 의미하는, 안정되게 확립된 좋은 대상은 자아에게 리비도를 쏟아 붓고, 고갈의 느낌을 발생시키지 않으면서 자기의 좋은 부분들을 외부 세상 안으로 투사하도록 허용하는, 풍요로움과 넉넉함의 느낌을 자아에게 준다. 자아는 그때 또한 다른 원천들로부터의 좋음을 받아들이는 것뿐만 아니라, 그것이 나누어준 사랑을 재내사할 수 있다고 느낄 수 있으며, 그 결과 그러한 전체 과정에 의해 풍부해진다고 느낄 수 있다(1955; Works, III, p. 144).

투사적 동일시와 재내사의 이러한 선순환은, 그녀의 견해에서, 젖가습과 아버지의 페니스가 결합된 부분 대상이 '힘을 잃는 것'과 결합된, 부모의 선함에 대한 더 큰 믿음과 연결되어 있는 것처럼 보인다(회기 91에 대한 주석). 그녀가 이 진전이 투사된 나쁜 부분들의 철회에 의해 발생한 것이라고 느꼈는지, 아니면 좋은 경험들에 의해서 시기심이 완화되었기 때문으로 느꼈는지, 또는 자기와 대상들의 분열과 이상화를 명료화하는 것에 의해 발생한 것이라고 느꼈는지는 분명하지 않다. 임상적 작업은 세 가지 모두라고 제안한다.

마침내 클라인 여사는 과도한 분열과 투사적 동일시가 무차별적인 내사와 자기 안에서의 통합의 결여로 이끄는 방식에 대한 자신의 견해를 밝힌다: '다양한 인물들의 무차별적인 내사는, 내가 보기에는, 자기의 부분들이 분산되었다는 느낌—다시금 그러한 무차별적인 동일시를 강화하게 만드는 느낌—으로 이끄는 투사적 동일시의 강도와 상보적이다'(회기 79에 대한 주석). 임상적 자료는 그녀가 그것에 집단 참여의 과정들이 포함되어 있다고 보았고, 따라서 그것이 청소년기 현상들이라고 보았음을 암시한다.

「아동 분석 이야기」의 주석에서, 클라인 여사는 이론적 발견들을 성인 환자들에게서 발견된 정신병리 범주와 연결시키는 것을 꺼렸다. 하지만 그녀가 그것이 남성 동성애, 난교 그리고 편집증적 질투에서 어떤 역할을 하는 것으로 본다는 암시들이 존재한다. 그녀가 살아있는 동안, 우울 상태와 조적 상태, 건강염려증, 혼동 상태 그리고 정신분열증적 질병에서 투사적 동일시의 작용이 갖는 함축들을 작업해내는 데는 다른 연구자들의 많은 공헌들이 있었다(Segal, Rosenfeld, Bion and others). 그 다음에 이어진 수년 동안, 특히 비온, 베티 죠셉, 모니-컬 그리고 다른 사람들의 논문들에서는, 의사소통 과정에서 투사적 동일시가 수행하는 역할이 중심적인 이슈가 되었다. 이 모든 작업들은 마음에 대한 클라인학파 모델이 갖고 있는 틈새를 채우는 것을 목표로 했다고 볼 수 있다. 다음 장들에서 제시되는 것은 투사적 동일시에

26/폐소

대한 그녀의 공식과 그 개념의 사용에서 암시했던 것을 훨씬 넘어서는 것처럼 보인다는 점에서, 그리고 아마도 그녀가 동의할 수 있는 영역 바깥에 있을 수 있다는 점에서, 포스트 클라인학파 모델의 일부로서 간주되어야 한다.

2장
이전에 출간된 논문들의 개요

 이 책의 목표는 투사적 동일시와 관련해서 다양한 출간물들에 흩어져 있는 나의 이전 경험들과 아이디어들을 한데 모으고, 현재 내가 갖고 있는 견해를 사용해서 그것들을 개정하고 확장함으로써, 이 정신적 기제가 갖고 있는 더 넓은 사회적 및 정치적 함축들을 탐구하기 위한 기초를 놓는 것이다. 나는 처음에 이전의 진술들을 재출간할 것을 고려했었다. 그러나 다시 검토한 결과, 지난 삼십 년 동안 내가 썼던 모든 것들이 이 현상에 대한 보고들 안에 스며들어 있다는 것을 발견했다. 유일한 선택은 주요 출간물들을 연대기적으로 수집한 다음, 그것들로부터 발달해 나온 아이디어들을 추상화하는 것으로 여겨졌다.
 그러나 예외적으로 나는 '항문 자위와 투사적 동일시의 관계'라는 논문 전체를 재출간하기로 선택했다. 그 이유는 그것이 첫째로 나를 놀라게 했던 임상적 발견이었고, 둘째로 확실히 이후에 발달해 나온 이 주제에 대한 나의 모든 사고들을 위한 도약지점이었기 때문이다. 서론적으로, 나는 멜라니 클라인의 논문 '동일시에 관하여'에 대해 매우 불만스러웠지만, 수년 동안 그 이유를 알지 못했다는 사실을 언급하는 것이 좋겠다. 나에게 분명해 보였던 것은, 모호하기를 바랐던 그 소설의 저자의 소망과는 상관없이, 그 글이 정신분석적 모호성을 갖고 있을 필요가 없다는 것이었다. 분명히 골딩(Golding)의 「핀처 마틴」

(Pincher Martin)에서처럼, 파비앙(Fabian)의 이야기는 죽어가는 사람의 꿈을 나타낸다. 그러므로 그 사건들은 마땅히 외부 세계가 아니라 내면세계에 속해 있다. 1966년에 이 논문이 나오고서야, 나는 나의 불만의 진정한 이유를 발견했다: 클라인 여사가 논문에서 투사적 동일시를 계속해서 정신증적 기제로서 그리고 일차적으로 또는 전적으로, 외부 대상들에게 작용하는 것으로서 취급하는 경향성 때문이었다.

항문 자위와 투사적 동일시의 관계 [1]

서론

'늑대 인간'의 성격적 특징의 일부를 그의 장(腸) 증상과 연결시키려고 시도했을 때, 프로이트(1918)는 환자 갖고 있는 여성의 항문 이론(anal theory of femininity)과 그의 어머니의 월경과다(月經過多)와의 '동일시'가 그가 갖고 있는 여성의 거세 이론보다 앞선다고 결론을 내릴 수밖에 없었다. 멜라니 클라인이 투사적 동일시 개념을 확립하기 전까지는, 그 과정은 유일하게 내사로 인해 발생하는 것이라고 가정되었다. 투사적 동일시에 대한 최초의 서술에서(1946, p. 300), 클라인은 그것을 항문적 과정과 아주 밀접하게 연결시켰지만, 이 연결을 명료하게 설명한 글은 그녀의 문헌 작업 어디에도 없다.
 더욱이, 프로이트(1908, 1917), 아브라함(1921), 존스(1913, 1918), 하이

---

1) 1965년, 암스텔담에서 열린 제24회 국제 정신분석학회에서 발표된 논문. 국제 정신분석 저널에 최초로 게재됨, 1966, 47(2-3): 335-342.

만(1962)과 다른 사람들에 의해 연구된, 성격 형성에 항문성이 끼치는 영향은 항상 소위 항문 환상들의 '승화'가 성격 구조에 영향을 미친 결과라는 측면에서 서술되어왔고, 그런 서술 안에서 강조점은 한편으로 대변에 대한 자기애적인 과잉-평가에, 그리고 다른 한편으로 배변-훈련 투쟁과 관련된 대상-관계의 결과에 놓여 있었다. 현 논문은 이 세 요소들의 조합(combination)이 서로 복잡하게 관련되어 있으면서 성격 형성에 기여한다는 사실을 보여주는 것을 목표로 한다: 즉 대변에 대한 자기애적 평가, 항문 지대들을 둘러싼 혼동들(특히 항문-질 그리고 페니스-대변 혼동들), 그리고 투사적 동일시에 기초한 항문 습관들과 환상들의 동일시 측면. 분석 과정 안에서 드러나는 이 문제에 관해 몇몇 동료들과 공동으로 연구한 결과, 나는 항문 자위가 오늘 날의 분석적 문헌이 암시하는 것보다 훨씬 더 널리 퍼져 있다는 사실을 인정할 수밖에 없었다. 프로이트(1905, p. 187; 1917, p. 131)는 손가락과 대변 모두를 자위적 대상으로 사용하는 아이들에게서 그것이 존재한다는 사실을 인정했다.

하지만 분석적 데이터가 아니라 관찰에 기초해서 아동의 대변 놀이를 검토한 스핏츠(Spitz, 1949)의 연구와 그의 결론들은, 우리 자신의 작업에 의해 실질적으로 설명되지 않은 심각한 병리가 존재한다는 암시를 널리 퍼뜨렸다.

발표를 위해, 그리고 부분적으로 '강박 상태'라는 학회의 주제에 부합하기 위해, 이 논문은 또한 우리가 항문 성애와 밀접하게 관련된 것으로 알고 있는, '거짓-성숙'이라는 성격 형태에 초점이 맞춰져 있는데, 그것은 위니캇(Winnicott, 1965)과 도이취(Deutsch, 1942)가 각각 '거짓 자기'와 '마치 인양 인격'이라고 서술한 것과 다르지 않다. '거짓된 성숙'이 강박 상태와 갖는 관련성이 분석 과정의 특정 단계에서 출현하는 진자운동 체계를 가정하기 위해 제시될 것인데, 이것은 나의 이전 논문(1963)에서 제시된 강박 신경증의 순환적 배경에 대한 서술과 유사한 방식으로, 강박적 성격의 배경을 이해하는 데 어느 정도 빛을 줄 것이다. 임상적 자료와 이론적 논의는 세 개념들을 하나로 묶어낼 것이다: 항문 자위, 투사적 동일시, 거짓-성숙.

성격학

청결에 대한 요구, 어린 동생의 탄생 또는 그런 기대에 의해 자극을 받아서, 특별히 젖떼기 후에 작용하는 부적절한 분열-과-이상화(Klein, 1957)는 직장과 그것의 내용물인 대변을 이상화하는 강한 경향성을 부추긴다. 그러나 이 이상화는 대체로 투사적 동일시의 작용으로 인한 정체성 혼동에 기초해 있고, 그럼으로써 아기의 엉덩이와 엄마의 엉덩이가 서로 혼동되고, 그 둘 모두가 엄마의 젖가슴과 동등시되는 상황과 관련되어 있다.

분석적 상황에서 그 장면을 재구성한다면, 그것은 다음과 같이 드러날 것이다: 수유 후 아기 침대에 아기를 놓아두고, 엄마가 그곳을 떠나면, 아기는 적대적으로 엄마의 젖가슴을 그녀의 엉덩이와 동등시하면서, 그 자신의 엉덩이를 탐구하기 시작하는데, 그때 그것의 둥근 형태와 부드러움을 이상화하고 마침내 항문을 침투해 들어가서 그 안에 담겨 있는 대변에 도달하려고 시도한다. 이 침투 과정에서, 엄마에게서 훔치기 위해 그녀의 항문 안으로 몰래 들어가는 환상이 형태를 갖게 되는데(Abraham, 1921, p. 389), 그럼으로써 아기의 직장 내의 내용물은 엄마의 이상화된 대변과 혼동되고, 그녀가 아빠와 내면의 아기들을 먹여주기 위해 간직하고 있는 것으로 여겨진다.

이것의 결과는 이중적인 것, 즉 음식의 원천으로서의 직장에 대한 이상화와, 능력 및 특권과 관련해서 아이와 성인 사이의 구별을 지워버리는 내적 엄마와의 투사적(망상적) 동일시이다. 소변과 방귀 또한 이상화될 수 있다.

항문 자위로 인해 흥분되고 혼동된 상태에서, 양손을 사용해서 성기(남근 또는 클리토리스)와 항문(질과 혼동된)을 자극하는 자위가 뒤따라오는 경향이 있는데, 그것은 내적인 부모 커플이 서로에게 심한 손상을 입히는 가피학적인 변태적 성교 환상을 산출한다. 이 양손을 사용하는 자위에 수반되는 두 내적 인물들과의 투사적 동일시는, 그것들 안으로의 폭력적인 침투와 그것이 그들 사이에서 산출해내는 성교의 가학적 본성 모두로 인해, 내적 대상들에게 손상을 입힌다. 따라서 어느 정도의 폐소공포증적 불안과 건강염려증은 피할 수 없는 결과이다.

아동기에 이 상황은 온순함, 돕고자 하는 자세, 성인과 함께 있는 것 선호하기, 다른 아이들에게 관심이 없거나 대장노릇 하기, 비평에 대한 과잉반응, 고도의 언어능력 등에서 모습을 드러내는 성격의 전-오이디푸스적 형태화(2세에서 3세)를 부추긴다. 그 다음에 이 성격의 껍질부분은 좌절 또는 불안에 의해 일시적으로 깨어지고, 소름 돋게 하는 잔혹함이 모습을 드러낸다: 짜증반응, 똥칠하기, 자살시도, 다른 아이들을 잔혹하게 공격하기, 모르는 사람들에게 부모가 학대한다고 거짓말하기, 동물학대 등.

이러한 심리적 구조는 아이가 오이디푸스 콤플렉스를 건너뛰어 학업이나 사회적 삶에서 피상적으로 비교적 잘 적응하도록 준비시키는 것 같고, 그래서 아이는 청소년기 격동에 의해서조차 비교적 굴곡을 겪지 않고 성인기로 진입할 수 있는 것으로 보인다. 그러나 성인의 삶에서, 그의 적응이 지닌 '가짜' 본성은 도착 성향이 명백한 일탈적 성적 활동들로 이끌지 않는 경우에서조차도 명백하게 드러난다. 성인으로서 자신이 사기꾼이라는 느낌, 성적 무능 또는 거짓된-성적 능력(비밀스런 도착 환상들에 의해 자극된), 내면의 외로움, 선과 악 사이의 기본적 혼동, 이 모든 것들은 대대적인 투사적 동일시가 불가피하게 수반하는 오만함과 속물근성에 의해서만 강조되거나 보상되는, 긴장된 삶과 만족의 결여를 산출한다.

이 심리조직이 덜 지배적이고 덜 편재적일 때, 또는 분석 동안에 치료적 과정에 자리를 양보하기 시작할 때, 그것은 강박적 조직과 진자 운동적 관계에 있음을 보여준다. 거기에서 내적 대상들은 침투되지 않고, 초점적 어려움들이 분리 불안으로부터 이전에 건너뛴 오이디푸스 갈등 쪽으로 옮겨감에 따라, 그것들은 덜 부분적인 대상관계 수준에서 전능적으로 통제되고 분리된다.

투사적 동일시로 인한 엄마와의 망상적 동일시와 항문과 질 사이의 혼동은 함께 작용해서 여성의 불감증과 위조된 여성성의 느낌을 산출한다. 남성들에게서 이 역동은 동성애 활동이거나 더 빈번하게는 동성애자가 되는 것에 대한 강렬한 공포를 산출한다(고조된 여성성이 수동적인 항문 동성애와 구별되지 않기 때문에). 또는 역으로 아버지의 페니스와의 이차적인 투사적 동일시(양손을 사용하는 자위에 뒤따라오는)는 특별히 그런 모든 경우들에 존재하는 심각한 근저의 우울증에 대한 방어로서 전능적(조적) 보상이 활성화될 때, 남성 환자나 여성 환자 안에서 주요한 남근적 특질을 산출할 수 있다.

전이의 본성

보통 젖가슴 또는 페니스라는 부분 대상 수준에서, 내적 대상들에게 대대적으로 투사적으로 동일시되는 이 형태가 작동할 때, 분석 과정에서 성인다운 협력은 거짓-협력 또는 분석가에게 유용한 사람이 되는 것에 의해 대체된다. 이러한 행동화는 환자의 약간 노예 같은 태도에서, 그리고 분석가에게 확신을 주고, 보여주고, 돕고, 또는 부담을 덜어주고 싶은 욕망에서 확인할 수 있다. 그러므로 자료는 종종 미리 소화된 종류의 것이고, '신문기사의 제목' 형태나 정신적 상태들에 대한 피상적 해석으로서 제시된다. 해석을 이끌어내고자 하는 환자의 소망이 완전히 결여되어 있고, 그런 소망은 분석가에게서 칭찬받고, 인정

받으며, 찬양받고, 또는 심지어 감사 대상이 되고자 하는 명백한 욕망에 의해 대체된다. 그런 소망이 나타나지 않을 때, 분석가의 활동들은 종종 이해의 결여, 환자의 능력에 대한 시기에 찬 공격, 단순한 퉁함(sullenness), 또는 노골적인 가학증을 불러일으키는 것으로 느껴진다. 해석을 이렇게 받아들이는 것은 곧바로 성애화로 이끌 수 있고, 해석을 성적 공격으로 경험하게 하는 원인이 된다.

환자가 꿈을 꾸고, 연상을 산출하는지, 아니면 일상적인 활동에 대한 사실적 설명을 하는지에 따라, 행동화 측면은 그러한 행동의 본성과 기초에 대한 명확한 제시와 결합되지 않는 한, 너무 지배적인 것이 되기 때문에, 꿈 내용의 해석은 상대적으로 소용이 없는 것이 된다. 이것은 물론 '내가 너를 기쁘게 할 것은 아무것도 없다'는 종류의 퉁함을 결과로 가져온다. 그러나 행동화를 찬찬히 보여주고, 비밀스런 자위를 꾸준히 명료하게 설명해주며, 최종적으로 꿈 분석을 통해서 보통 진전을 성취할 수 있다.

내적 인물들과의 유아적인 투사적 동일시의 행동화는 그처럼 성격의 두드러진 부분을 구성하기 때문에, 환자의 성인의 삶 안에 있는 오염물질로서의 행동화는 계속적으로 분명하게 보여주어야만 한다. 강렬한 반대에 직면해서조차 이러한 세심한 검토는 직업, 창조적 활동, 자녀들, 동기간들과의 관계, 또는 나이든 부모를 계속해서 돌보는 문제와 같은, 가장 커다란 자부심, 성공, 그리고 명백한 만족 등의 영역들을 포함해야만 한다. 여성들에게 옷이 갖는 의미, 남성들에게 자동차가 갖는 의미, 그리고 남녀 모두에게 은행 잔고의 의미가 어떤 것인지 조사해야만 한다. 왜냐하면 그것들은 비합리적인 의미들로 가득한 것임이 확실하기 때문이다. 사고, 태도, 의사소통, 그리고 행동에서 성숙을 위조하는 기술이 너무 세련되어 있기 때문에, 꿈을 통해서만 우리는 이러한 유아적인 '거짓-성숙'의 항목들을 삶의 성인 패턴으로부터 구분하는 것이 가능하다.

꿈

여기에서 성인 환자들의 꿈이 지닌 항문 자위 측면에 대한 민감성은 아동 환자들과 정신증 환자들과의 경험에 의해서 측량할 수 없을 만치 증가되었다는 사실을 언급하는 것이 가치 있는 일일 듯싶다. 아래에서 서술하게 될 내용의 많은 부분은 그런 경험들에서 유래한 것이다:

(a) 음식으로서의 대변의 이상화: 쓰레기 더미를 뒤져서 먹을 것을 발견하는 꿈들이 이 부류에 속한다: 낙엽 더미에서 사과 발견하기, 텅 빈 저장소에서 음식 찾기, 내부가 보이지 않거나 구조물의 밑바닥이 보이지 않는 곳에 도달하기. 낚시와 사냥 또한 비록 일반적이지는 않지만 이 범주에 속할 수 있다; 그리고 정원 가꾸기, 쇼핑, 그리고 먹을 것 훔치기가 특히 장소가 어둡고, 더럽고, 값싼 곳이거나 낯선 곳을 나타낸다면, 이 범주에 속한다.

(b) 직장(直腸)의 이상화: 직장이 은신처나 피난처로 나타나는 꿈들은 일반적으로 그것을 먹는 장소(레스토랑, 카페, 부엌이나 식당)를 등장시키는데, 이것은 그 곳의 의미를 말해주는 특질을 갖고 있다. 그것은 더럽거나, 어둡거나, 냄새나거나, 싸구려거나, 혼잡하거나, 연기가 자욱하거나, 지하에 있거나, 시끄럽거나, 낯선 도시에서 외국인에 의해 운영되는 곳일 수 있다. 음식은 맛이 없고, 비위생적이고, 건강에 해로우며, 기름지고, 너무 익히고, 동질의 것이고(커스타드나 푸딩), 양과 달콤함에서 유아기 탐욕에 영합하는 것일 수 있다. 직장과 젖가슴이 혼동되는 곳에서 위의 특징들과 함께 노천카페나 시장 같은 형태들이 나타날 수 있다.

(c) 배변 상황의 이상화(Abraham, 1920, p. 318): 이것은 종종 높은 곳 또는 흥분되는 곳에 앉아서 호수나 계곡 또는 강물을 내려다보고 있는 꿈이나, 음식이 준비되고 있는 장소, 또는 중요한 위치에 앉아있는

('최후의 만찬' 꿈) 꿈, 또는 꿈꾸는 사람 뒤에서 사람들이 음식, 급료, 서비스, 또는 정보(오케스트라를 지휘하는, 제단에서 종교의례를 행하는)를 기다리고 있는 꿈에서 나타난다.

(d) 항문 자위에 사용되는 손가락들의 표상: 이것들은 꿈에서 흑인들, 갈색 헬멧을 쓴 남자들, 흙이 묻거나 반짝거리는 정원 도구들, 흰 장갑, 검정색 옷을 입은 사람들, 흙을 나르는 트랙터, 더러운 아이들, 벌레들, 녹슨 못들 등과 같이, 다양하게 표상되거나 부인된 대변 오염의 특질을 갖고 있는, 단일하거나 복수의 신체, 사람들, 동물들, 도구들이나 기계들의 부분들로서 제시된다.

(e) 대상의 항문 안으로 침투하는 과정을 보여주는 꿈들(Abraham, 1921, p. 389)—가장 빈번하게는 건물이나 자동차 안으로 들어가는 장면으로 나타난다. 보통 은밀하거나, 뒷문을 통해 들어가는데, 그 문에는 젖은 페인트가 칠해져 있고, 입구가 매우 좁거나, 보호용 옷을 입어야만 한다. 또는 그것은 지하에 있거나, 물 밑에 있거나, 외국에 있거나, 일반인들의 출입이 금지된 곳에 있다.

(f) 사이비-분석의 원천으로서의 직장의 이상화: 이것은 빈번히 발생하는 것이고, 헌 책방들, 옛 신문더미들, 서류함들, 공공 도서관들로 나타날 수 있다; 한 환자는 시험 전날 Fleet Street 하수구에서 낚시를 하다가 백과사전을 건져 올렸다.

임상적 자료

나는 항문 자위 상황과 그것에 수반되는 투사적 동일시에 그토록 강력한 방어적 힘을 주는 구강성과 성기성에의 연결이 지닌 복잡성을 보여주기 위해 이 임상 자료를 선택했다.

후기 청소년기를 살고 있는 한 젊은이와의 삼년에 걸친 분석 작업이 그의 젖가슴과의 의존적 관계에 압력을 가하기 시작했다. 그의 과거

사는 그가 젖을 잘 먹지 못했고, 불평이 많은 아기였으며, 엄마에게 폭군적으로 의존했다는 점에서, 그 관계가 심하게 방해받은 것이었음을 알 수 있었다. 우리는 그의 냉혹한 조소 능력과 경멸스럽게 비웃는 끔찍한 방식에 대해 알고 있었지만, 이것은 상담실에서는 거의 드러나지 않았고, 그보다는 주로 그가 '허구 지어내기'라고 부른, 피상적으로 협조적인 행동으로 드러났다. 그런 행동은 신실성의 분위기라고는 없는, 가장 단순한 일상적인 설명마저도 허구처럼 들리게 만들었다. 우리는 이것을 '신실하지 않은 척하기'라고 이미 이해하고 있었는데, 그것은 그에게 '신실하지 않은 속이기'와 구별될 수 없는 것이었고, 그 모든 것은 숨은 박해자가 듣고 있다는 깊은 데 자리 잡고 있는 느낌과 관련되어 있었다.

그는 꿈속에서, 친구들과 함께 있는데, 학창시절에서처럼 우두머리 소년인 것 같았다. 그들이 산마루에 도달했을 때, 그는 그가 살인자로 알고 있는 한 남자가 묘비석들 사이를 어슬렁거리는 것을 보았다. 그는 자신이 그를 다루는 법을 알고 있다고 친구들을 안도시키면서, 그를 도우려는 사람인 것처럼 다가가서 자백을 이끌어낼 수 있기를 바라는 마음으로 그를 산 아래로 인도했다.

연상들: 그의 혀가 오래되고 금이 가 있다고 느껴지는 그의 치아 뒤쪽을 탐색하는 것처럼 보인다. 그것은 그의 아버지가 사용하던 것과 같은 슬리퍼를 신는 것을 생각나게 한다. 해석: 그의 치아들이 묘비들로 표상되었고, 그의 혀는 그의 희생자들 가운데 있는 살인자로서 표상되었다. 꿈속에서 그의 마음은 그의 입 안에 있는 이러한 위험한 속성들을 제거하고, 그것들을 그의 항문으로 이끌 수 있는 미끄러운 손가락들로 변형시키고자 한다. 그러나 그의 항문 안의 손가락은 마음에 의해서 우리가 이전의 작업을 통해 아주 잘 알고 있는, '엄마의-유태인-아기들을-죽이는-나치-아빠'의 중요한 원천인, 엄마의 질 안에 있는 아버지의 페니스와 혼동된다.

연상들: 그는 마치 기계톱이 그의 넓적다리를 자르고 있는 것처럼 느낀다(사춘기 때 했던 탈장 수술과 관련된). 그는 자신이 이중문에 등을 대고 있고, 분석가는 문 바깥에서 그 문들을 열려고 시도하고 있다고 상상한다(분석가-외과의사-아빠에게 항문 절개 환상을 투사하기). 연상: 화려하게 조각된 금박 입힌 액자(분석가가 화려한 그림은 그의 죄책감을 드러내는 것을 통해 그를 틀에 가두려고 의도한다고 해석한), 마피아 — 검은 손. 뱃머리가 없는 선체처럼 생긴 운하를 통과해 가는 배(이태리어 어조로 '괜찮아!'라고 안심시켜주면서, 크고 검은 페니스-손가락을 그의 항문 운하 속으로 집어넣고 있는, 마피아-파시스트 아빠).

이 연상들은 충동적인 항문 자위 환상들을 특징짓는 말장난에서 전형적으로 발견되는 것이다.

사주 후 크리스마스 휴가가 임박했을 때, 그는 행동화로 인해 분석작업에서 어려움이 증가하고 있다고 느꼈고, 그로 인해 증오가 점증하는 상태에서 십오 분 늦게 왔는데, 비포장된 진흙길(지하 차고에서 상담실로 오는 지름길)을 거쳐 상담실에 왔다. 전에 그는 단 한번 그런 적이 있었다.

연상들: 그는 주말 동안에 잡다한 꿈들을 꾸었지만, 그것들을 분석가에게 말하는 것을 꺼려한다. 해석: 분석가를 힘들게 하고 싶지 않다는 이 소망은, 상담실에 흙발자국을 남기는 것을 통해 일부가 행동화된, 자신의 대변으로 분석가의 안과 밖을 더럽히고 싶다는 무의식적 소망과 대조를 이룬다. 환자는 마룻바닥을 보고 놀랐고 사과했다.

토요일 밤에 그는 꿈을 꾸었는데, *꿈속에서 골절된 손가락 때문에 심한 고통을 겪고 있었다*(왼손 검지는 손상되지 않았음을 보여주는). 해석: *묘비 꿈*과의 연결. 주말 동안의 고통은 그의 살인자-손가락(마피아)을 그것의 친숙한 장소로부터 제거하는 것 때문에 발생했다. *일요일: 그는 학교에 있는 것 같은데, 할 일도 없고 지루하다. 그는 별 생*

각 없이 남자 화장실로 들어갔는데, 거기에는 근사한 크고 깨끗한 욕조가 있었다. 그는 목욕을 하기로 결정했는데, 그때 그것은 커다란 백화점 지하실의 반대쪽에 있는, 벽에 음란한 글이 씌어져 있고 또 그런 그림들이 그려져 있는 작고 더러운 공중 화장실로 바뀌었다. 그는 무엇을 해야 할지 결정할 수 없었다. 왜냐하면 그 백화점 직원이 그를 수상쩍게 바라보고 있기 때문이었다. 그는 화장실을 들락거리다가 마침내 무언가를 훔치러 백화점 안으로 들어갔다. 이 꿈은 현재의 분리 상황(따분한 주말 동안에 골절된 손가락)이 먼저는 따뜻한 소변으로 자신을 젖게 만들고(목욕), 그 다음에 그의 항문을 탐구함으로써(더러운 화장실), 점점 더 성적으로 흥분하게 되었고(음란물), 엄마의 신체의 밑-부분(감시하는 스태프-페니스가 있는 백화점-질 맞은편에 있는 화장실-직장)에 대한 그리고 그녀를 훔치고 싶은 그의 소망에 대한 투사적 동일시 환상들에 몰두하는, 유아적 사건들의 연쇄로 이끄는 방식을 비범한 명료성을 갖고서 보여준다.

월요일 회기에 얼마의 불안과 함께 접근한, 일요일 밤의 꿈은 더럽혀진 기저귀, 엉덩이, 아기침대에 있는 아기라는 유아기 상태가 계속되고 있음을 보여준다. 꿈속에서 그는 그의 아파트에서 그와 그의 친구들이 열고 있는 파티를 위해 옷을 갈아입기를 원했지만, 이미 모든 방들은 웃고, 마시고, 담배를 피우고 있는(그의 더럽혀진 아기침대와 기저귀) 손님들로 가득 차 있었다. 그러나 그때 그는 공원 안에 있었고, 비록 내복 외에는 아무것도 입지 않았지만(아기는 기저귀를 발로 차서 떼어버렸고 더럽혀진 엉덩이와 아기침대를 이상화한다), 초록빛 나무들 사이에서 행복하다고 느꼈다. 그는 발로 찰 축구공을 발견하고, 곧 다른 사람들도 그의 놀이(대변을 가지고 노는)에 참여한다.

운동을 통한 자기-이상화라는 이 나중 상태는 그의 분석 첫 이년 동안의 꿈들에서 문자적으로 수백 번이나 출현했었다. 여기에서 우리는 그것이 어떻게 생겨나는지를 상세히 본다. 이 환자는 초기 아동기 이

후로 만성적인 비궤양성 설사를 앓아왔었는데, 그 증상은 분석을 시작하기 약 팔 개월 전에 줄어들었다는 사실을 언급할 필요가 있다.

비밀스런 항문 자위

전이를 통해 재구성한 것에 따르면, 항문 자위는 아동기 매우 초기에 비밀스러운 것이 된 후로, 청소년기나 그 이후에 노골적 변태들이 스스로를 선언할 때를 제외하고는, 눈에 띄지 않고 그것의 중요성이 인지되지 않은 상태로 남는 경향이 있다. 나는 여기에서 그것이 자세한 검토로부터 스스로를 숨기는 데 사용하는 무의식적 기술을 강조하기 위해서, 그것을 '비밀스런 항문 자위'로 부르고 있다.

가장 공통된 형태는 대변 물질 자체를 자위를 위한 자극제로서 사용하는 것이다(프로이트와 아브라함을 참조할 것). 그것의 보유이든, 느린 배출이든, 부분적 배출과 철회를 리듬감 있게 왕복하는 것이든, 아니면 빠르고, 강요된, 그리고 고통스러운 배출이든, 그것은 자아의 상태를 변경시키는 무의식적 환상들을 수반한다. 이러한 정신상태의 변화는 아동 환자들이 회기 도중에 대변을 보고 돌아오는 현상에서 확인할 수 있다. 변기 위에 앉아서 읽는 습관, 항문을 씻는 특별한 방법, 나쁜 냄새를 남기는 것에 대한 특별한 염려, 속옷에 대변이 묻는 것에 대한 불안, 습관적으로 손톱을 더럽게 유지하기, 손가락의 은밀한 냄새 등은 모두 비밀스런 항문 자위에 대한 잠정적 지표들이다. 그러나 그것은 대변 행동과는 거리가 먼 것으로 교묘하게 은폐될 수 있다: 목욕 습관, 꽉 조이는 속옷 착용, 자전거 타기, 승마 또는 항문을 자극하는 다른 활동들. 그 모든 것들 중에서 가장 발견하기 어려운 것은 아마도 성기적 성관계 안에 숨겨져 있는 항문 자위의 영역—언제나 항문과 질이 어느 정도 여전히 서로 혼동되어 있는 경우—일 것이다. 다른 한편, 그것은 포우(Poe)의 '도둑맞은 편지'(Perloined Letter)에서처럼,

변비를 위한 관장, 항문 내 점막 손상을 막기 위한 좌약 등과 같은 요란한 모습을 띠면서도, 그것의 의미는 부인될 수 있다.

카우치 위에서 환자가 하는 행동에 대해 언급하거나 그것에 대해 질문하는 것이 나의 기법의 일부가 아니지만, 환자의 자세와 움직임의 패턴들에 대해 자세히 검토하고 그 패턴들을 꿈 자료와 연결시키는 것은 때로 행동에 대한 유익한 해석을 할 수 있게 해준다. 이것을 통해서 일련의 수정된 항문 자위 행태들이 드러날 수 있고, 실제로 확립된 항문 자극들에 대한 좀 더 성공적인 탐색이 가능해진다. 예컨대, 종종 양손을 주머니에 집어넣는 한 환자는 꿈을 통해서 이런 행동이 때때로 헤진 실밥을 잡아당기는 행동을 수반한다는 사실을 인지했다. 이것은 그가 항문에서 나오는 대변의 형태를 망치게 하지 않으려고 항문 주위의 털을 손으로 잡아 뽑는 습관을 갖고 있다는 사실에 대한 인식으로 이끌었다.

분석적 과정

그런 사례들의 분석 초기는 일차적으로 전이 안에서 분석적 젖가슴을 투사적 해방(projective relief)을 위한 그릇(변기-젖가슴)으로 사용하는 능력을 확립하는 것을 통해서, 자기-이상화와 거짓된 독립성을 해소하는 작업을 포함한다. 혼동 상태에서의 해방(Klein, 1957), 특히 정체성의 혼동들과, 대대적인 투사적 동일시를 특징짓는 성인-아동 차별의 혼동들에서의 해방이 전면에 드러난다. 먹여주는 젖가슴에 대한 애착이 발달하고, 분리를 견디지 못하는 현상이 주말과 휴일 동안에 리드미컬하게 환기됨으로써, 이 과정들을 정확하고 유익하게 조사할 수 있게 되는 것은 분석을 시작한지 몇 해가 지나서이다. 그리고 비밀스러운 항문 자위가 발견될 수 있고, 그것의 집요한 빗나간 자아 상태들의 산출이 원천에서 멈출 때까지는, 분석적 진전이 심각하게 방해받는다는 것이 확실해 보인다.

　이것은 우리의 설명에서 아주 중요한 요점으로 인도한다; 나 자신의 경험에 따르면, 항문 자위 환상과 관련해서 여기에서 서술된 역동이 종종 매우 미묘한 구조에 관한 것이고, 유사-성숙의 이상화에 참여하라는 압력이 너무 크며, 정신증과 자살에 대한 근저의 위협이 전혀 드러나지 않게 소통되기 때문에 진정한 치료적 진전이 방해받기 쉬운데, 많은 '성공적인' 분석들이 종결 후 수 개월 또는 수 년 안에 다시 붕괴되는 경우들이 바로 이 부류에 속하는 것으로 보인다는 점이다. 그러므로 역전이는 극도로 견디기 힘든 것이라는 점과, 자신들이 아이 시절에 모든 아이들의 '모델'이었던 부모들—그들이 권위, 가르침의 형태에서든, 아니면 아이의 연령과 성취가 합리적으로 주장할 수 있는 범위를 넘어서는 특권들에 대한 비교적 온건한 주장들에 반대하는 형태에서든, 뚜렷이 부모가 되는 것을 자제하는 한—의 딜레마를 모든 점에서 반복하고 있다는 점을 강조하는 것이 필수적이다.

　유혹은 단순히 위선이고 그것이 지닌 사랑의 질은 가짜라고 생각해서는 안 된다. 그것과는 거리가 멀게, 코델리아-같은(Cordelia-like)[2] 부드러움은 아주 진정한 것일 수 있다. 하지만, 사랑을 위한 전제조건들은, 그것들 모두가 강렬하게 소유적이고 미묘하게 그것들의 대상들을 비하한다는 점에서, 성장과 양립하지 않는다. 여기에서는 분석가와의 그리고 정신분석과의 비분석적이고 끝나지 않는 관계를 조용히 허가해주는 일이 발생하는데, 이것은 진정한 의미에서의 분석이 종결되는 것을 의미한다. 그러므로 말할 필요도 없이, 이 논문에서 서술되는 내용은 정신분석학과 전문적이거나 사회적인 연결을 가진 환자들을 다루는 분석가에게 특별한 흥미와 관심 대상이 된다.

　내 경험에 의하면, 새롭게 수정되고 '분석된' 판 안에서 거짓-성숙의

---

2) 셰익스피어의 작품 「리어왕」에 나오는 왕비의 이름.

성취에 대한 유혹이 굳건히 저항되는 경우, 분석은 겉으로 보기에는 '현실적인' 이유로 중단이 강요될 수 있다. 이것은 이상화된 긍정적 전이에 여전히 매달려 있으면서도, 지리적인 변동, 이혼이나 결혼, 부모나 배우자의 반대, 분석비와 관련된 재정적 상황의 수축 등을 통해 시작될 수 있다. 분석적 침투가 성공적이기 위해서는, 장기간의 격렬한 부정적 전이와 드러난 비협조를 기대할 수밖에 없는데, 그것은 완강한 것일 수 있다. 이것은 상처 입은 순진성, 자기-연민, 그리고 끊임없는 불평—환자에게 항문 자위가 존재하고 있고, 계속된다는 분석가의 암시가 사실상 공리공론, 즉 투사, 또는 외부 개입(즉 슈퍼바이저)의 드러남이라는—의 형태를 취한다.

분석가가 그 힘든 과정을 견딜 수 있는 것은 보통 꿈들에 대한 계속된 명료화 덕택이다. 차츰, 의식적으로 억제하고 있는 연상들에 대한 진전된 협력을 촉구함으로써, 그리고 신체 습관들에 자세한 주의를 기울임으로써, 분석가는 숨겨진 항문 자위를 밝혀낼 수 있다. 이것과 함께 수유하는-젖가슴 전이는 대변의 이상화에 의해 그것에 부과된 제약들을 뚫고 들어갈 수 있다. 이때 완전한 형태의 고통스럽고 분석적으로 유익한 분리 불안을 경험하는 것이 처음으로 가능해진다.

분석 과정에서 강박적 성격과의 관련성이 명백히 드러나는 것은 이 지점이다. 성기적 및 전성기적 측면들을 지닌 오이디푸스 콤플렉스가 전이의 전면을 차지하게 되면서, 거짓-성숙과 강박적 상태라는 두 상태의 진자운동이 모습을 드러낸다. 해석을 필요로 했던 이전 자료의 오이디푸스적 함의들에도 불구하고, 오이디푸스 갈등을 완전하게 경험하는 것은 자기의 성인 부분들과 유아 부분들 사이의 구별이 힘들게 이루어진 다음에야 가능하다.

추가적인 임상적 자료

　다음에 제시되는 임상적 자료는 내적인 좋은 대상들과 전이 안에서 분석가와 맺고 있는 동맹을 강화하는 것이 낡은 항문 습관들에 맞서 새로운 위치에 서는 것을 가능케 한다는 사실을 보여주기 위한 것이다. 문제의 환자는 그가 하는 일에서 방향을 결여하고 있다는 문제로 분석을 찾았지만, 분석은 곧 그에게 이 논문이 다루고 있는 거짓-성숙이라는 구조적 문제가 있음을 드러냈다. 그것은 또한 아마도 결코 노골적으로 성적인 것이 아니었던, 손위 형제와의 한 밤중 게임에 대한 기억으로 거슬러 올라갈 수 있는, 거의 알려지지 않은 지속적인 항문 습관들과 몰두들에 빛을 비쳐주었다. 그러나 자기의 나쁜 부분을 무의식적으로 분열시켜 형 안으로 투사하는 것은, 환자의 아동으로서의 '선함' 근저에 놓여있는 자기-이상화에서 커다란 역할을 했다. 사실상 그 형은 결코 나쁜 아이도 나쁜 동기간도 아니었다.

　크리스마스 휴가가 가까워지자, 분석의 네 번째 해에 이미 잘 알려져 있는 내적 대상들에 대한 항문 침투 패턴 쪽으로 자료가 기울어지면서, 환자의 항문 내부가 갈라지는 반복되는 현상이 다시 발생했다.

　화요일에, 그는 이틀 전에 가졌던 불만족스러운 회기로 인해 병이 난 것 같고, 춥다고 보고했다. 꿈속에서 그는 그의 동생 나이로 보이는 남자와 함께 집 안에 있었는데, 그 자신도 젊은 남자였다. 그 남자는 처음에 친절하고 유쾌해 보였고, 종종 경찰 조사관들의 시체들이 심각하게 부패한 상태로 영국 전역에서 발견되고 있다고, 환자에게 말하고 있었다. 그가 그 사실을 말하자마자 그런 시체 하나가 하얀 천에 덮인 채 옆방에 있었고, 환자는 놀랐다. 그 젊은 남자가 그것을 보라고 그를 초대했을 때, 환자는 항변했고, 거기에는 긴장된 순간이 발생했다. 환자는 문 쪽으로 물러섰고, 마침내 젊은 남자가 목청을 가다듬을 때, 밖으로 뛰쳐나왔다. 놀랍게도 바깥에는 경찰들이 있었고, 그들은 그에게 도주로가 이미 차단되었고, 젊은 살인자가 곧 처리될 거라고 말해주었다.

 같은 날 밤에 꾼 두 번째 꿈에서, 그는 작은 목욕-타월로 벌거벗은 몸을 가린 채 포장도로 위를 걷고 있었는데, 그의 페니스가 보이는 바람에 극도로 당황스러웠다. 더 빨리 집에 도착해서 고통을 줄여야겠다고 생각하면서 정거장으로 향했지만, 그는 한 방랑자에 의해 방해를 받았고, 그 방랑자는 그를 근처에 있는 자신의 숙소로 초대했다. 그는 기꺼이 그 제안을 수용했지만, 일단 그 방랑자의 침대에 눕자 잠을 이룰 수가 없었다. 왜냐하면 그 방랑자가 밤새도록 침대 옆에 서 있었고, 그를 공포스럽게 만들었기 때문이었다.

 이 두 꿈이 대조적이라는 사실을 주목하라. 첫 번째 꿈에서 그는 경찰-조사관 아빠들에 대한 항문 가학적인 오이디푸스 공격에 참여하는 것에 저항할 수 있고, 분석가 그리고 분석적인 도주로-차단 과정과의 외적인 관계에 의해 위안을 얻고 있다. 그러나 두 번째 꿈에서, 목욕-분석에서 경험하는 오이디푸스 굴욕은 그를 그의 직장 안에 있는 나쁜 방랑자의 대변-페니스에 대한 항문적 몰두(그의 항문 균열 활동에 앞서 정기적으로 발생하는 변비)로 되돌아가도록 내몬다.

 금요일에 그는 변비에 대해 호소했고, 그 자신이 강박적인 방식으로 다이어트를 시작했다는 사실에 주목했다. 그 전날 저녁에 재미있는 사건이 있었는데, 그것은 '통통한' 파리 한 마리가 집 안에서 윙윙거리며 날아다니다가 마침내 꽃병 위에 앉았던 사건이었다. 그가 게으른 파리가 앉아 있는 꽃병을 집어 들면서, '나이든 신사에게 출구를 보여 주겠다'는 자신의 의도를 말했을 때, 그의 어린 아들이 재치 있게 환자의 팔을 잡았고, 그를 문이 있는 곳으로 안내했다.

 꿈속에서 그는 머리를 깎기 위해 줄을 서서 기다리고 있었는데, 너무 오래 걸려서, 남편과 아내 두 사람이 두 개의 이발의자에서 일하고 있다는 사실에도 불구하고, 그는 실망했다. 그때 그는 작은 터널을 지나가고 있는, 바닥이 평평한 작은 배 안에 편안히 누워있는 자신을 발견했다(마치 그가 아이였을 때 대형 백화점에서 아버지 산타클로스를 방문했을 때 그랬던 것처럼). 그 배가 왼쪽으로 급격하게 방향을 틀었을 때, 배는 끼어버렸고, 그래서 그는 물을 퍼내는 몸짓을 하면서 그의 오른손을 물속에 집어넣었다(전날 밤에 싱크대의 하수구가 막혔을 때 그랬던 것처럼). 그러나 그는 배 밑 물속에 누워 있으면서, 그를 막 물려고 하는 방랑자의 입 안에 자신의 손가락이 있다는 것을 깨닫고는 충격을 받았다(뚱뚱한 늙은 신사(파리)를 부드럽게 문으로 안내하는 것과는 대조적으로, 그의 항문 파열로 이끄는 변비에 대한 불안).

　그의 꿈에서 분리에 대한 내성부족(왼쪽으로 방향을 트는 카우치; 실제로 환자가 카우치를 떠날 때, 그는 오른쪽으로 급격하게 방향을 튼다)과 엄마의 아버지-크리스마스-터널 안에 있는 방랑자 대변 형제에게로 돌아가는 모습이 인상적이다. 자신의 오이디푸스 경쟁자를 부드럽게 제거하고 싶은 그의 소망(그의 아들의 농담이 분명히 말해주듯이)이 어떻게 그를 다시금 방랑자 형제와의 동맹, 변비화한 대변 페니스, 그리고 항문 파열 유형의 항문 자위적 배설로 이끄는지를 주목하라. 아빠를 늙게 만들고 그를 항문을 통해 축출하고 싶은 유아의 소망은, 항문 가학증의 포기에 반대하는 환자의 투쟁이 이미 시작되었음에도 불구하고, 여전히 압도적으로 작용한다. 삼 주가 지난 월요일에, 그는 자신이 분석에 대한 강렬하고 혼합된 감정으로 채워져 있는, 이상한 무드 상태에 있고, 최근에 얻은 통찰이 그의 아내를 자극하는 빈번한 유형의 행동을 자제하도록 도왔다는 사실을 알고 있지만, 다가오는 휴일 휴지에 대해 매우 염려하고 있고 증오하고 있다고 보고했다. 그는 꿈을 꾸었다: 그는 회기에 가려고 기다리면서, 나의 상담실 근처에 있는 연못에 있다. 그 연못에는 물고기가 없었음에도, 한 남자가 낚시를 하고 있었고, 그의 두 개의 낚시 바늘 중의 하나가 밑바닥에 걸렸다. 환자는 그 낚시 바늘을 풀어야 했지만, 그 남자가 잔인하게

46/폐소

낚싯줄을 팽팽하게 당기는 바람에 환자가 낚시 바늘에 걸릴까봐 두려웠다. 실제로 정확하게 이런 일이 일어났다. 그것에서 벗어나기 위해 그는 펜치로 그의 손가락의 살을 찢어내어 낚싯바늘을 제거했다. 그 상처를 붕대로 감싸기 위해 그는 런던 교외에 있는 마을로 가서 미국 대사를 만나야만 했다. 그는 미국으로 돌아가기 전에 마차 안에서 환송을 받고 있었다; 그럼에도 불구하고, 그는 마차에서 내렸고, 환자의 손가락을 붕대로 감쌌으며, 그를 그의 집에 데려다주었다. 거기에서 환자는 매우 행복하다고 느끼면서, 구멍을 가진 칸막이에 의해 분리된 곳에서 대사와 그의 가족들이 점심식사를 하는 모습을 바라보았다. 여기에서 휴일을 앞두고, 오이디푸스 고통(거세와 연결된 그의 손가락 상처)을 수용하고자 하는 분투, 항문 자위(방랑자-형제 대변 페니스와 연결된, 호수 바닥에 낚싯바늘이 걸린 남자) 중독에서 벗어나고자 하는 분투가 매우 빠르게 그리고 통찰의 명료성과 함께 진행되고 있다. 그 후에 그가 두 번에 걸쳐서 주말에 검지에 염증을 발달시킨 사실은 흥미롭다.

요약

투사적 동일시와 항문 자위 사이의 밀접한 연결을 연구하는 현재 흐름을 보여주기 위한 목적으로, 나는 분석을 찾는 많은 지적이고, 재능이 있으며, 외적으로 성공한 사람들 중에서 비교적 자주 볼 수 있는 성격 장애 유형, 즉 '거짓-성숙'에서 드러나는 전이를 서술하기로 했다. 멜라니 클라인에 의해서 최초로 서술된 투사적 동일시 개념은 지금까지 탐구되지 않았던 항문성의 측면들에 대해 새롭고 유익하게 조사할 수 있는 길을 열어주었다. 내적 대상들과의 투사적 동일시가 어떻게 항문 자위에 의해 유도되는지를 보여줌으로써, 대변에 대한 자기애적 평가가 발생하는 과정과 그것이 갖는 의미에 대한 개념이 더 풍부해졌고, 따라서 항문 단계가 증상과 성격 병리와 연결되어 있음이 좀 더 확실해졌다.

[1966년 논문 '항문 자위']

논의

나는 종종 위의 글이 내가 쓴 것 중에 가장 흥미로운 최고의 글이라고 생각해왔다. 미국에서 프로이트학파 분석가 훈련을 받고 있을 때, 아동 정신과의사로서 일하면서, 나는 아동의 거짓-성숙에 관해 연구한 적이 있지만, 현재의 논의에 포함된 주제는 전혀 다루지 않았다. 지금 나의 관심은 주로, 비록 아직도 나는 투사적 동일시의 작용 범위에 대해 거의 의심하지 않고 있지만, 내적 대상들과의 투사적 동일시에 대한 증거에 초점이 맞춰져 있다. 클라인 여사의 서술에서 내가 주목한 것은 망상적이고 조적인 특질을 가진 동일시의 측면이었다. 임상적 자료가 엄마의 직장이라는 공간의 특질을 드러낸 반면에, 나는 당시에 그것을 삶의-공간으로 보지 않았다. 그 결과 나는 그 자료 안에 있는 폐소공포증적 함축들을 실제로 끄집어낼 수 없었다.

그 논문은 침투 환상이 수행되는 전능성의 측면을 충분히 다루지 않고, 따라서 자위 행동 자체와 그것이 발생시키는 흥분이 갖는 중요성을 강조하지 않는다. 아마도 자위에 수반되는 의식적 환상보다 무의식적 환상이 갖는 중요성에 대한 클라인 여사의 강조가 흥분과 오르가슴의 중요성에 주의를 기울이지 못하게 방해했을 것이다. 나의 오래된 주장은 자위행위가 갖는 중요성이, 의식적이든 무의식적이든, 환상의 중요성과는 전혀 별개의 문제라는 것이었다. 정신증적 성인들 및 아동들과의 작업은 자위행위가, 신체의 어떤 구멍이나 부분과 관련된 것이든지, 그것의 긴급성과 종종 그것의 충동적인 힘을 전능성을 생성해내는 그것의 능력으로부터 공급받는다는 사실을 확인해주었다. 이 문제는 일 년 후에 출간된 「정신분석의 과정, 1967」의 부록에서 다루었다.

  나는 이제 하이네만(Heinemann) 출판사에 의해 처음으로 출간되었고 클루니(Clunie) 출판사에 의해 재출간된 이 책에 주의를 기울일 것이다. 비록 죤 브렘너, 셜리 혹스터, 도린 웨델 그리고 이스카 비텐버그와 공동으로 저술한 「자폐증의 탐구」는 8년 후인 1975년에야 출간되었지만, 사실 그 두 책의 저술 작업은 동시에 이루어졌다. 그 두 권 모두는 처음에는 에스더 빅의 지도하에 그리고 나중에는 말사 해리스의 지도하에 행해진, 타비스톡 클리닉의 아동 심리치료 훈련과정에 참여했던 나의 경험의 산물이다. 아동들과의 작업에 대한 풍부한 슈퍼비전 경험과 전혀 구애받지 않고 강의할 수 있는 자유는 나의 아이디어들을 자극하는 세력으로 작용했고, 분석가로서의 나의 삶에서 가장 풍요로운 시절을 갖게 해주었다. 비온의 아이디어들은 성인 환자들과의 나의 작업 안에 굳건하게 자리를 잡았음에도 불구하고, 아동들과의 작업에서는 의심할 바 없이 투사적 동일시 현상이 나의 관심사에서 지배적인 위치를 차지했다. 놀이치료실에서의 사건들은 유아기 환상들을 아주 구체적인 것으로 만들어주었다. 셜리 혹스터가 멋지게 서술한, 피피가 놀이치료실에 들어서는 방식을 인용해보겠다:

> 나의 신체 안으로 자신을 집어넣는 것으로 경험하는 그의 매우 문자적인 방식이 그가 집 안으로 들어오고 이층에 있는 상담실로 가는, 그가 발달시킨 반복되는 행동에서 드러났다. 집에 들어서자마자 그는 마룻바닥으로 몸을 던졌다. 그 다음에 천천히 기어와서는, 이층으로 올라가는 계단마다 고통스럽게 머리를 들이밀면서, '오세요, 와서 이 풍덩-풍덩 계단들을 밀어내게 도와줘요'라고 말한다. 또는 빈번하게 그는 '아가, 아가'라고 말하면서 계단의 막대기를 빼내어 계단을 때리거나, 그 막대기를 페니스 앞에

대고는 방안으로 쳐들어가는 도구로서 사용한다. 방안에 들어가기 직전에 그는 때때로 마치 연습을 하듯이 무릎을 꿇고 뒹굴면서, '엄마-구멍'이라고 말했고, 그 다음에 그의 손을 빙빙 돌리면서 '쉬하는 구멍'이라고 말했다. (Meltzer et al., 1975, p. 168)

'항문 자위' 논문에서 말했듯이, 성인 환자들의 전이 안에서 실연된 유사한 현상은 위에서 서술된 내용에 비하면 빈약한 것이고, 아동들과 작업해보지 않은 분석가들에게는 심리적 현실을 위한 이러한 활동들의 구체성에 관한 확신이 어디에서 유래하는지를 인지하는 것이 어려울 수 있다.

놀랍게도 부에노스 아이레스에서 행한 즉흥 강연들에서 전적인 지지를 받은, 아동들과의 이러한 누적된 경험은 최종적으로「정신분석의 과정」에 실린 '지형학적 혼동들의 분류'라는 서술을 산출했다. 그것이 짧고 압축되어 있기 때문에, 나는 여기에서 그것을 완전한 형태로 다시 서술한 다음에, 그것에 대해 논의해보겠다.

지형학적 혼동들의 분류[3]

「정신분석의 과정」의 첫 번째 장에서 나는 아동 분석 과정의 초기 단계에 대한 나의 경험을 서술했는데, 그 서술에는 분석 과정이, 깊은 무의식 수준에서 정신 장치의 구조에 의해 결정된, 그 자체의 자연사를 갖고 있다는 주장이 포함되어 있다. 만약 이 과정이 분석가에 의해

---
3)「정신분석의 과정」(1967), 제2장

적절한 세팅의 확립과 심각한 불안을 수정하고 훈습을 촉진하는, 충분히 정확하고 시기적절한 해석적 개입을 통해 주재된다면, 일련의 단계들이 출현하는 것을 볼 수 있을 것인데(주로 회고적으로), 나는 그것들 중 두 번째 단계를 보여줄 것이다.

  첫 번째 주말 분리는 무의식 깊은 수준에서 하나의 관계 양태를 발생시키는데, 그것은 유아기 전이가 한데 모아지고 분석에서 견뎌지면서 강도가 증가된다. 이 양태, 또는 그것을 향한 경향성은 모든 정규적인 분리 경험에 의해, 그리고 분석 후기에는 계획되지 않은 온갖 이유로 분석의 연속성이 방해받는 것에 의해 되살아날 것이다. 내가 말하는 이 양태는 외부의 대상들과, 그리고 곧 이어 내적 대상들과 대대적인 투사적 동일시를 하는 유아기 경향성이다. 그것은 동기들의 형태(configuration of motives)로부터 생겨나고 상세한 검토를 필요로 하는 결과들의 스펙트럼을 발생시킨다. 하지만, 첫째로, 일반적인 심리경제적 원리가 명료화되어야 한다. 어떤 특정 전이 조직에 의해 지배되는 단계가 얼마나 지속될지는 방어들의 움직임을 지배하는 요인들, 통합을 향한 욕동의 강도, 의존을 수용하는 역량 등이 현재로서는 불분명하고 보통 '체질적'이라는 용어 아래 함께 모아지는 것이라는 점에서, 현재로서는 실제로 예측할 수가 없다. '체질적'(constitutional)이라는 용어는, 그것의 생물학적인 원천이 무엇이든 간에, 실제로는 아마도 우리가 미리 평가할 수 있는 것이 아니라, 오직 회고적으로만 평가할 수 있는 것일 것이다. 둘째로, '전이를 지배하는'이라는 용어 역시 상대적인 것으로 취급되어야 하는데, 그 이유는 그 상태의 심리경제가 불분명한 것이기 때문이다. 분석 과정은 순환적인 것이고, 내가 여기에서 파노라마식으로 추적하고 있는 단계들은 매 회기, 매 주, 매 분기, 매 해, 즉 분석 과정의 네 개의 순환적 시간 단위들 모두 안에서 어느 정도 볼 수 있는 것이다. 분리 그리고 분리된 정체성의 경험에 관심을 갖고 있는, 지금 논의하고 있는 단계는 자연스럽게 그러한 순환들

—회기, 주, 분기, 해—의 시작과 종결을 더 지배하는 경향이 있다. 그러나 우리는 그 문제가 분석 시간의 대부분을 차지하는 한, 그리고 그것이 관심을 갖고 있는 불안이 명료해지고 그래서 훈습 과정이 시작될 수 있을 때까지는, 분석 자체가 이 역동에 의해 지배된다고 정당하게 말할 수 있다. 이 훈습은 결코 완전히 끝나는 것이 아니고, 퇴행과 해체에 대한 투쟁이 계속되는 것이라는 말의 또 다른 표현방식이라고 보는 것이 아마도 정확할 것이다.

이제 대대적인 투사적 동일시 경향성 근저에 있는 다양한 동기들에게로 방향을 돌려보면, 다음과 같은 주요 사항들이 열거될 수 있다: 분리에 대한 내성부족; 전능적 통제; 시기심; 질투; 신뢰 결여; 과도한 박해불안. 이것들은 곧바로 서로 겹치거나 맞물려 있는 것으로 보일 수 있다.

분리에 대한 내성부족은 통합 상태를 유지하기 위해 외부 대상에게 절대적으로 의존되어 있을 때 존재하는 것이라고 말할 수 있다. 이것은 신체적 접촉, 끊임없는 주의, 또는 끊임없는 언어적 접촉에 의해 안겨져 있을 필요가 있는 자폐 아동과 정신분열 아동에게서 볼 수 있는데, 그것은 피부의 심리적 등가물의 부재를 드러낸다. 그들은 자기 안에 심리적 현실의 대상들을 담을 수 있는 삶의 공간을 형성하기 위해 자기의 부분들을 한데 묶어주는 외부 대상을 필요로 한다.

좋음과 나쁨 사이의 구별이 자기와 대상들에 대한 부적절하거나 결함 있는 분열-과-이상화로 인해 빈약하게 정의되는 곳에서, 전능 통제를 목적으로 한 투사적 동일시의 사용이, 자기애적 조직을 형성하기보다는 대상관계를 위한 전제조건으로서 작용하는 것으로 보인다. 이것은 편집증적 구조에서 명백히 드러난다(Betty Joseph의 1966년 논문인 '네 살 된 소년의 박해 불안' 참조할 것).

시기심의 역할은 멜라니 클라인에 의해 「시기심과 감사」와 '동일시에 대하여'에서 매우 풍부하게 탐구되었기 때문에, 여기에서는 그 주제에 많은 시간을 할애할 필요가 없어 보인다.

　질투는 복잡한 정서인데, 그것을 시기심과 구별하는 것은 종종 멜라니 클라인에 의해 제안된 두-몸 또는 세-몸 관계 공식보다 좀 더 복잡한 것일 수 있다. 이 어려움은 두 방향에서 온다: 첫째, 매우 구강적이고, 부분-대상적이며, 매우 신성한 것으로 취급된다는 점에서, 내가 '망상적 질투'라고 부르는(비록 편집중에 대한 정신의학적 문헌에서 사용된 '질투의 망상'이라는 용어와 위험할 정도로 비슷하기는 하지만), 엄마 또는 아버지 또는 그들의 성교 관계에 대한 원시적 시기심의 정교화가 있다. 이 질투는 모든 상상할 수 있는 방식으로, 특히 유아적 조직 안에서 가장 원하는 그리고 좌절스런 방식으로, 추방당하는 내적 아기들을 갖고 있다고 생각되는, 엄마의 신체에 대한 전지적 관계에 기초해 있기 때문에 망상적이다. 그것은 실제로 질투가 아니다. 왜냐하면 그것은 사실상 성인 인물들에 대한 시기에 찬 태도의 빗나간 표상이기 때문이다. 둘째, 원시적이고, 고도로 구강적인, 그리고 부분-대상적인 사랑의 형태인 것처럼 보이는, 소유적(possessive) 질투가 있다. 그것은 두-몸 관계이지만, 진정한 시기심이 아니다; 그것은 '스스로를 먹여주는 젖가슴에 대한 시기심'에 대한 멜라니 클라인의 서술에 포함될 수 있는 것으로 보인다. 그것은 자폐 아동들에게서 그리고 성숙을 향한 욕동이 매우 약해서 유아 상태에 머물거나 죽기를 소망하는 아동들에게서 특별히 강하게 드러난다. 이것은 그들의 무의식 안에서, '엄마의 내부에서 잠을 자는 상태로 돌아가는 것'을 의미한다. 이 특이한 졸음이 오는 철수로 나타나는, 대대적인 투사적 동일시의 영속화에서 중요한 역할을 수행하는 것이 이 원시적 형태의 소유적 질투이다.

　신뢰의 결여는 이 단계에서 하나의 요인으로서는 의심스러운데, 그 이유는 그것이 일반적으로 과도하게 파괴적인 투사에 따른 결과이기 때문이다. 그러나 나는 그것을 비밀스러움 또는 교묘함과 관련된 특별한 형태로 따로 분류할 수 있다고 생각한다. 투사적 동일시의 양태가 환상 안에서 폭력에 의해서라기보다 속임수나 계략에 의해 수행되는 곳에서, 대상에 대한 불신이, 그리고 그로 인한 폐소공포증이 심각하다. 왜냐하면 대상이 자체의 명백한 취약성으로서 슈퍼-교활함을 갖고 있다고 의심되기 때문이다. 내가 보기에, 이것은 부모의 일관성 없음이나 속이는 행동 탓으로 돌릴 수 없다. 왜냐하면 그것은 분석에서 '외투 속에 단검을 숨기고 있는 세상'을 확실하게 선호하는 현상으로 드러나기 때문이다. 그것은 편집증에서 그리고 일반적으로 타락한 태도에서 중요한 역할을 한다.

마지막으로, 과도한 박해 불안이라는 요인을 다룰 차례이다. 여기에서 나는 우리가 특별히 비온(1962)이 '이름 없는 불안'이라고 불렀고 내가 '공포'(terror)라고 서술한 것과 관련해서, 멜라니 클라인이 기초를 놓은 일반적인 양적 원리를 확장하기 위해 질적 구별을 시도해야 하는 위치에 있다고 생각한다. 두 경우 모두에서, 양적인 측면에서 견딜 수 없는 강도에 도달할 수 있는 다른 박해 형태들과 구별되는, 질적인 측면에서 근본적으로 견딜 수 없는 편집증적 불안이 서술되었다.

대상들의 개별성에 대한 그리고 전이 안에서 분석가에 대한 이 대대적인 공격의 결과를 개략적으로 서술하기 전에, 놀이치료실에서 볼 수 있는 전형적인 행동들의 일부를 간략하게 목록화 하는 것이 유용할 것이다: (a) 분석가의 신체를 자기의 일부로서 사용하기; (b) 방을 대상의 내부로서 사용하기; 그런 상황에서 분석가는 그 대상과 동일시되는 동시에, 그 대상의 내부에 있는 부분-대상을 표상하는 경향이 있다. (c) 성인-아동 관계의 역전; 분석가가 아동 환자의 유아기 자기의 소외된 부분을 담고 그 부분을 표상하는 역할을 맡는다. (d) 분석가에 대한 전능적 통제.

(a) 분석가의 신체를 향해 정면으로 접근하는 현상이 어린 아동들과 자폐 아동들 그리고 심한 정신증 아동들에게서 좀 더 특징적으로

나타난다. 여기에서 그것이 완강하게 유지되는 것인지, 아니면 좀 더 상징 형성을 사용하는 형태로 이동하는 것인지를 결정하는 데 기법이 커다란 역할을 한다. 아마도 자폐 아동들은 그것을 바꾸려는 기법적 시도에도 불구하고, 이 문제에서 좀 더 집요할 것인데, 만약 아이가 분명하게 파편화 불안에 시달린다면, 분석가가 일시적으로 그것을 견뎌줄 필요가 있을 것이다. 무릎 위로 기어오르기, 눈 귀 입을 들여다보기, 분석가가 한 말이 구체적인 음식인양 먹는 시늉 하기, 분석가의 복부에 머리 들이밀기, 분석가의 팔로 자신의 신체 감싸기, 분석가에게 성기나 엉덩이 들이대기―이 모든 것들이 그들에게서 전형적으로 발견되는 접근 양태들이다. 분석가가 그런 양태에 양보할 때, 거의 즉각적인 조적 상태가 발생하고 자료의 급격한 변동이 발생한다. 자폐 소년은 창가로 달려가서 정원의 새들을 향해 승리의 몸짓을 할 것이다. 비록 그 새들이 보통 자신이 국외자이고 정원이 엄마의 내부로서 경험된다고 느낄 때, 분노의 주먹을 흔드는 대상이기는 하지만 말이다. 정원에서 개가 짖는 소리를 들은 후에, 어린 소년은 나에게 잠깐 몸을 기댄 다음에, 카우치 뒤로 몸을 던지고는 흥분해서 짖는 소리를 냈다.

  이러한 접촉 유형들은 대대적인 투사적 동일시 상태를, 즉 내부로 들어가는 문의 경험을 제공하는 신체적 접촉들을 결과로 가져올 수 있다. 내가 이것에 대해 상당히 길게 언급하는 이유는 그것을 기존의 투사적 동일시 상태의 표현인 분석가의 신체에 대한 태도들과 행동들과 다른, 투사적 동일시와 연관된 일반적인 문제로서 보기 때문이다. 그러한 기존의 투사적 동일시 상태 안에 있는 자폐 아동은 분석가의 손을, 문을 여는 도구나 종이를 자르는 도구로서 사용할 것이다. 편집증 아동은 분석가의 안경을 갖기 위해 술수를 쓰거나, 좀 더 명료하기 보기 위해 분석가에게 안경을 쓰라고 요구할 수 있고, 또는 자신이 분석가의 펜을 갖는다면, 글을 쓸 수 있을 거라는 확신과 함께, 분석가의 펜을 사용하려고 시도할 수 있다.

(b) 놀이방을 대상의 내부로 사용하는 현상은 종종 방안으로 뛰어 들어오거나, 문설주를 두드리거나, 마치 넓은 영역에 있기라도 하듯이, 방안을 둘러보는 행동 같은, 입장 양태에서 분명히 드러난다. 역으로 분리 기간 동안에 분석가의 내부에 숨어 있는 환상은 대기실의 문 뒤나 의자 밑에 숨는 것으로 표현될 수 있다. 창문 밖을 내다보는 것은, 나의 놀이방에서처럼, 방의 벽이 단순한 벽돌로 된 것이라고 해도, 의미 있는 활동 양태가 될 수 있고, 문이나 창문 밖으로 물건을 집어 던지는 것은 경쟁자들이나 박해자들의 축출을 나타내는 방식일 수 있다. 시간에 대한 혼동이 종종 부수 현상으로서 주목될 수 있는데, 그것은 분석가의 시계를 의심을 갖고 주시하는 것에서 표현될 수 있다. 상황에 대한 강렬한 성애화는 종종 방이 너무 덥다는 불평에서, 또는 집의 다른 영역에서 나는 소리에 대한 민감성과 호기심에서 표현될 수 있다. 집의 벽들은 종종 고도로 성애화 되고, 그렇게 느껴지고 토닥거려지는 것으로 보이지만, 역으로 구멍을 파는 것이나, 파이프의 입구와 출구, 전선들, 문들과 창문들의 구조, 그리고 구조적이거나 장식적인 결함들의 원천 등을 조사하는 것에 의해서, 가학적인 탐구가 될 수도 있다.

그런 시기에 아이가 분석가와 갖는 관계는 기이하고 혼합된 것이다. 심각하지 않은 정신증 아동들은 입장, 소유, 덫(entrapment), 박해 등에 대한 자신들의 환상들을 극화하는 동안, 분석가와 함께 그것에 대해 계속해서 논평할 것이다. 좀 더 심한 정신증 아동들이나 더 어린 아동들은 더 쉽게 무의식적 환상 안에서 자신을 잃어버린 채, 한 사람으로서의 분석가를 무시하게 되고, 그 결과 분석가는 해석 작업에서 마치 자신이 외부의 관찰자이거나 논평자인 것처럼 느끼게 된다. 다른 때에 분석가는 엄마 내부에 있는 부분-대상, 보통은 아버지의 페니스나 내부의 아기를 상징할 수 있는데, 그 두 경우 모두에서 그것은, 설령 고도로 성애적인 의미를 갖고 있다고 해도, 박해적이다. 내 경험에 의하면, 불안이 가장 예상하지 못한 형태로 폭발하고, 이것과 나란히, 특별히 위험한 공격성이 분출하는 것은 그런 순간들이다. 어떤 이유로든, 분석가의 눈은, 아마도 침범 환상 그리고 염탐되는 것에 대한 공포와 연결됨으로써, 특별한 공격 대상이 되는 것으로 보인다. 그러나 훨씬 더 위험한 것은 불안 공격을 끝장낼 수 있는 박해자와의 갑작스런 동일시로서, 그것은 타협을 모르는 사악한 공격을 산출한다.

 (c) 성인-아동 관계의 역전이 대대적 투사적 동일시의 가장 두드러진 결과일 수 있는데, 그것은 전능 통제와 구별될 필요가 있는 것처럼, 의사소통 양태로서의 역할-놀이와 조심스럽게 구분될 필요가 있다. 그런 현상은 특별히 학교에 다니기 시작하면서 학교 공포증을 보이는 아동들, 또는 역으로, 학교에서 다른 아이들을 공격하는 아동들에게서 발견된다. 나는 자기의 소중하고 건설적인 부분들을 분열시키고 투사하는 아동들과, 성숙과 배우는 것에 대한 커다란 실망과 함께 결함 있는 수준에서 기능하는 아동들이 매우 의기소침한 긴 분석기간 동안에 폭군적인 교사들이나 짜증을 내는 엄마들이 된다는 사실을 깨닫는다. 그런 경우, 분석가는 어떤 역할을 수행하도록 진정으로 요구받기보다는, 아이로서 취급받고, 종종 놀이치료실 안에 있는 많은 상상 속 아이들 중의 하나로서 취급받는다.

 (d) 이러한 역전 과정은 분석가에 대한 전능 통제 과정에 미묘한 그림자를 드리운다. 이것에는 강요, 위협, 유혹, 협박, 무력한 척하기, 우는 척하기, 약속 강요하기 등을 포함하는, 언어적 및 비언어적인 모든 상상 가능한 기술이 포함되는데, 이 모든 것은 다음 한 마디로 요약될 수 있다: 분석가로 하여금 기법의 원칙을 위반하도록 유도하려는 시도. 투사적 동일시의 환상을 통해서 전능적 통제가 행해진다는 사실이 곧 바로 명백히 드러나는 것은 아니지만, 그 사실은 위의 방법들 중의 하나에 의해 강요된 기법의 위반에 따른 결과들에서 드러난다. 자료는 명백한 폐소공포증적 불안들과 함께 앞에서 언급된 대상의-내부 양

태들로 갑작스럽게 바뀔 수 있다. 또는 지체된 건강염려증적 결과들을 수반하는 직접적인 조적 반응을 산출할 수 있다. 좀 더 심한 정신증 환자의 경우, 해석을 하고, 강의 또는 경멸이 담긴 꾸중을 시작하는 등의 분석가처럼 행동하는 모습을 보일 수 있는데, 이것은 가장 충격적인 유형의 직접적인 변동에 해당한다. 다른 한편, 유아의 자세를 취하거나, 손가락 빨기, 잠들기 등을 수반하는 갑작스런 퇴행을 보일 수 있다. 분석가를 가장 혼동스럽게 만드는 것은 아마도 방에서 뛰쳐나가 되돌아오기를 거부하는 행동을 수반하는 급성 불안 발작일 것이다. 그런 경우, 기법적 위반 그리고 전능적 입장과 통제의 구체적인 경험에 대한 즉각적인 인지와 해석이 요구된다.

'기법의 위반'이라는 용어가 분석 세팅을 관리하기 위해 특정한 분석가가 수립한 양태를 말한다는 사실을 이해할 필요가 있다. 기법을 통해 다루어야 할 활동들이 최고 수준인 분석 초기에, 이런 양태들이 설명되는 경우는 드물다. 확실히 나는 특별히 (a)와 (d)에서 서술된 유형('분석가의 신체의 사용'과 '전능 통제')의 사건들로서 압축될 수 있는, 비교적 느슨한 기법으로부터 시작해서, 개별적인 아동과 함께 그러한 양태들을 점진적으로 작업하는 것을 선호하는 편이다. 이 말은 분석에서, 명백하게 다루기 힘든 경우들에 기초해서 제한을 부과하는 것은 항상 아이의 눈에 임의적이고 기본적으로 적대적인 것으로 보이는 경직성으로부터 분석 과정을 해방시켜준다는 것을 의미한다.

전이 안에서 자기와 대상의 경계들을 모호하게 하고 그것에 수반되는 지형학적 혼동을 산출하는 대대적인 투사적 동일시에 대한 동기들을 어느 정도 탐구하였고, 분석 회기에서 드러나는 전형적인 행동들의 일부를 서술했으므로, 이제 우리는 자유롭게 전체로서의 분석적 과정과 그 과정 안에서 이 단계가 갖는 역할에 대한 좀 더 일반적인 고려사항에로 관심을 돌릴 수 있게 되었다. 나는 이 글의 앞부분에서 기본적인 문제가 심리적 고통과 그 고통이 투사된 것을 담을 수 있는 외부 세계 안의 대상―말하자면, 내가 '변기-젖가슴'이라고 부른 것―에의 필요성의 문제임을 분명히 밝히려고 시도했다. 이 명칭에서 내가 전달하고자 하는 것은, 관계가 갖고 있는 부분 대상의 성질과 존재의 질 모두가 가치 있고 긴요한 것이지만, 그것이 곧 사랑받는 것은 아니라는 것이다. 이것을 인지하는 것이 이 단계에서 우울 불안이 불가피하게 적을 수밖에 없는 것을 이해하는 데 매우 중요하다. 이것은 분석의 이 시기 동안에 온갖 종류의 전이 측면들과 관련해서 우울 불안이 출현하지 않는다는 말이 아니라, 내가 지형학적 혼동에서 유래한 것일 수 있다고 대충 설명한 중심적인 교류들이 우울 불안을 적게 수반한다는 말이다.

  대상의 분열이 심각한 방식으로 발생하고 오랜 시간 동안 지속될 수 있으며, 그 결과 분석은 사실상 변기일 뿐이고, 내사를 위한 모든 좋은 것들은 엄마, 교사, 동기간들, 친구들에게서 와야 할 수 있다. 이것은 내사 과정이 실제로 발생하지 않는다는 것이 아니라, 그것이 분석에서 인지되지 않는다는 것을 의미한다: 그것은 차라리 전가되고, 실제로는 다른 곳에서 경험된다. 따라서 아이는 오랜 기간 동안 집에서 장난감들, 과자, 음식이나 책들을 가져올 수 있고, 숙제를 하거나 뜨개질을 할 수 있다. 이처럼 분열이 경직성을 갖게 되는 이유는, 분열이 붕괴되기 시작할 때 그리고 젖을 주는 젖가슴을 더럽히고, 오염시키고, 독을 주입하는 것에 대한 심각한 불안이 뚜렷해질 때, 분명히 드러난다. 이것은 종결에 대한 위협이 절박한 긴급성을 초래하는 모습을 보여주는, 「아동분석 이야기」에 실린 후기 회기들에서 훌륭하게 예시되고 있다.

  전이에서의 이 분열은 심리적 현실에 대한 부인의 한 유형에 해당하고, 음식과 관련해서 집에서 많은 행동화를 수반할 수 있다. 따라서 이번에는 지형학적 혼동이 대상의 안과 밖 사이의 혼동뿐만 아니라, 외부 현실과 심리적 현실 사이의 혼동을 포함한다. 전이 안에서 외적으로 반복 경험하는 것을 통해서 변기-젖가슴을 심리적 현실 안의 대상으로 확립할 수 있을 때에만, 대대적인 투사적 동일시의 해소가 가능한데, 그 이유는 견딜 수 없는 유아기 정체성으로부터 도피하는 것이 이 기제의 목표이기 때문이다. 일단 이 분리된 정체성이 고통의 조절을 통해 견딜만한 것이 되면, 다른 발달적 단계들을 위한 길이 열리는데, 나는 이 책의 다음 장들에서 분석 과정에서 출현하는 그 단계들에 대해 논의할 것이다.

멜라니 클라인에 의해 처음으로 수행되고 비온에 의해 확장된 위대한 발견의 진실을 가장 생생하게 볼 수 있는 것은 이 단계에서이다; 심리적 고통의 가장 원시적인 형태를 제거하는 과제는 고통 받고 있는 자기의 부분들과 공격 받은 내적 대상들의 박해적 파편들을 외부 대상 안으로 비워냄으로써 성취된다는 것, 그리고 내사 작용을 통해서 복구된 대상들과 자기의 구조된 부분들을 되돌려 받는다는 것. 가장 구체적인 형태에서, 아동들은 변기를 사용해서 또는 때로는 불행하게도 상담실을 사용해서 실제로 소변과 대변을 보는 일이 발생한다. 가장 인상적인 것은 회기들이 시작될 때와 끝날 때 아이의 행동이 변하는 것, 즉 미친 듯이 그리고 정신없이 뛰어 들어오는 입장과는 대조적으로, 경멸과 뒤섞인 안도감과 함께 인사말도 없이, 쾌활하게 상담실을 떠나는 모습이다.

나는 이 전이 안의 대상을 '변기-젖가슴'이라고 부르는데, 그 이유는 그것이 방어에 앞서서 대상의 가장 원시적인 표상이기 때문이다. 방어는 변기-젖가슴으로서의 엄마를 수평적으로 분열시킴으로써, 엄마 신체의 윗부분인 젖가슴, 젖꼭지, 눈 그리고 입의 먹여주는 기능을 보존하면서도, 따라서 그녀의 마음의 기능을 보존하면서도, 변기 기능을 그녀의 엉덩이와 연결된 신체의 아래 부분에 위치시킨다.

성인 환자들에게서 이 현상은 좀 더 미묘한데, 나는 그것의 일부를 인격의 '거짓된 성숙'이라는 측면에서 서술했다. 그것은 '항문 자위와 투사적 동일시의 관계'라는 나의 논문에서 논의된 많은 경계선 환자들과 좀 더 심각한 정신병리를 갖고 있는 환자들에게서 드러난 바 있다.

나는 분석적 과정의 이 지형학적 혼동 단계와 특별히 경계선이나 좀 더 심각한 정신병리 사례들 사이의 관계를 강조하는데, 그 이유는 이 대상관계 형태를 해소하는 것이 정신적 질병(정신증)과 정신건강 사이의 경계를 결정하기 때문이다. 그것은 젖가슴에 의존하고 내사하는 관계를 방해하는 장애물의 해소가 정신적 불안정과 정신적 안정 사이의 경계를 결정하는 것과 같고, 또한 오이디푸스 콤플렉스를 통과하는 것이 미성숙을 성숙으로 인도하는 것과 같다. 이것은 매우 심각한 환자의 경우, 여러 해 동안 지속될 수 있는 분석의 단계이고, 나의 경험에 의하면, 성인과 마찬가지로 아동에 대한 부적절한 환경적 지원으로 인해 분석의 휴지가 견딜 수 없는 것이 될 때, 장애물이 전혀 만족스럽게 해소될 수 없거나 완강한(intractable) 저항에 부딪치는 단계이다. 이 단계에서 분석가는 거의 끝 모르는 인내심을—그리고 관용을—요구받지만, 그럼에도 불구하고 거의 예외 없이 진전이 꾸준히 성취된다. 그 단계를 잘 다룰 수 없는 환자는 휴일 동안에 붕괴되거나, 휴일 전이나 후에 분석을 떠날 것이다. 그러므로 이 상황은 분석-방법이 기본적으로 적절한 것인 경우이고, 따라서 우리가 나중에 만나게 될 완강한 저항이라는 이름을 부여받을 만한 상황과는 구별되어야만 한다. 다른 말로, 만약 분석가가 지형학적 혼동이 전이의 전면에 자리 잡고 있을 때 그것을 견뎌낼 수 있다면, 그는 아무리 속도가 느리더라도 확실히 진전에 의해 보상받을 것이다. 왜냐하면 이 진전은 거의 인격의 성인 부분의 협조에 달려 있지 않기 때문이다. 이것을 인상 깊게 보여주는 예는 장기간 회기를 빠지거나 매주 회기들의 일정 비율을 빠지는 것으로 투사적 동일시를 작동시키는 일차적인 양태를 갖고 있는 장애 입은 청소년들에게서 찾아볼 수 있다. 부모를 향한 비행과 혼합되지 않도록 기법적 문제들을 관리하면서 그 단계를 견뎌낼 수 있는 분석가는 성공할 것이다.

지배적인 지형학적 혼동이 전이에서 사라지면서, 주중에(midweek) 쾌청한 상태가 시작되고, 이제 우리가 주의를 기울이고자 하는 형태에 의해 지배된다. 그러나 분석에서 매우 긴 시간 동안 이 대대적인 투사적 동일시는 모든 휴지 상황에서, 특별히 분석적 일상에서 벗어날 때 다시 작동할 것이다.

「정신분석의 과정」 2장

논의

「정신분석의 과정」을 저술한 이후 이십 년간 지속된 임상적 작업과 강의는 이 일반적인 공식을 확인해준 것으로 보이고, 또한 그것들이 나중에 더 완전하게 모습을 드러낼 것으로 여겨진다. 하지만 그것은 또한 여기에서 언급할 가치가 있는 많은 강조점의 변화들을 거쳤다. 첫째, 나는 더 이상 '대대적인' 투사적 동일시에 대해 말하지 않을 것인데, 그 이유는 부분적으로 그 용어가 너무 양적인 용어라서, 현상으로서 드러난 양이 인격 구조의 근저에 있는 양과 혼동될 수 있다는 점 때문이다. 경험을 통해 알게 된 것은, 특히 '지대적 혼동을 분류하는' 분석의 단계에서, 투사적 동일시에 의해 지배되는 마음 상태로 되돌아가는 것이 결코 마음의 한 부분이 대상 안에 있는 격리된 위치로 되돌아가는 것을 나타내지 않는다는 사실이다. 정반대로, 그것은 종종 구조적 변동을 반영하지 않고, 단지 그 순간에 정체성의 느낌 안에 있는 중력의 중심 안에서 발생한 변동을 가리킨다. 성인 성격장애 환자들과 정신증 아동들에게서 드러나는 견고하게-확립된 장애의 경우, 자기의 감춰진 부분은 성격이 재통합의 스트레스를 감당할 수 있을 정도로 건강한 구조가 확립될 때까지는, 투사적 동일시로부터 쉽게 벗어나지 못한다. 이 발견은 「시기심과 감사」에서 멜라니 클라인이 서술한, 분열된 인격의 시기하는 부분을 재통합하는 작업에 수반되는 어려움과 궤를 같이 한다.

돌이켜보건대, 나는 '대대적'이라는 아이디어를 받아들이고, 그럼으로 해서 투사적 동일시에서 벗어나는 것에 대한 낙관론을 갖게 된 것은 조적이고 전능적인 동일시의 측면에 깊은 인상을 받는 바람에, 폐소공포증적 불안을 자세히 추적하는 작업을 소홀히 했기 때문이었다고 생각한다.

대상의 내부에 있는 공간 그 자체와 그것의 특징들에 대해 주의를 기울일 것을, 그리고 그럼으로 해서 격리된 부분이 그것에 미치는 충격에 대해 더 큰 주의를 기울일 것을 촉구한 것은 도린 웨델이었다. 그녀는 '배리'와의 분석 작업에서, 더 이상 아주 어린 아이가 아닌 이 자폐 소년이 점차 그 자신과 그의 대상 안에 있는 삼차원적 공간을 발견하고, 그 다음에 차츰 그의 대상의 내부가 구조화되도록 허용하는 느리고 고통스런 방식을 보여주었고, 투사적 동일시, 특별히 폐소공포증, 그리고 그것에 더해 폐소애호증(claustrophilia) 안에 있는 투사적 경험의 복잡한 본성을 볼 수 있도록 우리의 눈을 열어주었다. 나중에 보게 되겠지만, 투사적 동일시의 한 측면으로서 '엄마의 내부에서 잠들기 위해 되돌아가는 것'에 대한 나의 언급은, 태아의 삶에 대한 초음파 연구에서 최근에 획득한 결과들 덕택에, 지금은 의심스러운 것으로 간주되고 있다. 마침내 나는 강조점의 변동을 언급하게 되었다. 나는 확실히 분석적 진전에 대한 서술에 포함된 일반적인 낙관주의에 찬성하지만, '정확한' 해석을 강조하는 것에는 찬성하지 않는다. 나는 지금 매우 명백한 이유로 분석의 이 단계에서 해석의 내용은 아주 미미한 영향만을 끼친다고 생각한다. 왜냐하면 이 시기에, 성인이든 아이든, 환자의 행동은 아주 많이 전이 안에서의 행동화라는 성질을 갖고 있어서, 분석가의 행동은, 언어적이든 아니든, 의사소통보다는 행동에 영향을 끼치기 때문이다. 그러므로 상담실의 분위기를 생성하는 요인들—내가 관계의 온도와 거리의 관리라는 측면에서 지적한 것(1976)—은 여기에서 분석가의 흥미, 인내, 관용, 그리고 이해하려는 시도, 즉 한 마디로 말해서 담기라는 '변기-젖가슴' 기능으로 서술된 것을 보완하는 것으로 보인다.

「마음의 성적 상태」라는 책의 저술은 「정신분석의 과정」과는 달리 직관의 분출을 통해서 나온 것이 아니고, 「자폐증 연구」를 저술할 때와는 달리, 아이디어들을 작업해내는 과정에서 동료들의 도움을 받지도 않았다. 그 책이 반영하듯이, 그것은 영국정신분석연구소의 새로운 커리큘럼을 작성하기 위한 위원회에 참여하는 동안, 프로이트 이론에 대한 주의 깊고 체계적인 연구로부터 생겨났다. 나는 '성욕에 관한 세 편의 에세이'(1905)에서 진술된, 성욕에 대한 프로이트의 견해로 보통 알려져 있는 개념과, 후기 글에서 제시된 대체로 체계적이지 않은 많은 진술들, 특히 성적 기질과 행동에서 변태적인 것으로부터 다중형태적인 것을 구분해낸 것 사이의 갭에 깊은 인상을 받았다. 이 모든 것은 '늑대 인간'을 경험한 것에서 시작된 반향으로부터 프로이트 자신 안에서 자라난 것으로 보인다. 나는 「마음의 성적 상태」에서 프로이트의 요지를 다음과 같이 서술했다:

변태에 대한 임상적 접근: 프로이트[4]

프로이트는 그가 '원색 시기'(primal period)라고 부른 것에서 다음의 사건들을 추적한다: 원색 장면(그 동안에 아기는 대변을 보는 것으로 부모의 성교를 방해한다); 초기의 섭식장애가 암시된 죽음의 위협으로 인해 끝이 나는 것; 그루샤(Grusha—과일로서의 배를 의미하는 러시아 단어)가 등장하는 초기 장면이 유뇨, 불 꿈들, 나비 공포증, 그리고 나중에 하녀들과 사랑에 빠지는 것 등과 연결되는 것. 이것들이

---

4) 「마음의 성적 상태」(1973), 4장, pp. 42-45.

늑대 인간의 적극적인 행동 그리고 나중에 남성적인 노력뿐만 아니라, 구강 가학증(식인주의)으로 퇴행하는 경향성의 배경을 구성한다. 그런가하면, 프로이트는 한편으로, 늑대 인간의 수동성 그리고 그것이 여성성에 미치는 파급효과라는 주제와, 다른 한편으로, 그의 피학성이라는 주제가 원색 장면에서 아기가 대변을 보는 것과, 그가 나중에 그의 엄마의 산부인과적인 문제와 연관된 장(腸) 문제에서 파생된 것으로 보았다. 따라서 오직 관장에 의해서만 해결되는 손상된 현실감에 대한 불평을, 그가 '양막(羊膜)을 뒤집어쓰고 태어난' 사람이라는 주제, 즉 자신은 영원히 행운이 뒤따르는 자기애적 기대(임질에 걸림으로써 산산조각 난)를 가진 존재라는 주제와, 엄마의 내적 아기들을 나타내는 작은 동물들에 대한 그의 어린 소년의 잔인성의 주제와 연결시켜 설명하려고 시도했다.

이 후자의 잠재적인 항문적(질의) 여성성의 수동적 흐름은 그의 여자형제의 유혹과 나냐(Nanya)에 대한 그녀의 이야기에 의해 수동적 남성성(남근의)으로 변경되었다.

프로이트는 이 원색 장면과 그것의 두 지배적인 흥분의 흐름을 추적하고 재구성하는 것을 통해서, 두 개의 놀라운 결론을 이끌어낸다:

(p. 101) : '그는 단순히 다시 태어나기 위해서가 아니라, 그곳에서 그의 아버지와 성교를 할 수 있기 위해서 자궁 속으로 돌아갈 수 있기를 소망한다';

(p. 102) : '거기에는 자신이 엄마의 성기 안에 있었던 상황으로 되돌아가고 싶어 하는 소망이 있다; 그리고 이것과 관련해서 그 남자는 스스로를 자신의 페니스와 동일시한다.'

우리는 이 두 진술을 그저 결합시키기만 하면 세 번째 함축을 얻게 된다. 즉, 성교에서 그 남자는, 마치 그것이 아버지와 성교하고 있는 엄마의 성기 안에 있는 아이인 것처럼, 자기 자신의 페니스와 동일시할 수 있다. …

불행하게도 남성적인 환상과 여성적인 환상이 갖고 있는 '자궁 안' 측면에 대한 관심은 1914년과 1919년 사이에 실종된 것처럼 보이지만, 프로이트가 1924년에 '피학증의 심리경제적 문제'라는 글에서 그 주제로 다시 돌아왔을 때, 그는 그 문제를 '쾌락원리를 넘어서'에서 제안한 본능의 이중성과 연관시키려고 시도한다. 따라서 가학증의 형태로 바깥으로 향하지 않는 죽음 본능의 일부는 일차적인 성감 발생적(erotogenic) 피학증으로서 보유되고, 그것으로부터 여성적 피학증과 도덕적 피학증이라는 두 개의 발달적 형태가 발달해 나오는데, 그러는 동안 투사된 파괴성의 재내사는 이차적 피학증을 산출할 수 있다. 이 후자는 어떤 '발달적 방해물'에 대해서도 그리고 먹히는 것, 매 맞는 것, 거세되는 것 또는 성교 당하는 것 등 어떤 것에 대한 불안이든, 그것에 관련된 불안을 피학적으로 해결한다. 이 결론들은 성격에 대한 초기 논문과 연결되어 있다는 것을 알 수 있다('정신분석적 치료에서 만나는 일부 성격 유형들', 1916). 그 논문에서 프로이트는 '성공에 의해 파산당한 사람들', '죄책감 때문에 범죄자가 된 사람들', '예외적인 사람들'에 관해 서술했는데, 이 세 측면 모두가 늑대-인간의 성격 안에서 인지될 수 있다.

그러나 여기에서 우리의 고려를 위해 더 중요한 것은, 프로이트가 여성의 성욕에 대한 '정상적인' 여성적 태도를 의미하는 것으로 본, 또는 이상하게도, 묶이고, 매 맞고, 더럽혀지고, 학대당하는 환상을 갖고 있거나 실제로 행동하는 남성의 변태적인 피학증을 의미하는 것으로 본, 여성적 피학증이라는 범주이다. '쉽게 도달할 수 있는 명백한 해석은 피학자가 어리고 무기력한 그리고 특별히 못된 아이처럼 취급받기를 원한다는 것이다'. 그러나 정신분석적 연구는 여성적 피학증 안에 '거세되거나, 성행위를 강요당하거나, 아기를 낳는 것'에 대한 근저의 여성적 소망이 있음을 드러냈다(p. 162).

따라서 생명 본능과 죽음 본능이라는 새로운 '표기법'은 프로이트에게 피학증의 현상을 '여성적 피학증과 도덕적 피학증'으로 구분할 수 있는 길을 열어주었고, 그 결과 그는 죄책감(도덕적)과 연관된 요소들을 양성성(남성들과 여성들 안에 있는 여성적 성감발생적인 피학증)으로부터 그리고 방어 과정의 결과로서 발생하는 피학증의 발달적 형태로부터 구별할 수 있었다.

나는 다시 한 번 나의 관심이 프로이트 사고의 진전에서 발생한 연역적 방법과 귀납적 방법 사이의 상호작용에 있다는 점을 강조하고 싶다. 재구성된 늑대-인간의 아동기가 지닌 우연적 측면이 이제 본능과 심리적 구조를 위한 새로운 표기법으로서 사용될 수 있게 되었고, 변태에 대한 새로운 이론을 제공할 것이라는 기대와 함께, 다른 경우들에 있는 비슷한 측면을 탐구하는 데 사용될 수 있게 되었다. 가학증의 투사와 재통합, 만화경처럼 변화하는 동일시, 양성애 흐름과 능동적-수동적 목표들이 후기 발달수준에 해당하는 남성적-여성적 목표들과 혼동되는 것, 이 모든 것들이 서로 연결되기 시작할 수 있었다. 그리고 원색 장면 또는 원색적 환상과 관련되어 있는 어린 아이의 상황이 이 현상을 이해하는 데 열쇠 역할을 했다.

거세 불안(여성에게 페니스가 없다는 환상)의 부인과 거세에 대한 소망의 부인이 결합됨으로써 주물성애의 수수께끼가 풀리기까지는 ('주물성애에 관하여, 1927)' 이제 한 걸음밖에 남지 않았다. 왜냐하면 다시금 새로운 구조적 표기법이 프로이트로 하여금 '분열'이라는 작인에 의해 무의식 안에서 상반되는 상황이 나란히 존재할 수 있다고 진술할 수 있게 해주었기 때문이다. 이 아이디어는 '과학으로서의 정신분석의 기획'(1895)을 출간한 이후로 다양한 시점에서 다루어왔지만, 이르게는 '신경증과 정신증'에 관한 1924년 논문에서 비로소 진정한 의미를 갖기 시작했고, 나중에 '방어 과정으로서의 자아의 분열'(1938)이라는 논문에서 그리고 '정신분석학 개요'(1940)에서 그 의미가 확충되었다. 1924년 논문에서 프로이트가 그것을 서술한 방식은 늑대-인

간의 투쟁과 특별한 관계가 있다. 그는 이렇게 말한다:

> 신경증과 정신증이 자아와 그것의 다양한 지배적인 작인들 사이의 갈등에서 기원한다는 주장, 따라서 그것이 모든 다양한 요구들과 화해하려고 고통스럽게 노력하는 자아 기능의 실패를 반영한다는 주장은, 한 가지 추가적인 요점에 의해 보완될 필요가 있다. 자아가 어떤 상황에서 그리고 어떤 수단에 의해서 병이 들지 않고서 확실히 항상 존재하는 그런 갈등들로부터 벗어나는 데 성공할 수 있는지, 우리는 알고 싶다. 이것은 의심의 여지없이, 가장 다양한 요인들을 조사할 필요가 있는 새로운 연구 영역이다. 하지만 그것들 중에 두 가지는 곧바로 강조될 수 있다. 첫째, 그러한 모든 상황들의 결과는 확실히 심리경제적 고려에, 즉 서로 투쟁하는 경향성의 크기에 달려 있고; 둘째, 자아는 그것 자체의 형태를 바꿈으로써, 그 자체의 침식에 굴복함으로써, 그리고 심지어 아마도 자체의 균열이나 분단을 발생시킴으로써, 어느 한 방향에서의 파열을 피할 수 있다. 이런 방식으로 인간들의 불일치들, 이상행동들 그리고 어리석음들은 그들의 성적 변태들과 유사한 빛에서 드러날 것이고, 그것을 수용하는 것을 통해서 그들은 억압에서 면제받는다. (1924a, pp. 153-154)

따라서 프로이트는 신경증은 변태의 부정적 형태라는 단순한 공식으로부터 상당히 먼 길을 왔다. 이제 변태의 복잡성과 그것이 성격과 갖는 관계를 이해할 수 있는 길이 열렸다.

[「마음의 성적상태」에서 발췌한 내용]

이후의 작업

  프로이트의 이러한 직관들은 나중에 분열 과정과 투사적 동일시 과정에 대한 멜라니 클라인의 발견들을 지원해 주었는데, 이 사실은 자위 과정과, 폐소공포증적이고 폐소애호적인 자위 과정이 수반하는 환상들, 그리고 그것 자체의 특질과 가치를 지닌 세상인, 삶의 공간으로서의 모성적 대상 내부에 있는 공간의 중요성에 대한 나의 확신을 강화시켜주었다. '청소년기의 동일시와 사회화에 관하여'라는 나의 논문은, '자기애적 조직'이라는 개념에 견고한 형태를 제공해준 동시에, 잠재기의 자위적 침대-놀이와 패거리-형성 사이에 중요한 연결이 존재한다는 것을 보여주었다. 당시에 나는 이것이 기본적 가정 집단이라는 비온의 공식과 얼마나 다른 것인지 분명히 보지 못했다.

  1965년부터 1973년 사이에 조금씩 저술한 「마음의 성적 상태」―엘리자베스 스필리어스(Elizabeth Spillius)가 두-시간짜리 질병을 앓았고 옳게 지적한―를 다시 읽으면서, 나는 내가 공간적 측면에 거의 몰두하지 않았다는 사실뿐만 아니라, 투사적 동일시 환상들의 투사적 결과와 동일시적 결과 사이의 현상학적 구별을 명료하게 이끌어내지도 못했다는 사실에 놀랐다. 돌이켜보건대, 나는 상담실에서, 슈퍼비전과 강의에서, 자기애적 조직의 세부사항들과 그것의 결과들이 발달과 정신병리에서 어떤 역할을 하는지에 대해 작업하고 있었던 것으로 보인다. 성적 행동에서 성인적/유아적, 다중형태적/변태적, 좋은/못된/나쁜 것의 구별, 변태에서 습관적/중독적/범죄적인 것의 구별, 그리고 주물성애의 역할의 확장이 분명히 나의 관심을 사로잡았던 것이 사실이지만, 다른 한편, 지대적 혼동과 함께, 우울적 지향으로 진입하는 것을 방해하는 이 구조적 요인들을 작업해내는 것이 아마도 공간적, 지형학적 측면들을 철저히 탐구하기 위한 전제조건이었을 것이다. 비온의 사고 이론과 집단에 대한 그의 아이디어 사이의 연결은 조금씩 그것의 영향력을 미치기 시작했다. 여러 곳에서 나는 심리적 현실의 측면으로서 진실과 아름다움의 개념과 외부 대상들의 충격이라는 개념을 포함시키는 길을 찾고 있었고, 그 결과 인격의 나쁜 부분이라는 개념에 얼마의 기능적 실체를 부여할 수 있었다. 대상에 대한 환상속의 공격이라는 멜라니 클라인의 서술은, 이 맹공격 배후의 동기를 자세히 탐구했음에도 불구하고, 그 공격의 의미를 담고 있지는 않았다. 비온의 사고 이론은 이 의미, 특별히 연결에 대한 공격이라는 아이디어와, Ps↔D의 유동성이 갖는 의미에 주의를 기울였다. 생명 본능과 죽음 본능을 클라인이 고수한 것과 인격의 '나쁜 적'의 측면을 비온이 환기시킨 것은 모두 절대적 악이라는 견해를 지지한 것이라고 보았는데, 그것은 내가 아직 정동 이론에 대한 비온의 개정—긍정적이고 부정적인 사랑, 증오, 그리고 앎—이 갖고 있는 함축들을 이해하지 못했기 때문이었다.

  나는 1972년과 1973년에 타비스톡 클리닉에서 아동심리치료 과정의 임상-전 학생들에게 프로이트와 클라인 강의를 하였고, 그 후 1976년과 1977년에 요청에 따라 상급반 학생들, 스태프, 그리고 방문객들을 위한 비온 강의를 했다. 비온의 평생에 걸친 작업을 체계적으로 검토해야만 했던, 그 일은 나에게 커다란 행운이었다. 당시에 그의 작업은 「미래에 대한 비망록」을 제외하고는 거의 모든 것이 출간된 상태였다. 이 다양한 강의 시리즈의 결과물로서 생겨난 「클라인학파의 발달」이라는 저서를 소개하는 데 시간을 할애할 필요는 없겠지만, 다음의 사실을 밝히는 것은 필요할 듯하다: 그것의 장점과 단점이 어떤 것이든, 그 책을 저술하는 과정에서의 학문적 노력은 나 자신의 사고에 질서를 주었고, 따라서 그것은 멜라니 클라인의 작업이 갖고 있는 임상적 함축들을 충실하게 채우는 사람으로서의 나와, 비온의 사고를 따라—아니, 사용하여(따를 수 있는 가능성이 없었기에)—클라인의 작업 너머의 영역으로 산책을 떠나는 사람으로서의 나 사이에서 확실한 분수령이 되었다는 사실. 그것은 '포스트-클라인학파'라고 불렸고, 나는 호 불호와 상관없이 그 명칭을 수용한다. 나는 클라인 여사가 이 아이디어를 기쁘게 생각했을 거라고 확신할 수는 없지만, 그녀가 독립적인 길로 나아가라고 나를—그리고 어떤 점에서 우리를—격려했을 것이라는 사실을 알고 있다. 왜냐하면 비록 그녀는 활기차게 그녀의 아이디어를 공격으로부터 방어할 수 있었지만, 입에 발린 말과 정통주의에 대해서는 항상 경계를 늦추지 않았기 때문이다.

어떤 점에서 클라인 여사의 관심사가 관계와 인격의 구조화에 집중되어 있었던 것과는 달리, 비온의 연구는 우리의 관심사를 자아 기능에 대한 설명으로 되돌려 놓았다. 아동의 놀이가 심리적 현실과, 자기와 대상들의 구조의 구체성에 대한 가장 확실한 증거로서 제시되던 것과는 달리, 정신적 기능에 대한 연구를 위한 확실한 영역은 성인 환자들의 꿈-생활이었다. 「클라인학파의 발달」이 출간된 지 5년 후인 1983년에 출간된 「꿈 생활」에서, 나는 비온이 그 책의 배경을 이루고 있다는 점을 이렇게 서술했다:

> 윌프렛 비온은 정신분열증 환자들과 그들이 사고에서 겪는 어려움에 대한 관심을 필두로, 특정한 기능들이 장애를 입은 상황에 관심을 가졌다. 그는 멜라니 클라인의 분열 과정과 투사적 동일시 개념이 인격의 구조뿐만 아니라 사고, 기억, 주의, 언어화, 행동에 대한 판단과 같은 각각의 자아 기능들에 미치는 영향을 추적하는 것을 통해서, 마음이 매우 미묘한 방식으로 스스로를 공격할 수 있는 가능성을 탐구했다. 그는 특정한 정신 기능의 분열에 대한 증거뿐만 아니라, 이 고립된 기능들을 담고 있는 인격의 조각들을 다른 대상들 안으로 투사하는 것에 대한 증거를 제시했다. 그러한 투사적 동일시의 대상들은, 자기의 남아있는 부분이 더 이상 그 기능을 수행할 수 없었던 것과는 달리, 이 분열된 기

능들을 수행할 수 있는 것으로 드러났다. 따라서 그는 미세한 분열과 자기의 역량에 대한 투사적 공격이라는 개념을 사용해서, 사고의 개념을 조사하고 정교화하기 시작했다. 그가 제일 먼저 한 것은 생각하기로부터 사고와 사고의 정교화를 구별한 것이었는데, 이때 생각하기는 이러한 사고의 변형으로 간주되었다. 그 다음에 그는 아기로 하여금 발달을 계속할 수 있게 해주는, 위대한 정신적 고통의 조절자로서의 젖가슴 및 엄마와 아기의 관계를 강조한 클라인의 이론에 수정을 도입했다.

멜라니 클라인의 모델에서, 마음의 발달은 적절한 거름을 주고 해충들과 약탈자로부터 안전할 때 꽃이 피는 것과 다르지 않다. 비온은 전혀 다른 관점을 취했다: 즉 마음의 발달은 그 길의 모든 단계에서 구조화를 거쳐야 하는 복잡한 과정이고, 따라서 유전적 내력에 의해서 결정되고 호르몬 체계에 의해서 실행되는 생물학적 형태의 성장과 비교될 수 없다. 그는 정신적 발달이 어떤 점에서 자율적이라고 생각했다; 마음은 경험들을 '소화하는 것'을 통해서 조금씩 그 자체를 건설한다.

비온은 엄마가 아기를 위한 기능들—정신적 기능들—을 수행해야 하고, 그때 아기가 엄마를 내재화하는 것을 통해서 스스로 그 기능을 수행하는 법을 배울 수 있다고 보았다. 그는 그것을 아기의 젖가슴 관계의 측면에서 공식화했다: 본질적으로 혼동 상태에 있기에 스스로 생각해낼 수 없는 정서적 경험을 하고 있는 아기는 자체의 고통스런 부분들을 젖가슴 안으로 투사한다. 엄마와 그녀의 마음(아기에 의해 젖가슴으로 경험되는)은 아기를 위해 생각하는 기능을 수행해야 한다. 그녀는 아기가 힘들어했던 부분을 사고가 가능한 상태로 아기에게 되돌려주고, 그렇게 함으로써 특별히 꿈꾸기가 시작될 수 있게 해준다. 비온은 이것을 알파-기능이라고 불렀다. 그는 그것을 '텅 빈' 개념으로 남겨 두었는데,

그 이유는 그것을 어떻게 채워야 할지 알지 못했고, 어떤 실질적인 서술에 의해서 채워질 수 있다고 전혀 확신하지 못했기 때문이었다.

아기의 생각하는 능력의 발달에 관한 이러한 관념은 그 능력이 혼돈 경험에 질서를 주는 엄마의 몽상에 달려있을 뿐만 아니라, 또한 내재화를 위한 대상 사용의 가능성에 달려 있다는 것을 암시한다. 이것은 인간의 유아가 오랜 기간 동안 무기력한 상태에 머무르는 현상, 즉 피상적으로 생각하면 전혀 적응적이지 못한 현상에 새로운 의미를 주었다. 비온은 의존을 '첫 사고'로서의 부재한 대상 경험과 연결시키는 것을 통해서, 장기간에 걸친 유아의 무기력에 고도로 적응적인 새로운 의미를 부여했다. 단순히 아기의 신체적인 욕구에 봉사하는 사람으로서의 엄마가 아니라, 생각하는 대상으로서의 엄마를 내재화하는 데 장기간의 시간이 필수적이라는 것이다. 이것은 일차적 자기애에 관한 프로이트의 사변에 새로운 의미를 주었고, 멜라니 클라인이 말하는 우울적 자리가 시작하는 시기에 새로운 중요성을 부여했다.

[「꿈생활」(1984) 3장, pp. 42-43]

그 후 수년 동안 나는 비온의 풍부한 아이디어들을 소화하는 작업을 해야 했다는 것을 말해야겠다. 1970년대 동안에 나 자신과 말사 해리스는 유럽과 미국, 남미와 인도의 여러 나라들을 방문했고, 다양한 분석가들과의 만남을 통해서 풍부한 비교-문화적(cross-cultural) 분석 자료들을 접할 수 있는 기회를 가졌는데, 이것은 놀라운 방식으로 이 진화를 촉진시켰다. 클라인과 비온을 부분적으로만 읽은 청중들에게 그리고 보통 통역을 거쳐 설명해야만 하는 상황에서, 나는 불가피하게 비온의 이론을 최대한으로 단순하게 설명해야만 했는데, 오히려 이 단순성이 압축과 명료화 과정에 기여했던 것 같다. 그 외에도 많은 분석가들이 발표한 매우 세심하게 준비된 훌륭한 자료들이 확장된 초심리학이 형성되고 있다는 사실에 끊임없이 새로운 무게를 더해주었다. 내 견해로는, 후기 클라인학파 심리학의 핵심은 이것이다: 프로이트의 네 개의 설명 범주인 역동적, 발생적, 구조적, 경제적 범주에 더해 정신적 기능의 지형학적 측면과 인식론적 측면에 대한 더 상세한 조사가 행해졌다. 그리고 미적 측면이 마침내 일곱 번째 범주에 포함될 수 있을 만치 충분한 특성을 얻을 수 있을지는 두고 볼 일이다.

넓은 범위의 상이한 언어들—외국어를 잘하지 못했던 나에게는 전혀 모르거나 조금밖에 알지 못하는—을 포함하는 이 경험은 자폐증에 대한 연구 집단이 형성되었던 시기에 언어에 대한 나의 관심을 자극했다. 「자폐증의 탐구」의 '유아 자폐증, 정신분열증 그리고 조울 상태에서의 함묵증'이라는 장에서, 나는 의사소통을 위한, 언어의 음악적-문법적 측면들과 결합해서, 말을 사용하는 데 필요한 다섯 가지 요인들을 정의했다:

함묵증 경향성이 있는 정신적 질병에서, 협력적으로 또는 컨소시엄을 구성함으로써 단일하게 작동하는 것으로 보일 수 있는 다섯 가지 요인들이 있다:
(a) 어떤 수단을 사용해서든 의사소통에 적합한 꿈 사고를 형성하기 위해서는, 그리고 단순히 비워내는 것만을 요구하지 않기 위해서는, 정신적 기능이 충분히 발달하는 것이 필수적이다(비온).
(b) 꿈 사고를 언어로 변형시키는 장치가 있어야만 한다; 이 장치는 내재화된 말하는 대상들을 포함하고 있는데, 우리는 그들에게서 그리고 그들과의 동일시를 통해서, 마음의 상태를 표상하기 위한 깊이 있는 음악적 문법을 배울 수 있다.
(c) 옹알이 충동이 아직도 강한 초기 시절에, 아이는 외부 세계를 서술하기 위한 어휘를 건설해야만 한다. 그럴 때 그는 더 깊은 음

악적 언어 위에 사전적 언어를 덧씌우는 능력을 발달시킬 수 있고; 외부 세계에 대해 의사소통할 수 있다.

(d) 이 내적 변형들, 즉 내적 말하기(inner speech)가 의사소통을 발생시키려면, 이 내적 과정의 음성화(vocalization)에 필요한, 충분한 심리적 현실을 갖고 있을 뿐만 아니라 자기로부터 적절한 구별을 성취한 외부 세계의 대상을 발견해야만 한다.

(e) 다른 인간 존재와의 의사소통에 대한 욕망은 계속적인 꿈-사고 형성 과정을 지탱할 수 있을 만큼 충분히 강한 것이어야만 한다.

[「자폐증의 탐구」(1975) 7장, pp. 193-194]

언어적 수단을 사용하는 정보의 의사소통과, 음악과 문법을 통한 투사적 동일시를 사용해서 마음의 상태를 전달하는 보다 무의식적인 의사소통은 그 둘 모두가 멜라니 클라인이 말하는 무의식적 환상과 동등한 것인, 꿈-사고의 변형이라는 빛에서 이해될 수 있다. 따라서 '마음의 상태'는 확장된 초심리학에 의해 서술된 순간적인 기능의 표현으로서 이해될 수 있고, 꿈-사고는 정신적 삶에 대한 가장 순수하고, 가장 진정한 표현으로 간주될 수 있다.

비온의 아이디어와 이론이 갖는 함축을 임상에 적용하는 문제와 관련해서 최근에 이루어진 작업의 많은 부분 역시 「확장된 초심리학 연구」(1986)와 「아름다움의 인식」(1988)에 담겨 있다. 그러나 나는 투사적 동일시의 투사적 측면(또는 내가 선호하는 명칭인, '침범적' 측면)과 관련해서는 극히 일부만이 영어로 출간된 것을 부끄럽게 생각한다. 주로 해외에서 열린 다양한 컨퍼런스에서 시작된 강의 형태를 취한 그것들을 불어, 이태리어, 스페인어 그리고 노르웨이어로만 출간되었다. 그러므로 그것들을 모두 출간한다는 것은 이미 충분한 무게를 지탱하고 있는 우리의 서가에 부가적인 짐을 지우는 일이 될 것이다.

두 개의 임상적 사례들, 하나는 70년대 후반에 페루자(Perugia)에서 청취했던 사례이고, 다른 하나는 도린 웨델의 '배리' 사례와 나란히 80년대 초에 나 자신이 수행했던 사례인데, 그것들은 내적인 모성적 대상 내부에 있는 세계의 특질과 의미에 대한 나의 상상력을 일깨워주었다. 페루자에서 청취한 사례는 마을 광장 한복판에서 벌거벗은 채, 자기네들 조직원으로 징발하기 위해 뒤를 쫓는 게슈타포를 피하기 위해 하수구 안으로 사라진 한 젊은 남자의 사례였다. 그후 이년 동안 그는 세 개의 정신병원에 입원했었는데, 강렬한 박해 감정 때문에 그 중 두 군데서 탈출을 감행했다. 첫 번째 병원에서 그는 모든 것이 더럽고 고약한 냄새가 난다고 느꼈고, 고문당하는 사람들의 비명과 신음소리에 끊임없이 시달렸다. 두 번째 병원에서 그는 그를 끊임없이 자위적 흥분으로 몰아넣는 환자들과 스태프 사이의 성적 음탕한 분위기에 대해 줄기차게 불평했다. 세 번째 병원에서 그는 모든 것이 너무 아름답고, 공기는 너무 달콤한 냄새가 나며 활기를 북돋아주는 바람에 깊은 숨을 들이쉬는 것을 멈출 수 없다고 불평했다. 따라서 그는 자신이 너무 많은 산소를 사용하는 바람에, 아래에 있는 아기 방에서 울고 있는 아기들을 해치고 있을까봐 두려웠다.

　나 자신의 환자는 그의 가족의 친구들이 운영하는 해외 산업체에서 그들과 함께 기거하면서 일하고 있는 젊은 남자로서, 심한 망상적인 불안 상태에 압도되는 바람에 거의 죽을 뻔했던 환자였다. 그는 만약 자신이 일한 것의 금전적 가치보다 더 많은 양의 음식을 탐욕스럽게 먹는다면, 사람들은 그를 '축출할 것'이라고 확신하게 되었다. 그는 이 축출이 무엇을 의미하는지는 말할 수 없었지만, 그것은 그를 공포로 가득 채웠다. 따라서 그는 점점 더 적게 먹었고, 공동식사에서 빠졌으며, 옷을 껴입는 것으로 그의 체중 감소를 감추었다. 마침내 그는 너무 약해져서 그의 속임수가 들통이 났고, 그 결과 앰뷸런스 비행기 편으로 집으로 보내졌다. 이 망상적 상태가 근본적으로 폐소공포증적인 성질을 지녔다는 사실이 그가 일단 신체적 건강을 회복하자마자 시작된

분석에서 곧바로 드러났다. 그의 세계는 세 개의 분리된 영역 또는 공간으로 구성되어 있음이 분명했다: 안전함과 즐거움의 공간인 상담실; 자위-관음증의 방인, 맥달렌 대학(Magdalen)의 사슴공원이 내려다보이는 그의 은신처; 그리고 그가 부엌에서 찬 음식을 훔치도록 강요받고, 경미한 박해감과 노예라는 느낌이 있는 곳인, 커다란 회사 건물 지하에서 장비 감독자로서 일하고 있는 그의 일터. 이 공간들을 오가기 위해 도시를 가로지르면서, 그는 머리를 숙인 채 어느 정도 앞을 보지 않은 채 돌진했는데, 그것은 도시 교통상황에서 위험한 행동이었다.

나는 이 자료에 대해 설명하기보다는 이 개요를 종결하고, 이 작은 책의 중심적인 내용으로 들어갈 것이다. 한 마디만 더 한다면, 그것은 다음에 제시되는 것이 비온의 「미래에 대한 비망록」에 대한 주의 깊은 연구에 빚을 지고 있다는 말이 될 것이다. 파국적 변화 과정과 그것으로부터의 회복에 대한 비온의 설명은 확실히 나 자신의 상상적 추측의 원 바탕(fabric)을 건드렸고, 따라서 임상적 자료를 경험하는 나의 방식을 근본적으로 바꾸었다. 그러나 나는 한 가지를 구별하고자 한다: 나는 비온이 발달에서 만나는 위기들로서의 파국적 변화에 관심을 가졌다고 생각하는데, 나는 이것에 진심으로 동의한다. 나는 그가 '붕괴와 돌파구' 모두의 가능성을 미결상태로 간직하고 있는 순간들이라고 부른 것의 관점에서, 파국적 변화를 바라보는 데 더 많은 흥미를 갖고 있는 것 같다고 본다. 그것은 아마도 우리가 상담실에서 이런 순간의 심각한 불안이 명백히 드러나는 많은 환자들을 보는 동안, 내적 대상의 내부에 있는 세상에 대한 가장 명백한 증거를 우리에게 제공해주는 사람들이 바로 붕괴에 굴복하고 나서 우리를 찾아온 사람들이기 때문일 것이다.

2부

폐소의 분실들

3장
정신적 장치의 지형학적 차원

 내가 사용하고 있는 마음의 모델에서 지형학적 차원은 현상학적으로 여섯 개의 영역으로 분류된다: 외부 세계, 자궁, 외부 대상들의 내부, 내적 대상들의 내부, 내면세계, 그리고 망상체계(지형학적으로 '아무 데도 아닌 곳'). 마지막 것을 제외한 다섯 개의 영역은 심리적 현실을 갖고 있다. 외부 세계 역시 근본적으로 의미 없는 적응적 과정들을 요구하는 구체적 현실을 갖고 있다. 망상체계 역시 망상적인 의미를 갖고 있고 기괴한 대상들을 갖고 있다는 점에서, 또 다른 방식으로 무의미하다.
 우리의 적응적 조처 너머에 있는 그리고 대체로 하부-정신적인 모방 과정과, 시도-와-실패를 통해서 배우는 외부 세계와 관련해서, 우리는 사건들과 대상들의 충격이 정서적으로 우리를 침범하여 (impinge) 상상 과정의 일부가 될 때, 즉 상징 형성(알파-기능) 능력이 형성될 때, 그 세계에 의미를 부여할 수 있다; 그때 우리는 또한 정서를 부여할 수 있는 능력을 갖게 되고, 따라서 그것들 자체로서는 실질적인 영향력을 갖지 못하는 사건들과 대상들에게 잠재적으로 의미를 불어넣을 수 있다. 「아름다움의 인식」에서 나는 비온의 정동 이론에서 자라난 플러스 L(사랑), H(증오), K(흥미, 앎)와 마이너스 L, H, K

라는 용어를 사용할 것을 제안했다. 나는 세상-의-아름다움에 대한 타고난 반응, 즉 미적 반응이 이 세 가지 긍정적인 연결 모두가 통합된 것을 포함하고 있지만, 불확실성을 견뎌야 하는 필요성과 결합된 모호성이 주는 고통은 이 연결들을 지탱하는 것을 매우 어렵게 만든다고 제안했다. 분열 과정은 분리된 대상들 사이의 연결들을 분열시키는 것을 통해서, 따라서 또한 자기의 정서적 능력과 경험을 분열시키는 것을 통해서 그 고통으로부터 벗어나게 해준다. 이 분열 과정이 반드시 경험들을 적응적 수준으로 환원시키는 것은 아니다. 다시 말해서, 의미에 관한 사고—필수적으로 가치를 포함하는—가 책략, 기본적 가정에서 유래하는 논리, 그리고 성공(승리)을 목표로 하는 행동으로 대체되어야 하는 것은 아니다.

열정적 연결들의 분열에도 불구하고 의미가 보존될 수 있는 곳에서, 우리는 가치의 측면에서 멜라니 클라인이 말하는 편집-분열적 자리에 있음에도 불구하고, 투사와 내사의 과정들은 활동적인 상태로 남는다. 사고를 선호함으로 인해 행동을 억제하는 것이 가능하기 때문에, 수정이 가능해진다. 그러나 외부 세계의 경험과 내면세계의 과정들 사이에서 발생하는 이 교류는 관찰과 미성숙한 지성의 억제와 이야기-만들기(story-making)에 달려있다. 무의식적인 꿈 사고가 형성되고 그럼으로써 사고와 변형이 발생할 수 있기 위해서는 시간이 필요하다. 비온의 모델에서, 담겨진 것은 담는 것 안으로 들어가도록 허용되어야만 한다.

특정한 유형의 임상적 경험은, 그것이 아기 관찰과 초음파 검사에서 배울 수 있는 것과 결합될 때, 정서적 경험들과 초기 상징 형성 그리고 사고가 임신 후기 동안에 시작되고, 그것들이 외부 세계에 대한 경험을 위한, 특별히 중요한 충격을 발생시키는 엄마의 신체와 마음과의 첫 만남을 위한 배경이 된다고 제안한다. 출생 시에 유아기의 부분들이 자궁에 남아 있을 수 있다는 비온의 제안은, 외상적 요인이 환자들의 임신을 어렵게 만든다고 말해준다: 엄마의 질병, 태반의 때 이른 경쇄, 태아 스트레스 등. 이것은 아직 더 많이 연구되어야 할 영역이다: 자궁에 남는 유아기 부분이 성격에 미치는 영향, 철수 상태처럼 보이는 문제, 수면 패턴에서의 역할. 내가 이 문제를 여기에서 언급하는 이유는, 그것을 이 책이 특별한 관심을 갖고 있는 투사적(내사적) 동일시의 측면과 구별하기 위해서이다.

이 마음의 상태들은, 성격에 중심적인 영향을 미치든 아니면 주변적인 영향을 미치든 상관없이, 두 범주로 구분될 필요가 있다: 침범에서 오는 것과 외부 대상 안으로 수동적으로 유도되는 데서 오는 것. 이 후자는 이중 망상(folie a deux), 다중 인격, 귀신들림과 같은 다양한 병리적 상태들을 발생시킨다. 외부 대상이 유아기 전이를 간직하고 있는 곳에서, 분리는 쉽게 내사를 발생시킨다. 이 모든 상태들은 우리가 여기에서 관심을 갖는 문제가 아니다. 왜냐하면 그것들 모두는 폐소공포증적 현상들을 수반하지 않는, 일차적으로 자기애적 유형의 동일시에 해당하는 것이기 때문이다.

그러나 내적 대상들과의 침범적 동일시는 항상 동일시적 측면과 투사적(폐소공포증적) 측면 모두를 보여주는 것으로 보인다. 이 과정들의 내적 대상은 무엇보다도 내적인 모성적 대상과 그것의 특별한 분실화(compartmentalisation)이다. 내적인 부성적 대상 안으로의 투사가 두드러질 경우, 그것은 엄마의 신체 안으로 들어가는 수단인 것으로 보인다. 그것은 그것 자체로서 중요한 동일시 결과들을 산출하지만, 폐소공포증적인 결과들을 산출하는 경우는 드물다. 내적 및 외적 대상들과의 투사적 동일시가 갖는 이 동일시 측면들은 광범위하게 연구되어왔다. 이론적 관점에서, 우리가 여기에서 관심을 갖는 것은 거의 전적으로 침범적으로 투사적인 것들이고, 임상적 상황에서 그것들이 뒤섞이는 문제는 기법적인 관심사가 될 것이다.

이 모든 고려사항들은, 우리가 내적 대상들의 무시될 수 없는 개별적인 경계들과 프라이버시를 모든 수준에서 존중한다면, 내적 대상들에 대한 자기의 관계들로부터 구별될 필요가 있다. 나는 내적 대상들의 특질과 기능들을 고려할 때, 그 대상들이 다양한 수준에서 자기를 침범한다고 말하는 것이 정당하다고 생각한다. 외부 대상들과는 달리, 정서들은 이 대상들에게 배치되지 않는다. 정서들은 대상들에 의해 환기된다. 형태와 기능이 서로 결합하고, 그 결과 아름다움이 진실이고 진실이 아름다움으로 경험되는 것은 심리적 현실의 이 수준에서이다.

  한 부모 가족의 아이들이 마침내, 경험적으로, 자신들이 '다른' 부모를 갖고 있다는 것을 발견하는 것과 마찬가지로, 자기의 다른 부분들은 다른 내적 대상들을 갖는다는 것을 발견한다. 자기 대상들의 어떤 부분들은 부분 대상 수준이고, 다른 부분들은 투사에 의해서 침범되고 변경되기 때문이다; 어떤 부분들에서는 부성적 대상과 모성적 대상이 멀리 떨어져 있는 데 반해, 다른 부분들에서는 그 대상들이 결합되어 있다; 어떤 부분들에서 그들은 전능 통제 하에 있는 데 반해, 자기의 다른 부분들에서는 그것들의 내적 대상들에게 자유를 줄 수 있다. 이런 관점에서 볼 때, 자기의 재통합은 재활이라는 의미에서 내적 대상들의 재통합에 달려있다. 이 통합에 기초해서 내적 대상들의 추후 발달은, 프로이트가 가족 바깥에서, 그리고 현재와 과거의 남녀 영웅들에게서 그것의 특질을 얻는다고 생각했던 것을 넘어, 하나의 가능성이 된다. 통합된 내면의 결합된 대상은 자기보다 먼저 경험으로부터 배우고, 창조적 사고와 상상력의 원천임이 거의 확실하다.

  플러스 L, H. K를 연결시켜주는 자기와 대상들의 영광스런 성장 가능성과는 대조적으로, 마이너스 L, H, K—청교도주의, 위선 그리고 야만주의—에 헌신하는 반-생명 세력과 반-정서 세력은 망상적 체계의 복마전을 세운다. 그것들의 도구들은 본질적으로 어리석다. 부정적 모방은 환각에서의 변형과 부정적 좌표 형성에 힘입어, 망상적 아이디어의 세계와, 역전된-알파-기능의 잔재들로부터 온 기괴한 대상들의 세계를 건설한다. 이것은 비온의 공식처럼 보이는데, 우리는 임상적으로 그 이론을 고려하는 것을 중단할 수가 없다. 정신분열증의 발생에서 폐소가 담당하는 역할에 대해서는 8장에서 일정 부분 언급될 것이다.

4장
내적 엄마의 분실들

　내적 엄마의 신체가 분실화된다는 개념을 발생시킨 임상적 인식들은 1960년대 초에 「자폐증의 탐구」라는 저서를 산출한 자폐 연구 집단의 작업으로, 특히 자폐 아동인 '배리'와 수행했던 고(故) 도린 웨델의 작업으로 거슬러 올라가는 것이 사실이지만, 내가 그것의 의미를 제대로 깨달은 것은 그 후로 이십 년이 지나서였다. 임상적 작업과 가르치는 일 그리고 말사 해리스와 그녀의 딸들과의 문학적 동반자 관계로부터 미적 갈등이라는 개념이 출현했는데, 그 개념은 인격 발달과 인간 조건에 관한 나의 견해를 상당한 정도로 바꿔놓았다. 그 사이에 내가 쓴 다양한 논문들은 「마음의 성적 상태」에서 수집되고 조직화되었는데, 그 논문들에서 나는 다음의 것들을 서술하였다: 내적 엄마의 신체가 내적으로 분실화 되는 것, 그것이 구멍들과 갖는 관련성 그리고 성인의 성욕이 지닌 다중형태적인 본성에 관한 것.

　명료성을 획득함으로써 이 책의 서술을 가능케 한 몇몇 새로운 아이디어가 있는데, 그것들은 비온의 정동 이론―플러스 마이너스 L, H, K―과 미적 갈등에 의해 행해지는 Ps↔D 진자운동의 중심을 구성하는 부분이다. 이것을 미적 대상의 내적 특질들에 관한 고통스러운 불확실성으로서 봄으로써, 소극적 능력으로서의 자아의 강도라는 아이디어를 표현하는 것이 가능해졌다. 강도와 약함의 차원이 단순히 그것의 결과들로부터 추정되는 것이 아니라 그것의 작동을 관찰할 수 있는 것이 됨으로써, 우리는 임상적 관찰(그리고 내적 성찰) 안에서 새로운 수준의 정확성으로 옮겨간 것으로 보인다.

상담실과 슈퍼비전에서는 미성숙과 정신병리 사이의 훨씬 더 명료한 구별이 출현했다. 한편으로 우리는 모니-컬(Money-Kyrle, 1968)의 발달적 오인 개념을 사용해서 지형학적인 본성과 지대적인 본성 모두를 가진 유아기 혼동들의 현현을 관찰 범위에 포함시킬 수 있게 되었다. 이것과 대조되는 것은 비온이 '거짓말' 또는 좌표의 칼럼 2라고 부른 것, 즉 알파-기능의 실패에서 발생하는 병리적 구성물인데, 이 알파-기능의 실패는 내가 '스토리텔링'의 역전(reversal)이라고 부른 것에 의해서 유도되는 것으로 보인다. 알파-기능의 실패는 찌꺼기(자아와-초자아에-흔적을-남기는-베타-요소들)를 만들어내고, 그 찌꺼기로부터 마이너스 LHK 세력에 의해 그리고 최종적으로 전능적 기제들(분열 과정, 대상에 대한 전능적 통제 그리고 침범적 동일시)의 작동에 의해 기괴한 대상들과 망상적 체계가 산출된다.

마음의 모델이라는 관점에서 볼 때, 자기와 대상 두 측면 모두에서 발달을 추적하는 것이 필수적이다. 이전에 나의 강조점은 클라인학파 서술 안에 있는 일반적인 경향성을 따라 특별히 구조적 관점에서 자기의 진화를 이해하는 데 있었다. 투사적 동일시의 이중 현상이 지닌 침범적 측면의 결과들을 탐구하고 있는 지금, 우리는 일차적으로는 내적 대상들의 지형학과 특질을 서술하고, 이차적으로는 그것이 자기를 위해 갖는 초심리학적 함축들을 추적할 필요가 있다. 이 후자에 대한 고려는 자기의 구조에 또는 그것의 세계관에 미치는 영향들을 포함할 것이다.

먼저, 정신병리의 한 측면으로서의 투사적 동일시가 지닌 침범적 요소의 작용이 내적 대상들과 자기에 대해 갖는 함축들을 조사하기 위한 기초로서, 그리고 침범으로 인한 대상들과 자기의 왜곡을 이해하기 위해, 우리는 성숙과정 동안에 발생하는 내적 대상의 진화의 방향과 예상 통로를 명료화할 필요가 있다.

제일 먼저 명료화되어야 할 것은 상상에서 유래한 내적 엄마의 내부라는 개념과 전능적 침범과 그에 따른 전지성의 산물인 내적 엄마의 내부라는 개념 사이의 차이이다. 임상적 자료는 후자와 관련해서 상당히 명료하고 정확한 것일 수 있지만, 전자는, 즉 바깥에서 추론된 그리고 그녀의 내면이 갖는 프라이버시를 존중하는 엄마의 내부라는 개념은 환자의 그리고 분석가의 상상의 산물임이 분명하다. 그러나 우리는 예술가들과 시인들이 부여한 또 하나의 원천을 갖고 있다. 엄마의 다양한 부분들이 갖고 있는 기능들이 내부 구조에 대한 하나의 가정을 갖고 있다는 것을 우리가 임상적 자료에서 알 수 있지만, 그것의 형태들은 물론 외부 세계에 있는 것을 상상력을 사용해서 빌려온 것이다. 이와 같이 형태를 빌려오는 것은 그것을 빌려준 외부 세계의 의미를 우리가 추정하는 데 재귀적(reflexive) 영향을 미친다. 이 두 견해를 대조함으로써—상상에 의해 구성된 것과 침범에 의해 발견된 것—우리는 또한 그것들이 건강한 것이든 장애를 입은 것이든 상관없이 심리적 현실에 의해 결정된 것이라는 점에서, 세상에 대한 의미 있는 감별적 견해들을 획득할 수 있다. 병리적인 결과들은 5장의 '폐소 안의 삶'에서 논의될 것이다.

내적 대상들이 내적 엄마의 내부에 대한 상상적 관념 안에 반영되어 있다는 점에서, 그 대상들이 발달하는 방향을 요약하는 것이 여기에서 가장 유용할 것 같다. 구별되지 않고 단순히 모든 삶의 형태들을 담고 있는—어머니 지구—광대한 공간으로부터, 아이를 위한 그것의 기능들(아이 안에서 자극된 욕망에 의해 강화된)이 상상적 구성물에 의해 결정되는 분실화된 그러나 대체로 부분 대상인 엄마에게로 이동하는 일반적인 움직임이 분명히 존재한다. 이 통합되지 않은 내부의 형태는 엄마의 봉사와 자신의 구멍들에 대한 유아의 경험 사이의 유비에 대한 가정을 둘러싸고 형성된다.

따라서 아기의 눈이 엄마의 눈에, 귀가 입에, 입이 젖꼭지에, 코가 엄마의 냄새에 이끌리고; 아기의 머리는 엄마의 머리/젖가슴에로 이끌린다; 따라서 아기의 통합이 엄마의 통합된 행동에 의해 차츰 통전된 감각(consensuality)으로 함께 모아진다. 그러나 그녀의 내부에 대한 통합된 관념을 성취하는 것은, 그녀의 기능의 실패와 그녀의 내부의 불확실성에 대한 미적 갈등에 의해 자극된 양가감정 모두에 의해 방해받기 때문에, 훨씬 더 힘든 과제일 수밖에 없다. 이것은 좀 더 문제가 많은 배설 과정과 성애적인 성기적 경향성의 영역에서 특별히 그러하다. 아마도 침투하고 싶은 욕망과 모든 구멍들에 내재된 침투 당하고 싶은 욕망은 이 고도로 성애적인 지대들에 대한 봉사를 받기 위해 아기가 의존을 수용해야 하는 문제를 아주 복잡하게 만든다. 엄마를 비워 내거나, 그녀를 대변을 사용해서 독을 주입하는 것에 대한 불안은 소유적이고 폭군적인 경향성에 대한 대위법적인(contrapuntal) 경향성을 형성한다. 아이로 하여금 아버지를 이 필수적이고 소중한 대상의 보존을 위해 사용하기 위한 경쟁자로 보지 못하도록 압력을 가하는 사람은 이 위험에-처한-엄마이다. 아버지에게 열려 있는 것으로 가정되는 세 개의 구멍 중에서, 엄마를 먹여주고 청결하게 해주는 그의 기능들이 그의 성기적인 아기를 돌보는 기능보다 더 쉽게 수용된다. 따라서 성기적인 오이디푸스 갈등을 포함하는 것은 전성기적인 갈등이 대부분 해소될 때까지는 거의 불가능하다.

엄마가 자신의 기능들을 통합하지 못하는 이 어려움의 결과는, 그것들이 그녀의 내부에 대한 아기의 상상적 관념에 영향을 미친다는 점에서, 이 세 개의 분실들의 이미지 각각을 상대적으로 또는 절대적으로 고립된 것으로 만든다. 내부의 아기들은 엄마의 젖가슴에서 음식을 얻지 못하고, 엄마의 사고를 차지하지도(occupy) 못한다; 직장이라는 쓰레기통은 젖가슴에 비워서는 안 되고, 성기 안에 있는 아기들에게 독을 주입해서도 안 된다. 이 분실들과 그것들의 기능들을 표상하기 위해 선택된 형태들은 가족생활에서 관찰할 수 있는 것에서 빌려와야만 하고, 가족생활은 다시금 이 분실들의 의미와 그것이 수반하는 불안에 의해 물든다. 따라서 거기에는 외부세계와 내면세계 사이의 계속되는 교섭이 발생하는데, 그 교섭 안에서 형식적 특질들은 내사되고 의미는 외재화된다. 성숙 과정에서 기대되는 노선의 방향은 분명히 통합과 결합된 대상을 지향하는 것이다. 그러나 이러한 일반화에 실질적인 내용을 주기 위해서, 우리는 예술가들과 시인들에게로 눈을 돌릴 필요가 있다:

> 그는 눈 아래 펼쳐진 새로운 기적을 본다
> 좁은 공간 안에 펼쳐진 풍요로운 자연,
> 아니 그 이상이라 할 수 있는
> 지상의 천국이 인간 감각의 온갖 기쁨 앞에 펼쳐져 있음을.
> 이 동산이야말로 에덴의 동쪽에
> 신이 만든 복된 낙원이다.
> 그것의 경계선은 아우란(Auran)[1]으로부터 동쪽으로,
> 그리스 왕들이 세운 대도시 셀레우키아(Seleucia)[2]왕의 탑에 이르기까지, 또 그 옛날 에덴의
> 자손들이 살던 텔라실(Telassar)[3] 근처에까지 뻗어 있다.

---

1) 팔레스타인 북쪽에 위치한 해안 지대
2) 셀레우쿠스와 그 자손들의 이름을 딴 도시에 있는
3) 알렉산더 대왕 수하의 장군이었던 셀레우쿠스가 티그리스 강가에 세운 도시.

이 즐거운 땅 위에 신은 더욱 더 즐거운 동산을 세우셨다.
이 비옥한 땅에서 보고 냄새 맡고 맛볼 수 있는
온갖 종류의 고상한 나무들을 자라게 하셨다.
그 한 가운데 식물성 황금이라고 할 수 있는 과일이 열리는
당당한 높이의 생명나무가 서 있다.
그 생명나무 옆에는 지식의 나무가 빠르게 자라고 있는데,
선에 대한 지식은 모든 병적인 것을 알게 됨으로써
우리의 죽음이라는 값비싼 대가를 치를 것을 요구한다.
에덴을 남쪽으로 관통해 흐르는 커다란 강이 있는데,
그 강은 물길을 바꾸지 않고서 땅 밑으로 스며들어
나무가 우거진 언덕을 통과해 흐른다.
신은 강물이 빠르게 흐르는 이 언덕을 그의 동산으로 드높이셨는데,
그 강물은 지하에 뻗어있는 수맥들의 많은 구멍들에서 솟아나
수많은 시냇물이 되어 동산을 적신다. 거기에서 물줄기들이
합쳐져서
폭포를 이루어 떨어지고 지하의 강물과 만난다.
그리고는 네 개의 커다란 강으로 나뉘어
제각기 흐르면서, 여기에서는 말할 필요가 없는
많은 유명한 지역들과 나라들을 여행한다.

「실락원」 4권: 205-35

본래 신이 산책과 같은 자신의 즐거움을 위해 만든 에덴동산의 지형학은 이처럼 이상하게 구성되어 있다: 강 위로 언덕이 솟아있고, 그래서 그 강을 지하의 강으로 만드는데, 그것은 '캄캄한 통로를 거쳐' 산꼭대기에 있는 샘에서 솟아나 '땅의 수맥들을 통해서 친절하게 목마른 땅을 적셔주는' 시냇물과 연합하기 위해, 다시 모습을 드러낸다. 다시 합쳐진 물길은 '여기에서 설명할 필요가 없는, 많은 유명한 영역들

과 지역들을 배회하면서 다양하게 흐르는' 네 개의 주요 강물로 나뉜다. 이 상상속의 혈관 체계는 분명히 그것이 젖가슴과 머리에 양분을 주고, 고상한 생명나무에 꽃을 피우며, 신의 과일/ 황금 식물로 하여금 열매 맺게 한다는 점에서, 밀턴의 관심사가 되고 있다; 그리고 '생명과 죽음 나무 옆에는 지식의 나무가 빠르게 자라고 있다.' 그것은 엄마의 신체 내부를 강하게 환기시키고, 인격 안으로 침투하는 부분을 젖가슴의 감각적 즐거움으로, 또는 엄마의 머리(도서관)의 전지성으로 끌어당기고 있는 별도의 동기들을 환기시킨다. 그 두 나무 중에 금지된 것은 오직 지식의 나무이고, 따라서 사탄이 이브를 유혹할 때 내세웠던 것은, 신이 가진 것과 같은 지식에 대한 동경이다.

성욕에 대한 호머의 견해는 별로 죄책감에 짓눌려 있지 않다:

이 손이 경이로움을 만들었다: 올리브 나무가
늘 푸른 머리와 함께 서서 뜰 안을 나뭇잎으로 가득 채우고 있다.
나무의 몸통은 막강한 크기의 기둥처럼 높이 솟아
하늘을 떠받치고 있다;
그 나무 주변에 나는 침실을 만들고,
폭풍과 비를 막아주는 지붕을 덮었다;
예술적으로 장식된 넓은 관이 연결되고;
매끈하게 다듬어진 대리석으로 된 아름다운 둥근 지붕이 반짝인다.
나는 나뭇가지의 끝부분을 잘라냈다; 높은 데 있는
줄기를 절단했고, 반짝이는 나뭇결을 매끄럽게 만들었다;
그 다음에 널찍하게 자리를 잡아, 세웠고,
공간과 공간 사이에 간격을 맞춰 구멍을 냈다:
그 틀을 가로질러서, 똑같은 거리에
보랏빛 색깔을 자랑하는, 질긴 가죽 끈을 두었다;
그 다음에 완성된 틀 전체를

반짝거리는 은과 상아와 황금으로 장식했다.
「오디세이」 23권, Pope 판

여기에서 시인의 목소리는 우리에게 신혼 방을 환기시킨다. 다시금 우리는 나무를 보는데, 이번에는 올리브 나무를 본다. 그리고 그 나무 주변에는 파괴될 수 없는 격리된 피난처가 건설된다.

그러나 오디세이는 또한 사랑의 행위를 통해서 내적 엄마에게서 박해와, 나쁘고 못된 아이들이 투사한 쓰레기를 없애주기 위해 돌아오는, 내적 아버지의 기능에 대한 생생한 이미지이기도 하다. '오기의 마구간'(Augean Stable)[4]을 처리해야 하는 허큘리스의 과제처럼, 내적 아버지에 의해 엄마의 직장에서 수집되고 제거된, 이 찌꺼기는 실제 부모들의 관계가 부분 대상 수준과 전체 대상 수준에서 내적 부모 사이의 관계에 대한 아이의 무의식적 개념을 지원하거나 약화시킨다는 또 다른 것을 말해준다. 나쁘고 못된 형제자매들과의 관계―물론 야만적인 유아기 경쟁심으로 가득한―에 대한 텔레마쿠스(Telemachus)[5]의 관점에서 볼 때, 이 서술들은 대상들을 분열시키고-이상화하는 데 따른 결과를 나타낸다. '나쁜' 부모들 역시 환상 안에서 표상되는데, 「오디세이」에서 그들은 율리시스와 페넬로프 모두의 다른 측면들에서 발견될 수 있다. 율리시스는 너무 오랫동안 집을 떠나 있는 모험가이고, 집에 온지 얼마 되지 않아 다시 여행을 떠나는 사람이다. 페넬로프 역시 그녀가 아무런 지원을 받지 못한 상태에서 속임수와 그럴듯한 말을 사용해서 나쁜 아이들(자기애적 패거리)을 다루는 약한 모습에서, 나쁜 엄마의 측면을 드러낸다. 그러나 그런 나쁨 안에서조차 이

---

4) 「오디세이」에 등장하는, 힘들고 더러운 일을 지칭하는 표현.
5) 「오디세이」에서 율리시스와 페넬로프 사이에서 태어난 아들로 등장하는 신화적 인물.

상화된 부모들은 내적 대상들이 발달시킬 수 있는, 유아기 투사적 동일시(예컨대, 율리시스와 페넬로프 안에 있는 청소년적인 특질)에 의해 오염되지 않은 선함을 보여준다. 분실화를 확고하게 성취하는 것이야말로 진실됨, 선함, 그리고 지혜의 무한성으로—그리고 신성으로—이끄는, 부모 인물들의 마음의 특질이 진화할 수 있는 전제조건인 것처럼 보인다.

다음에 이어지는 장들에서는 자기의 침투하는 부분에 의해 이 분실들이 변경되는 것을 탐구할 것이다. 그러나 나는 15세기 말 죄에 짓눌리고 전염병에 의해 고통 받았던 정신성을 통해 바라본 분실화에 대한 위대한 작품들을 언급하지 않고서는, 시인들과 예술가들이 우리에게 선사하는 영감에 대한 찬사를 끝낼 수 없다. 보통 '세속적 쾌락의 동산'(The Garden of Earthly Delight)이라고 불리는, 보쉬(Bosch)의 삼부작은 '첫 번째 불복종', 즉 부모의 특권에 대한 침범에 따른 결과로서 발생한, 나태, 음탕 그리고 폐소공포증이라는 세 개의 분실을 보여준다.

5장
폐소 안의 삶

마음에 대한 클라인/비온(후기-클라인학파) 모델의 관점에서 볼 때, 정신병리는 순수하게 서술적인 정신의학의 분류와 상응하는 방식으로 분류될 수 있다. 초심리학적 분류 또는 확장된 초심리학적 분류는 신경증적 장애와 정신증적 장애로 나뉠 것이다: 편집-분열적 분투(Ps↔D)와 대조되는, 성격, 정체성의 느낌, 상징형성 능력, 세계관, 개념 형성(인지 발달), 무드에 깊은 영향을 미치는 분열과 투사적 동일시에 의해 손상 입은 구조들. 이 견해에서, 정신분열증은 심리적 현실과의 접촉 또는 교류 너머에 있는, 망상적 체계로 구성된 세계 안에서 살아가는 삶으로 따로 분류되어야 한다.

우리가 신경증 환자들과 정상적인 환자들에게서 폐소 안의 삶의 순간들을 일별할 수 있는 반면, 손쉽게 내면세계를 조사할 수 있는 것은 경계선과 정신증적인 상태에 처한 환자들과의 작업에서이다. 비온의 사고 이론과 집단 이론 없이, 프로이트의 기제에 대한 이론과 클라인의 자리 이론만으로는, 설령 그것들에 분열 개념이 더해진다고 해도, 이러한 정신적 상태들에 대한 우리의 서술은 힘과 생동감을 갖지 못할 것이고, 우리의 치료적 개입은 변화에 저항하는 거대한 벽에 부딪쳐 설자리를 찾기 힘들 것이다. 프로이트로 하여금 자기애적 신경증은 전이를 형성할 수 있는 능력이 없기 때문에 정신분석의 범위를 넘어선다고 간주하도록 이끌었던, 기법적 문제들은 다음 장에서 고려될 것이다. 엄마의 신체 내부에 대한, 그리고 그럼으로써 그녀의 마음에 대한 아기의 관심에 인식선호적 본능의 닻을 내린 멜라니 클라인의 작업은 「아름다움의 인식」에서 광범위하게 탐구되었고, 정신분석과 예술가들의 통찰로부터 온, 심리적 현실의 한 측면으로서의 내면세계의 특질의 일부가 그 책의 2장과 3장에서 서술되었다. 관찰되기보다는 추정된 이 내면세계의 특질은 투사적 동일시를 통해 직접적으로 경험된 것과 구별되어야만 한다. 우리가 지금 다루려고 하는 이 후자는 침범의 사실에 의해 크게 영향을 받는다. 침범의 동기가 판단에 영향을 끼친다면, 기생(寄生)에 의한 손상은 대상의 상태에 영향을 끼친다. 조울 상태와 건강염려증에서 가장 분명하게 드러나는 이것은 아브라함과 클라인 여사에 의해 생생하게 서술되었다.

  비온은 외부 대상과의 관계에서 의사소통적인 투사적 동일시 과정과 침범적인 투사적 동일시를 구별했는데, 이때 그는 신비한 내사적 사건들을 통해 내적 대상들의 특질에 미치는 외부 대상들의 영향을 제외한 채, 내적 과정들을 성찰한 것으로 보인다. 정신분석적 절차가 갖는 손상된 내적 대상들을 복구하는 능력과, 소위 그 과정이 갖는 '교정적 정서 경험'의 가치는 이 영역에서의 작용에 크게 달려있다. 전이 안에서 바깥 세계를 반영하는 그리고 본질적으로 내적인 유아기 의존 대상의 핵심적인 역할은 역전이로서 경험된 투사적 동일시를 불러내고 담아주는 것인데, 이것은 대상이 현존하는 상태에서 침범적 의도를 상당한 정도로 줄여준다. 그러나 꿈들과 그것들의 후속편들(실연, 행동화, 접촉의 손상)에 의해 보고된 것처럼, 그 대상은 분리 기간 동안의 내적 상황에서는 그렇게 하는 데 실패할 수 있다.

  이처럼 투사적 동일시를 불러내는 것과, 그에 따른 수용성이라는 요인은 대상관계에서 핵심적이다. 그러나 그것이 타락한 상대역을 갖고 있다는 사실이 가볍게 언급될 필요가 있다. 이것은 우리가 다루고 있는 사건들과의 혼동을 피하기 위해 그 현상을 잠시 옆으로 제쳐두겠다는 의미이다. 나는 폐소 안으로 빨려 들어가는 수동적인 투사적 동일시 경험과, 그것에 수반되는 동일시적 및 폐소공포증적 결과들에 대해 말하고 있다. 이것은 극단적인 형태에서 *이중 망상*으로 알려진 부모와 아이의 얽힘(entwinements)을 발생시키는 주된 요인이지만, 또한 아이에 대한 부모의 포부가 보통으로 기대되는 수준을 넘어, 부모의 실현되지 못한 포부를 모방하거나 그것을 성취할 것을 요구하는 정확한 형태를 취하는 상황에서 중요한 역할을 한다.

의사소통적인 투사적 동일시와 수동적인 투사적 과정들을 제외한 상태에서 폐소 안의 삶에 대한 논의 영역을 명료화했으므로, 이제 우리는 내면에서 경험된 것으로서의 내적 세계와, 이것이 침범자에게 부과하는 적응의 특질들을 서술하는 문제로 옮겨갈 수 있다. 아래에서 서술되는 내용은 '통찰의 명료성에 대한 망상'(1976)에 담긴 깨달음을 필두로, 지난 십오 년에 걸친 임상적 경험을 토대로 구성한 것으로서, 그것의 일부는 나 자신의 임상작업에서 온 것이지만, 대부분은 국내와 해외의 젊은 분석가들과 심리치료사들과 함께 했던 슈퍼비전 작업에서 온 것이다. 더 상세한 임상적 자료는 이전 저작물들 안에 흩어져 있는데, 특히 「확장된 초심리학 연구」와 「아름다움의 인식」에 담겨있다.

나의 계획은 위에서 아래로 향하는 우리의 방식을 작업해내는 것을 통해서, 다음 장에서 정신분열증적 질병의 발생을 포함하는, 특정한 임상적 영역에서 투사적 동일시가 수행하는 역할에 대한 논의로 이끄는 것이다. 그러나 세 개의 분실 모두의 현상들을 포괄하는 몇몇 일반화들을 먼저 제시할 수 있다. 첫 번째 고려사항은 유아기 전이가 외부 대상에게서 실연될 때 폭력으로부터 훔치기 그리고 속임수에 이르기까지 다양한 모습으로 드러나는, 폐소의 문으로 들어오는 입장 양태를 다루는 것이다. 누군가의 신뢰를 얻기 위해 환심을 사는 행동, 몰래 침투해서 다른 사람의 사생활을 엿듣고 훔쳐보기, 거짓말과 위협을 사용해서 다른 사람의 사고과정에 영향을 미치기, 압류에 대한 위협과 결합된 거짓-관대함에 굴복한 상태에 묶어놓기 등, 다른 사람의 마음을 교묘하게 조종하기 위한 장치들은 수없이 많다. 하지만 외부 대상들과의 이런 과정들은 내적 대상관계에서 그리고 자위적 양태에서 그것들의 전능성을 이끌어낸다. 왜냐하면 무의식적 환상을 수반할 뿐만 아니라 오르가즘에서의 절정을 통해 그것의 전능성에 인장을 찍어주는 것은 자위이기 때문이다. 의식적인 자위 환상은 종종 내적 과정과 거의 직접적으로 연결되어 있지 않고, 흥분을 강화하고 무의식적 과정을 숨기기 위해 의식적으로 사용된 것에 지나지 않는다. 하지만 심각한 우울적 문제를 발생시키는 것은 외부 세계 안에 있는 다른 사람 또는 집단과의 자위 환상의 실연이다. 이것은 우리가 대상의 내면으로부터 벗어나는 것을 둘러싼 사건들을 조사할 때 보게 되듯이, 폐소에 인장을 찍는 행동에 해당한다.

  의사소통적 투사적 동일시로 들어가는 입구들은, 유아기 수준에서, 대상의 특별한 감각들과 피부의 비-성애적인 영역들로 제한되어 있다. 그러나 모든 감각들과 구멍들은 침입자에게 잠재적인 입구이다. 눈은 전시(展示)를 통해, 귀는 거짓말을 통해, 코는 방귀를 통해, 입은 금지된 음식을 통해, 피부는 꼬집고, 찌르고, 할퀴는 것을 통해, 요도와 성기는 손가락과 대상들을 통해 안으로 들어갈 수 있다. 범죄의 정도는 폭력에서 속임수에 이르기까지 그 범위가 다양해보이지만, 최악의 것, 즉 가장 용서받기 어려운 것은 침범을 목적으로 의사소통에의 초대를 오용하는 유혹 행동이다. 이 범죄의 형태는 자신의 편집증을 늘 투사하기에 바쁜 정신병질자의 순수한 문화 안에서 발견된다. 이러한 범죄 수준의 측면들은 침범의 역전 가능성에 중요한 영향을 끼친다는 점에서, 투사적 동일시에 의해서 발생한 상태들을 치료할 때 중요하게 고려해야 할 사항이다.

또 하나의 일반화가 기다리고 있다: 침범하는 인격의 부분이 초대받지 않았다는 사실로 인해 불안을 겪는 것에 대한 암시. 그는 침입자, 협잡꾼, 위선자, 사기꾼, 잠재적인 배신자이다. 그러나 그는 또한 그가 기껏해야 대상이라는 매개물을 통해서 이차적으로만 보고, 듣고, 냄새 맡고, 맛볼 수 있는, 친밀함의 세계로부터 그리고 세상의 아름다움으로부터 망명한 자이다.

내가 내적이든 외적이든, 아버지와의 침범적 투사적 동일시 과정에 거의 주의를 기울이지 않고 있다는 것이 주목될 것이다. 그 이유는 단순하다. 그런 침범들이, 아버지의 성기 또는 마음을 포함하는지와 상관없이, 본질적으로 모성적 대상 안으로 침범할 때 거치는 단계들인 것처럼 보이기 때문이다, 따라서 그것들은 검토 중에 있는 마음의 상태를 산출하지 않고, 다만 단순히 그것에 수단을 제공해줄 뿐이다.

엄마의 머리/젖가슴 안의 삶

외부에서 추정된, 엄마의 머리/젖가슴은 하나의 대상, 즉 부분적인 또는 나중에 전체 엄마의 다른 측면들과 통합된 대상으로, 그리고 마침내 젖꼭지/눈 그리고 젖가슴/머리로 구성된 결합된 대상인 것처럼 보이는데, 그것의 일차적인 특질은 풍요로움이다. 이 풍요로움은 처음에는 음식에 대한 긴급한 욕구와 관련된 구체적인 것이지만, 차츰 다양한 뉘앙스를 갖게 된다: 관대함, 수용성, 미적 상호성; 이해와 모든 가능한 지식; 상징 형성의 자리, 그리고 그 결과 예술, 시, 상상력의 자리. 그러나 침범의 동기에 의해 영향을 받은 내부의 관점에서 보자면, 이야기는 전혀 다르다. 관대함은 응분의 보상이, 수용성은 유인이, 상호성은 공모가, 이해는 비밀을 침투하는 것이, 지식은 정보가, 상징 형성은 환유가, 예술은 유행이 된다. 외부에서 볼 때, 엄마의 머리/젖가슴은 근면하고, 책임감을 감당하고 있으며, 예측함에 있어서 신중하다. 내부에서 볼 때, 그것은 나태하고, 방종하며, 자체의 순간적인 아름다움과 부요함의 힘 안에서만 살고 있다.

그러므로 이 개념의 저속화는 침범적 동일시가 지닌 과대성을 특징 짓는다. 성격이 동일시에 의해 강하게 영향을 받는 곳에서, 우리는 쉽게 자칭 천재, 비평가, 예술품의 감식가, 심미가, 미의 전문가, 부자, 모든 것을 아는 사람, 명성과 '거품 평판'을 추구하는 뜨내기를 만날 수 있다. 그런 사람들의 비밀스런 삶은 폐소공포증적 측면을 드러낸다. 그들은 위조된 삶을 살고 있다는 느낌에 시달리면서도, 자신들이 비슷한 사회 계층에 속한 다른 사람들과 어떤 점에서 다른지 알지 못한다. 그러므로 그들은 비평을 견딜 수 없고, 가르치는 사람들을 감당하지 못하기 때문에 교육이 불가능하다. 대신에 그들은 사도의 지위를 열망하지만, 실은 '인간과 화해하고자 하는 신의 방식'에 대한 밀턴의 열망을 희화화한다. 그들의 본질적인 나태는 그들이 헛된 것을 위해 생명력을 소비하는 것에 의해 드러난다. 왜냐하면 매뉴얼에 기록된 대로 행하지 않는 모든 수고는 사기라고 의심되기 때문이다. 사고와 판단 능력을 결여한, 그들은 유행 밖에 모르는 노예이다. 어떤 정서적 지향이 유행으로 등장하든지, 그들은 그것에 참여하려고 애쓰지만, 확신을 갖지는 못하는데, 그것은 그들의 정서가, 그들의 행동이 단호함을 결여하고 있는 만큼이나 직접성을 결여하고 있기 때문이다. 이러한 정서적 실패들은 냉소주의와 조롱에 의해 덮여져야 하는데, 그 이유는 그들이 다른 사람들의 의견, 특히 낯선 대중이나 군중의 의견 외에는 그 어느 것도 가치 있다고 느끼지 않기 때문이다. 그들은 이 후자를 두려워하고 있고, 엘리트주의에 사로잡힌 채 자신들을 그들로부터 소외시킨다. 그것은 프루스트의 세계(Proustian world)[1]이다.

특별히 교육 수준이 높은 사람들과 청소년 환자들의 경우, 이러한 분실 안에 있는 폐소에서의 삶이 정신분석적 심리치료의 초기 기간 동안에 중요한 역할을 수행하기 때문에, 전능성의 내적 작업 안으로 뚫고 들어간 사건을 보여주는 논문을 여기에 포함시키는 것이 적절해 보인다. 나는 이 특정한 유형의 전능성을 망상적 대상과 환각에 기초한 다른 범주들과 구별하기 위해서, '통찰의 명료성에 대한 망상'이라고 부른다.

통찰의 명료성에 대한 망상[2]

자신의 감각 장치를 실행하기 위해 도구를-만드는 인간은 과학적-인간이 되었고, 외부 세계 안에 있는 많은 것들을 평가하는 데 필요한 놀라울 정도로 광범위한 범위의 도구들을 발달시켰다. 그는 이 대상들에 관한 기억과 의사소통을 돕는 데 적합한 표기 체계를 발달시켰다. 그는 특히 지난 세기 동안에 이러한 신호로서의 성공에 힘입어, 이해할 만한 낙관주의와 함께, 그의 내면세계, 또는 정신적 현실을 구성하고 있는 사물들을 서술하고 측정하는 데 동일한 기법들을 적용하기 시작했다.

도구들과 데이터들이 내놓은 결과들은 다시금 인상적이지만, 많은 사람들은 이러한 산물들의 가치와 정확성에 대해 불편하다고 느낀

---

1) 역주 마르셀 프루스트의 소설속에 등장하는 중산층과 귀족들의 오만하고 배타적인 삶의 태도를 지칭하는 표현.
2) 1976년에 「International Journal of Psycho-analysis」에 처음으로 게재되었고, 멜처의 「Claustrum」(1992), pp. 73-85에 재게재되었음.

다. 왜냐하면 그것들은 어떤 식으로든 시인들, 예술가들, 음악가들, 그리고 신학자들이 개발한 조사와 의사소통의 도구들에 비해 의미심장함과 풍부함에 있어서 훨씬 뒤쳐져 보이기 때문이다. 어떤 사람들은 그것이 도구의 탓이 아니라 개념적 배경 때문이라고 본다. 다른 사람들은, 비트겐슈타인(Wittgenstein, 1953)이 주장하듯이, 우리가 보여줄 수만 있는 것을 말하려고 하면서, 언어의 한계에 맞서고 있다고 느낀다. 프로이트는 상당히 일찍이(Breuer & Freud, 1893-5) 자신의 언어 사용에 놀랄만한 분열이 포함되어 있다는 것을 알아차렸다: 그의 이론들은 실험실 분위기를 풍겼고, 그의 데이터들은 짧은 이야기들(short stories)처럼 들렸다. 자신의 작업을 계속해 나가면서, 그는 또한 개념적 난관에 직면할 때마다 거듭해서 그의 일차적 자료로서의 꿈으로 돌아가곤 했다(Freud, 1918). 이것은 지나치기 쉬운 교훈인 것처럼 보인다.

  우리는 환자들과 우리 자신들이 꿈에서 고유한 언어를, 즉 예술 또는 아름다움의 정수가 아니더라도, 꿈의 내용을 형태 짓는 언어를 제시한다는 사실을 잊을 수 있다. 꿈들은 외부 세계에서 형태들을 빌려와 그것들을 내면세계의 의미로 물들인다. 우리는 임상에서 우리 자신들과 우리의 환자들의 꿈-언어를 상당히 유창하게, 때로는 심지어 예술의 경지 수준으로 읽는 법을 배운다. 꿈-언어의 도움으로 우리는 즉시 고도로 개인적이고 신비스럽게 보편적인 해석을 위한 어휘와 음악을 발견한다. 우리가 이 꿈-팔레트를 사용한다는 사실은 그것을 사용하는 우리가 과연 좋은 숙련공인가—위대한 거장은 아니더라도—라는 질문과는 전혀 상관없이, 정신분석이 그 자체로서 진정으로 예술의 한 형태라는 주장의 근저에 놓여있다. 정신분석이라는 이 방법 안에서, 우리는 관찰과 사고의 과학적이고 의식적인 양태에 의해 지도받는, 직관적인 통찰들과 함께 작동한다. 그것은 영감과 위대한 아름다움이 출현할 수 있는 가능성을 허용하는 풍부한 잠재력을 갖고 있는 방법이다.

과학적 기능에 의해 지도받는 이 예술적 활동에서, 과학적 기능은 여러 개의 층들에서 작동한다. 제일 먼저 우리는 아마도 하나의 공식이 현재의 자료를 적절히 다룰 수 있는지를 알아보려고 할 것이다. 그 다음에, 잠시 쉬면서, 우리는 그것이 이전 자료 및 해석과 조화를 이루는지를 평가할 것이다. 뒤이어 우리는 그것이 새로운 자료와 과정의 진화에 미치는 영향을 평가할 것이다. 그러나 우리의 확신의 강도는 이러한 통찰과 판단의 결합에서 오는 것이 아니라고 나는 제안한다. 그것은 경험의 미적 구성요소에서 온다―자료와 공식이, 우리 자신들과는 상관없이, 함께 거주하고, 꽃피우고, 열매 맺는 방식으로서의 "아름다움" 말이다.

이 느린 과정에서, 분석가의 마음 안에 떠오르는 해석적 가능성의 풍부함은 역설적인 역할을 수행한다. 이 풍부함이 확신이 무르익고 아름다움이 출현하는 시간의 길이를 연장시키는데, 그것에 비례해서 확신의 내구성이 강화된다. 그러나 우리는 우리 안에서 전혀 다른 과정이 발생하는 것을 알 수 있는데, 우리는 그것을 심지어 영감(inspiration)과 혼동할 수 있다. 자연스럽게 우리는 그것을 우리의 환자들 안에서 좀 더 쉽게 볼 수 있게 되는데, 나는 그것을 "통찰의 명료성에 대한 망상"이라고 생각한다. 그것은 또한 자손을 낳는다―그러나 아름다움 중의 하나는 아니다. 그것이 애지중지하는 아이는 "앞아서-판단하기"라고 불린다. 잘난 체함, 거만함, 초연함 그리고 자만심이 재빨리 그 뒤를 따른다.

내가 탐구하고 예시하고 싶은 것이 바로 이 두 가지 기능 형태들의 병렬과, 그것들 사이의 변동의 기초이다. 왜냐하면 나는 그것의 뿌리에 동일시 과정들과 내사적 양태로부터 자기애적 양태로의 전환이 놓여있다고 의심하기 때문이다. 나는 "투사적" 동일시(Klein, 1946)보다는 "자기애적" 동일시를 말하고 있는데, 그 이유는 투사적 동일시가 그것―전환―을 성취하는 유일한 수단인지에 대해 전적으로 확신하지 못하기 때문이다. 그러나 독자들이 보게 될 것이지만, 나의 자료는 인식선호적 본능과 밀접하게 묶여 있는 투사적 동일시의 특정한 측면만을 가리키고 있다. 지식에의 갈증이 아직도 시기심 및 질투와 관련된 동기에 의해 강하게 지배받는 곳에서, 그것은 경험에서, 즉 실례로부터 배우거나 시범으로부터 배우는 것을 견디지 못한다. 그것은 그보다는 전지성이 주는 즉각적인 정서적 만족을 추구하는데, 이것은 그것의 내적 대상의 감각 장치와 정신적 기구 안으로 침범해 들어가는 것에 의해 성취된다. 이것을 예시하기 위해 나는 몇 개의 임상적 사례를 제시해보겠다:

사례 A

한 의대 학생이 최근 분석을 쉬는 동안에 자신의 임상적 관찰과 사고 능력이 급격히 퇴화하는 것을 주목했다. 그는 꿈을 가져왔는데, 그 꿈에서 그와 그의 아내는 시골길을 걸으면서 경치에 감탄하고 있었고, 그 다음에 그들은 두 개의 수로 사이에 있는 둑길을 따라 자동차를 운전하고 있었다. 갑자기 자동차가 멈춰 섰고, 그는 자신이 너무 멀리 왔다는 것과, 그로 인해 그의 자동차를 석유 펌프에 연결시켜주는 고무호스를 끊어버렸다는 사실을 깨달았다.

이 꿈의 요지는 그가 투사적 동일시를 사용하고 있는 동안(자동차를 운전하고 있는 동안), 데이터(풍경)의 복잡성과 아름다움에 대한 인식이, 그가 현재의 한계를 극복하도록 도움을 얻기 위해 분석이 필요하다는 것을 인식할 때까지 일방통행적인 마음과 인과론의 단순한 아이디어들(둑길)로 좁아졌음을 보여주는 것 같다.

사례 B

 분석 5년 차인 한 젊은 작가는 그의 성기적 오이디푸스 콤플렉스, 그리고 창조적 능력을 지속시키는 데 분석과 그의 내적 대상들에게 의존하는 문제와 씨름하고 있었다. 분석의 종결에 대한 전망이 시야에 들어왔는데, 그것은 그 자신을 그의 어린 딸과의 정체성 혼동 속으로 그리고 둘째 아이를 갖는 문제와 관련된 혼동 속으로 던져버리는 경향이 있었다. 그는 꿈속에서 그의 동료와 함께(분석가와 연결된 것으로 오래 전부터 인식된) 돔처럼 생긴 강당(전날 Heath 근처에서 그가 감탄했던 것처럼 생긴) 안에서 그가 새로 쓴 책에 대해 논의하고 있었다. 그 동료가 그 책의 주요 부분들 중 두 곳이 지리적으로 좀 더 창조적으로 연결되어야 한다고 제안했을 때, 환자는 갑자기 윙윙거리는 소리에 의해 방해를 받았다. 그가 위를 바라보았을 때, 하늘은 독일 전투기와 반딧불이 혼합된, 투명한 대상들로 가득했다. 그는 자신의 어린 딸을 폭탄으로부터 보호하기 위해 집으로 달려가야 한다고 느꼈다.

 그 꿈은, 분석가가 그의 내적 대상들이 새로운 아기를 창조하기 위해 결합하는 것을 허락하는 것일 수 있다고 제안한 순간, 환자의 통찰의-명료성에 대한-망상(그의 강당-젖가슴 내면의)은 이것이 그 자신의 어린-소녀 부분에 대해 파괴적일 수 있다고 느꼈고, 그래서 어떤 대가를 치르더라도 그녀를 그런 경험으로부터 보호해야만 한다고 느꼈다는 것을 강하게 암시하는 것으로 보였다. 그것은 오직 나치-시기심과 아빠의 흥분시키는 성기들(반딧불)에 대한 몰두에 의해 폭격 당할 것이다.

사례 C

한 젊은 여성이 아빠가 와서 자신과 결혼해주기를 기다리는 잠재기 유형의 피상성 때문에 분석에서 아무런 진전도 이루지 못하는 것으로 보였다. 이 피상성은 어떤 해석도 그것의 내용을 진지하게 취급하지 못하면서, 사랑의 성애든지 아니면 가학적 성애든지, 오직 역전이 활동으로만 취급하는 방식으로 분석가-아빠에게 단단히 달라붙어 있었다. 그녀는 주말 동안에 자신의 형제를 방문한 이후에, 꿈을 꾸었다. 그 꿈에서 한 어린 소년을 들어 올려 키스를 하고 있었는데, 그때 자신의 입에서 나쁜 냄새가 날까봐 약간 신경이 쓰였다. 이 꿈은 주말 동안에 그녀가 분석가-엄마 안으로 들어가 아기들을 훔치지만, 그녀의 사랑이, 그녀의 담배 중독에서 반영된, 항문기 가학성에 의해 오염되는 것을 걱정하고 있음을 말해주는 것이라고 추정되었다.

다음날 밤 꿈에서 그녀는 특별히 긴 페니스로 어린 소년을 매질하려는 의도를 갖고 있는, 광적인 동성애자로 보이는 캐리 그랜트에게서 그 소년을 보호해주고 있는, 유리로 된 강당 안에 있었다. 내가, 그녀가 엄마에게서 아기를 훔치는 것으로부터 성애적 아빠의 가학적 혀-페니스에게 피학적으로 복종하는 이 내면의 아기들 중의 하나로 옮겨갔다고 꽤 길게 해석하자, 그녀는 낄낄대면서 능글맞게 웃었고, 나더러 왜 그렇게 심각하냐고, 그리고 왜 그렇게 흥분하느냐고 물었으며, 그 외에도 나의 해석이 실망스러울 정도로 창의적이지 못한 것 같다고 말했고, 아마도 그녀가 나에게 감탄하지 않는 것 때문에 내가 상처를 받은 것 같다고 말했다.

분명히 나는 그녀를 젖가슴(강당) 안에 있는 투사적 동일시에서 옮겨놓을 수 없었는데, 그런 상황에서 분석가의 마음 상태에 대한 자신의 통찰이 명료한 것이라는 그녀의 망상은, 의심의 여지없이, 분석가가 상처 받았고, 흥분했으며, 긴 해석-페니스들로 그녀를 가학적으로 매질했음을 그녀에게 보여주고 있다.

분명히 그런 예들은 너무 일화적이고 설득력이 없다. 그것들은 많은 의혹들과 대답되지 않은 질문들을 남겨둔 채, 예를 제시할 수 있을 뿐이다. 사례 A에서, 탁 트인 풍경이 둑길로 좁아지는 것은 상상력이 황폐해지는 것을 암시할 수 있다. 사례 B에서, 돔처럼 생긴 강당은 젖가슴과 나치 비행기-반딧불들이 실제로 고도의 전지성을 암시하는 것일 수 있다고 제안한다. 사례 C에서 환자가 눈의 굴절 기능의 실패를 훨씬 능가할 정도로 안경에 의존해 있다는 사실은 그녀가 엄마의 눈을 통해서 세상을 바라보기 위해 엄마의 강당으로서의 머리-젖가슴 안으로 들어가기 위한 수단으로서, 리프트를 타고 올라가는 것과 연결되어 있을 수 있다. 그러나 그것은 모두 그 자체로서 암시적일 뿐이다. 한 사람의 삶의 스타일 안에서 작용하는 그러한 것의 존재에 대한 더 큰 확신뿐만 아니라, 그 작용들의 역할에 대한 더 풍부한 관념들을 발견하기 위해서, 우리는 분석에 대한 좀 더 장기적인 그림을 봐야만 한다.

사례 D

결혼과 아이 양육을 성공적으로 결합해낸, 화학분야의 연구자로서 성공적인 길을 걷고 있는 사십대의 한 아름다운 여성이 아이들에게 짜증을 내고, 자신의 이마를 쥐어뜯으며, 충동적으로 초콜릿을 먹는 문제로 분석을 받으러 왔다. 그녀의 남편과의 관계는 그들 각자가 서로 연관된 분야에서 일하면서 캐나다에서 보냈던 특별히 행복하고 생산적인 시절 이후로 점점 더 나빠진 것처럼 보였다. 처음부터 그녀는 분석에 대해 극도로 회의적이었고, 그녀가 런던에서 알고 있던 분석을 받은 많은 사람들 중에서 그녀가 보기에 뚜렷한 진전을 보인 유일한 사람은 역설적으로 그 방법에 대해 가장 덜 열광적이었다고 느꼈다.

처음부터 그 작업은 지속적으로 이 매우 지적이고 관찰력이 뛰어난 여성이 제기하는 분석 방법의 타당성에 대한 미세한 질문에 직면해야만 했다. 그것은 적대적인 방식으로 행해지지는 않았고, 그녀가 좀 더 흠 없는 협력을 제공하는 데 필요한 것으로서 제시되었다. 피상적으로는, 이것이 그녀가 실제로 한 것이지만, 그녀의 태도는 그런 질문들 근저에 부정적 사고가 존재한다는 것을 암시했고, 그녀는 자신이 유익을 얻을 수 있을 거라는 희망을 거의 갖고 있지 않다고 인정했다. 하지만, 그녀는 편한 마음으로 그녀의 성격적 특이성들에게 자신을 넘겨줄 수는 없다고 느꼈다. 왜냐하면 그 특이성들은, 그녀의 남편의 행복은 말할 필요도 없이, 모든 합리적인 노력이 행해질 때까지 아이들에게 영향을 끼쳤기 때문이었다. 어떤 점에서 분석가는 일정 수준의 희망적인 느낌을 유지해야 했고, 끊임없이 재발되는 희망 없음의 큰 부담을 감당해야만 했다. 분석가와 분석은 환자가 분석 효과에 대한 미미한 기대와 절묘하게 균형을 이루는 소망과 함께 기다리는 동안, 시험에 처해졌다. 제시되고 있는 불평들이 그녀의 성격과 증상의 작은 부분일 뿐이라는 사실이 밝혀질 때, 다른 영역들에서 어떤 진전도 일어나지 않는 것은 당연한 일이다. 그녀의 과민반응은 분석 3년차에 마침내 막연한 무관심과 모든 사람에 대한 사랑 없음으로 변형될 때까지는, 점점 더 악화되었다. 그녀의 메모에는 분석은 단지 그녀를 더 악화시켰을 뿐이고, 실제로 그녀의 삶을 완전히 좌초시킬 것이라고 생각된다고 적혀 있었다. 하지만, 역설적으로, 그녀는 분석을 떠나고 싶어 하지 않았고, 오랜 기간 동안—그녀의 삶 또는 나의 삶 중에 어떤 것이 더 짧든지—분석에 머물겠다는 온갖 신호를 보냈다. 이러한 힘겨운 흥미의 상실—일, 아이들, 성, 사회생활에 관한—에 직면해서, 분석가는 분석의 장비와 그것의 내적 진화에 대한 믿음을 굳게 붙들어야만 했다.

그러나 사실상 분석적 자료의 발달, 전이의 진화 그리고 정신적 과정에 대한 환자의 증가하는 이해는, 그녀 편에서의 즐거움과 열심을 제외하고는, 아무것도 남겨주지 않았다. 초기의 강렬한 성애적 전이는 매우 분명한 관음증적 요소들을 드러냈다. 분석가를 바라보고, 그가 내는 소리를 듣고, 그의 냄새를 맡고, 그리고 집 안의 다른 사람들의 외양과 마찬가지로 그의 외양을 자세히 모니터링하려는 강한 욕망이, 때로는 부모의 침실에서 있었던 초기 경험들의 영향—그녀의 꿈에서 예시되었듯이—을 가리키는 것처럼 보였다. 분석가의 방에 드나드는 것을 인정받는 가능성에 대한 편집증적 태도와 함께, 비밀스러움의 요소가 증가했다. 그녀가 그녀의 어머니와 갖는 관계가 매우 따뜻한 것으로 변했고, 자신의 남편이 그녀의 아버지의 죽음 이후로 맡아왔던 보호자의 역할을 분석이 대체했음에도 불구하고, 그녀는 분석을 그녀의 어머니로부터 절대적인 비밀로 유지했다. 분석가가 이 비밀스러움이 그녀의 어머니에게 모호하게 상처를 주는 행동의 일부임이 분명하다고 제안했을 때, 환자는 그렇지 않다는 것을 입증하려고 시도했다. 그녀가 자신의 어머니에게 했던 질문에 대한 대답으로 "그래, 네가 날 사랑한다는 걸 알아"라는 말을 들었을 때, 그녀는 그 말에 체념이 암시되어 있다는 것을 알 수 없었다. 실제로 모든 증거는 그녀가 어렸을 때 고집이 세서, 일찍부터 타협의 기술이 사용되었던 아이였음을 가리켰다. 그녀의 고집은 엄청났고, 달래지 않으면 쉽게 자기-파괴적 행동으로 바뀌는 것이었다. 게다가 그녀는 그녀의 여동생을 여러 가지 방식으로 볼모로 삼았다. 전이 상황 안에서 자신이 "옳은 사람이어야만 하는" 그녀의 필요는 모든 것 위에 군림하는 열정이었는데, 그것의 기원은 그녀가 두 살 때 겪었던 몇 가지 사건들로 거슬러 올라갈 수 있다는 것이 상당히 분명했다: 여동생의 탄생, 부모의 침실에서 쫓겨난 사건, 그리고 새 집으로 이사한 것.

　결합된 부모로서의 분석가에 대한 성애적 관계는 부모의 침실에서 살았던 행복한 시기에서 그리고 그것에 수반된 정체성 혼동에서 매우 상세하게 반복되었다(Meltzer, 1967). 캐나다에서 살았던 기간은 무의식 깊은 곳에서 부모의 침실에서 살았던 시기와 비슷한 것으로 경험되었고, 따라서 런던으로 돌아온 것은 결코 용서받을 수 없는, 대 축출을 회상케 했음이 꿈에서 분명히 드러났다. 아동기 동안에 그녀가 행한 부모에 대한 복수는 그녀의 성에 대한 매우 신성한 체하는 비밀스러움을 사칭하는 형태를 취했는데, 이것은 그들의 침실의 프라이버시의 확립과 평행을 이루기 위한 것이었다. 그녀는 이 믿음의 배신에 대한 차폐막으로서 모든 것을 털어놓는 아이가 되었고, 성애적 전이가 가라앉고 난 후에도 오랫동안 비밀유지에 대한 이 이중적 기준은 분석적 상황에서 다시 나타났다. 그러나 그녀의 꿈들은 차츰 산만한 항문기 변태적 내용을 포기했다. 그녀의 결혼생활에서 그것이 실연되었다는 사실이 드러났고, 그녀는 서서히 그것으로부터 벗어났다.

그 결과, 분석적 분리들은 더 민감하게 느껴졌는데, 이것은 그녀의 인격의 성인 부분과 유아적 구조들 사이를 분명하게 구분할 수 있게 해주었다. 이 유아적 구조들은 "변기-엄마"(Meltzer, 1967)를 긴급하게 필요로 하면서도 수유-젖가슴의 높이에서 떨어지는 것을 두려워하는 매우 의존적인 아기를 포함하고 있었다; 그리고 그 외에도 모든-것을-아는 빅 시스터 부분이 등장했는데, 이 부분은 엄마보다 더 잘 알고 있으면서, 자리에 앉아 거의 모든 사람을 가혹하게 판단하였다. 이것에서 제외된 한 사람은, 실제 삶의 역사에서 계속해서 "부모의" 속성들이 부여되었던, 그녀의 외조모였던 것으로 보인다. 분석에서, 분석가는 부모들처럼 매우 성적이지만 신뢰할 수 없는 사람으로 느껴졌던 반면에, 그녀의 외조모는 멜라니 클라인의 위치와 동등한 위치를 갖고 있었다.

분석 3년 차로 들어가면서, D부인은 대수롭지 않은 투로 자료를 제시하였고, 지루함을 간신히 위장한 채 해석을 들었으며, 증거에 대한 분석가의 무모한 태도를 걱정하면서, 분석 작업에 대한 산만한 유형의 저항의 늪으로 빠져드는 것처럼 보였다. 그녀는 진실-기능에 대한 기준이 미적 영역에 있는 과학은, 즉 아무것도 증명하지 못하고 아무도 설득할 수 없는 과학은 존중할 만한 가치가 없는 것이라고 명백하게 말했다. 이것은 흥미롭게도 어느 날 상담실 천정에 매달려 있는 거미줄과 관련된 하나의 사건에서 드러났다. 그것의 기원에 대한 질문이 제기되었다: 그것이 꼭 거미를 암시해야만 했는지, 아니면 정전기에 의해 붙어있는 먼지의 알갱이일 수도 있다는 질문. D부인은 곧 바로 그 단어를 찾아보았는데, 물리학이나 생물학 교과서가 아니라 뉴옥스퍼드 사전(New Oxford Dictionary)을 찾아보았고, 의미를 확인했다. 나의 개인적 경험을 다룰 수 있는 가능성은 사전적 정의를 선호하는 바람에 배제되었다. 다른 현상들에 대한 분석가의 경험이 어떤 것이든 간에, 그것들이 "거미줄"일 수는 없었다. 분석가는 잘못된 "언어-게임"을 통해서(Wittgenstein, 1953) 언어적 실수를 범하고 있었다.

그것의 의미와 그것이 언어와 갖는 관계에 대한 이 논쟁은 환자의 어머니를 포함하는 일련의 꿈들에서 절정에 달했다. 빈번히 그 두 사람은 함께 언덕을 오르고 있었고, 바다가 내려다보이는 절벽에서 피크닉을 하거나 집의 위층에서 음식을 준비하고 있었다. 이러한 많은 세팅들에서 그녀는 누구의 판단이 최상의 것인지와 관련해서 계속해서 그녀의 어머니와 갈등을 빚었다. 그녀는 끝없이 어머니의 제한된 지식, 경직성, 나이와 피로, 지역적 편협성 등을 견뎌야 했던 반면에, 그녀의 어머니는 끝없이 참고, 양보하고, 친절해야 했다. 이 아기를 젖가슴에 대한 신뢰가 있는 의존으로 데려오는 문제는 "빅 시스터" 부분 안에 투자되어 있는 그녀의 유아적 정체성이 지닌 집요함으로 인해 분명히 악화되었다. 그녀가 회기마다 매번 분석적 방법을 이런 식으로 취급하면서, 지루해하고, 팔찌의 구슬을 만지작거리며, 그녀의 아기-어깨를 으쓱거리고, 회기가 끝나면 아기-코를 하늘로 향한 채 퇴장하는 모습은 아주 절망적이었다. 그러나 한 꿈이 이 갑옷에도 치명적인 약점이 있을 수 있다는 희망을 주었다.
 두 달 전에 그녀는 자신의 목소리가 지닌 음색을 싫어한다는 것을 말해주는 것으로 보이는 꿈을 꾸었다: 그녀는 피아노 소리가 그토록 좋지 않은 이유가 족제비가 그 안에 숨어 있으면서 피아노를 부식시키는 거품을 만들어냈기 때문이라는 것을 발견했다. 그녀가 그 족제비를 창밖으로 내보내려고 시도했을 때, 그것은 두 마리의 큰 개가 지키고 있었음에도 불구하고 계속해서 안으로 다시 들어왔다. 이것은 항상 분석가의 미덕은 간과하면서 그에게서 결점들을 찾아내기에 바쁜 그녀의 눈뿐만 아니라, 그녀의 목소리 안에 있는 산(酸) 같은 경멸과 연결되어있는 것이 분명해보였다. 아기에게 좋은 음식을 먹여주려고 노력하는 젖가슴을 좌절시키기 위해 이것이 작동하는 방식과, 그것이 변태적인 성적 성향과 연결되어 있는 방식은 매우 공포스럽고 결정적인 꿈에서 풍부한 연상적 틀과 함께 탁월하게 압축된 표현을 발견했다. 그 꿈에서, 런던에 있는 학교들은 더 이상 성서를 가르치지 않는 것 같았다. 그것이 "도덕 철학"과 같은 고상한 용어로 불리지 않는다면, 아이들이 그것을 수용하지 않을 것이기 때문이었다. 그때 그녀는 교실 안에 있었는데, 그 안에서는 한 소녀가 면화 솜으로 짠 천 조각을 나누어주고 있었고, 그 사이에 다른 소녀는 큰 새가 다른 소녀를 낚아채 가도록 신비스런 주문을 외우고 있었다. 바로 그 순간, 한 새-여성이 창가에 나타나 날개와 나무 조각으로 유리를 치면서 안으로 들어오려고 하는 바람에, D부인은 공포에 질렸다.
 이 꿈에 대한 연상들은 풍부하고 신랄했다. D부인이 캐나다의 작은 집에서 살고 있을 때, 아침마다 로빈(개똥지빠귀의 일종) 한 마리가 날아와 침실 창문을 두드리곤 했었다. 그녀는 그 새가 집이 비어있는 동안에 그곳에 둥지를 지었을 거라고 생각했다. 그 꿈을 꾸던 날, 그녀는 볼일이 있어서 옥스퍼드에 가야만 했고, 가는 길에 분석가를 만나게 되면 불편할 거라고 느꼈다. 당혹스럽게도, 집으로 돌아오는 길에 그녀는 분석가 대신에, 그녀의 어머니가 리딩(Reading)에서 기차를 갈아타기 위해 차에서 내리는 것을 보았다. 그녀의 어머니는 D부인이 창문을 열 수가 없었기 때문에 그녀를 보지 못했고 그녀의 목소리를 듣지 못했다. 그녀는 자신의 전지성이, 어머니의 방문 기간이 더 길 것이라고 확신하게 만들었고, 그래서 어머니가 방문 중인 옥스퍼드에 사는 사촌에게 전화하는 것을 가로막았으며, 그 결과 어머니와 함께 자동차를 타는 즐거움을 놓쳤다는 것을 깨달았다.

그러므로 꿈속의 새-여성이, 캐나다의 로빈처럼, 좋은 아기와 다시 접촉하려고 시도하는 그녀의 엄마—하지만 진실에 귀가 멀어 있고(코튼은 귀를 막는 데 사용하는 솜일까?), 모든 것을 알고 모든 것을 보는 "큰 언니"의 거짓된 말에 지배받고 있는—를 나타내는 것으로 보인다. 이론적으로 이것은 자기와 대상의 만족스러운 분열-그리고-이상화를 사용하지 못하는 무능력을 나타낸다(Klein, 1932).

그 다음에 이어진 수개월 동안, 상담실에서는 행동과 무드의 흥미로운 변화가 매우 점진적으로 일어났다. 정신분석적 방법에 대한 경멸과 그것의 효과에 대한 지독한 회의와 같은, 통찰의-명료성에 대한-망상과 판단적 태도에 기초한 모든 것들이 그녀 자신과 성격에 대한 비관적인 반추로 바뀌었다. 그녀는 그녀 자신 안에 완강한 성향이 있다는 것과, 그것이 어떻게 도움을 받거나 의존하는 것에 저항하는지를, 그리고 그것이, 비록 더 이상 행동으로 나타나지는 않더라도, 어떻게 변태적인 흥분의 기대에 달려있는지를 예리하게 느꼈다. 그녀는 자신이 전에 칭송했던 사람들이 유사한 특성들을 공유한다는 것을 깨닫기 시작했고, 그것이 어떻게 그들의 건설적인 목표들을 좌초시키는지 그리고 그들이 좋아하는 사람들에게 그토록 많은 고통을 안겨주는지를 알게 되었다. 처음에는 그녀 자신에 대해 가혹한 판단—징벌을 위한 언도를 내리는 재판관처럼—을 내리던 특성이 서서히 동정심과 후회와 혼합되었고, 심지어 때로는 그녀가 자신과 다른 사람들에게 가했던 고통에 대해 일말의 가책을 느끼기도 했다. 그녀는 자신이 실제로 정신분열증을 유발하는 어머니라고 느꼈고, 그녀의 아이들이 잘 자란 것이 놀라웠으며, 그들이 실제로 그녀 자신보다 분석에서 더 많은 유익을 얻었다고 느꼈다. 이제 그녀가 매 회기마다 침울하게 상담실에 왔다가 유쾌한 모습으로 그곳을 떠나는 것이 놀라웠다. 그녀는 이것이, 내가 그녀에게 아이들에 관해 말할 수 있는 기회를 주었기 때문이고, 그것이 친절한 행동이었다고 주장했다. 그럼에도 불구하고 그녀는 그 유쾌함이 분석가의 "어리석은 낙관주의"가 일시적으로 그녀 안으로 들어온 것과 관련되어 있다는 것을 인식할 수 있었다. 그녀는 심지어 그 방법 안에는 그녀가 볼 수 없었던 아름다움이 존재한다고 생각하기 시작했다. 그러나 주로 그녀의 좋은 느낌들은 분석가 개인에게 부착되어 있었다. 흠결을 찾아내는 족제비의 눈과 오만한 경멸을 견딜 수 있었던 사람은 분석가였다. 아마도 언젠가 그녀는 자신의 사랑에 대한 비밀을 털어놓을 것이고 자신의 감정을 기탄없이 말할 것이다. 그러나 그것은 매우 천천히 이루어져야 할 것이다; 그녀는 뛰어드는 사람이 아니다.

"새-여성" 꿈을 꾸고 나서 거의 일 년 후에, 또 하나의 꿈을 꾸었는데, 그것은 D부인과 분석가를 감동시켰다. 왜냐하면 그 꿈에서, *젊은 사자가 그녀의 자동차 정면으로 달려들었고, 순식간에 유리를 깨뜨릴 것처럼 보였다. 그러나 나중에 그녀는 자동차 바깥에서 고양이를 팔에 안고 있었고, 아이가 정원 바깥에서 길을 잃지 않도록 정원의 출입문을 닫아놓고 있었다.* 지금 그녀에게는, 통찰의-명료성에 대한-망상이 그녀가 자신의 눈으로 바라보고 있는 대상의 내면으로부터 온다는 것과, 세상—분석—바깥에서 보면 매우 다르게 보인다는 것이 아주 분명해졌다. 두려움을 주는 사자-젖가슴은, 새-여성처럼, 이제 그녀가 자신의 모성의 기초로서 내면에 들일 수 있는 매력적인 고양이-젖가슴이 되었다.

요약

 통찰과 판단의 정신병리에 관한 이 짧은 글은 내적 대상들, 특히 지식과 지혜의 원천으로서 경험된 엄마의 젖가슴-그리고-머리와의 투사적 동일시에 포함된, 무의식적인 유아기 환상작용에서 유래하는 것으로 볼 수 있는, 장애의 한 유형을 드러내기 위한 노력을 시작했다. 자료의 조각들은 그러한 기제의 작동을 보여주기 위해 제시되었고, 그 다음에 분석에 대해 좀 더 완전한 서술을 하고자 하는 시도가 이루어졌다. 이 후자의 시도는 환자의 성격 병리가 새로운 여동생의 등장과 관련된 실망과 질투의 압력 하에 생의 두 번째 해에 생겨난 방어적 구조와 갖는 관계를 추적하고자 했다. 여러 가지 점에서, 성격의 가혹함과 판단적 특질이 그녀가 부모와 정체성을 공유하고 느꼈던 행복한 상태에서 축출당한 것에 대한 보복의 성질을 띤 것이었지만, 그것은 또한 그러한 알지 못하는 상태에 빠지는 것에 대한 방어였다. 따라서 그녀의 인식선호적 본능과 높은 지능은 공격적인 동기뿐만 아니라 방어적인 동기에 의해 강화되었다. 전이에서, 그러한 가혹한 특질은 "새-여성" 꿈에서 가장 잘 예시되었듯이, 자기애적 조직을 용해시키는 작업을 필요로 했다. 이것을 수행하기 위해서 분석가는, D부인의 부모들이 철수해야만 했던 어려움의 크기를 가늠할 수 있게 해주는, 희망 없음과 굴욕감을 견디는 힘든 역전이 문제를 직면해야만 했다. 부모들이 아무리 신뢰할 만한 사람들이었다고 해도, 그들이 어떻게 달리 행동할 수 있었을지를 아는 것은 어렵다.
 이 두 정신적 행동들, 즉 통찰의-명료성에 대한-망상과 자리에 앉아서-판단하는 것에 대한 내적 경험은 그것들의 건강한 상대역인 통찰과 판단에 매우 미묘한 영향을 미치는 것으로 보인다는 점에서, 성찰의 장을 넓히는 것 외에는 그것들을 구별할 수 있게 해주는 것이 무엇인지를 아는 게 어렵다. 증거의 법칙을 존중하기, 추론의 질에 주의를 기울이기, 중요한 문제들에서 다른 사람들의 의견을 듣기, 그리고 그 외의 다른 안전장치들이 유용할 것이다. 그러나 그러한 지적이고 사회적인 안전장치들 역시 증거와 연결되지 않은 것으로 보이는, 논리의 법칙이 적용되지 않는, 그리고 조언을 원하는 다른 사람들에게 의사소통하는 것이 어려울 수 있는, 가능한 영감의 순간을 포기함으로써 값비싼 대가를 치른다. 그리고 모든 갓 태어난 창조성이 그런 순간의 포착에, 즉 키에르케고르(Kierkegaard, 1941)가 말하는 "어둠속의 도약"에 기초해 있을 수 있기 때문에, 고독하게 자신의 성찰을 신뢰하려고 노력해야만 하는 때가 있다.

['통찰의 명료성에 대한 망상', 1976]

논의

아마도 거짓-성숙의 범주를 포괄하는 이 서술은 주로 폐소로 들어가는 입구가 청소년기에 봉인되었던 사람들에게 적용되는데, 그들은 청소년기 동안에 성숙의 동일시 측면들이 여러 방식으로 학교와 부모의 요구에 적응적이었던 사람들이다. 폐소 안에서의 삶의 경험을 둘러싸고 세워진 그리고 그 개인의 세계관을 중요하게 채색하는 인격의 손상들은 더 초기의 전성기적 시기에 기원을 갖고 있지만, 문제로서 분출된 것은 사춘기인 것으로 보인다. 우리는 프루스트의 세계로부터 곤차로프(Goncharov)[3]의 오블로모프(Oblomov)[4]와 멜빌(Melville)의 바틀비(Bartleby)[5]의 세계로 옮겨간다.

---

3) 19세기 러시아 문학가로서, 「Oblomov」라는 소설을 썼음.
4) 가장 피상적인 남자를 가리키는 상징적인 이름을 가진 소설 속의 주인공.
5) 멜빌의 소설에 나오는, 뉴욕 월가에서 변호사로서 일하면서 수동적 저항의 삶을 살아가는 주인공.

여기에서 우리는 삶에서 위안(comfort)이 최상의 가치라고 믿고 있는, 덩치 큰 나태한 남자 아기들과 인형의 집에 살고 있는 어린 소녀들을 발견한다. 그들은 성애(eroticism)없이 관능적이고, 흥미 없이 호기심을 갖고 있으며, 무기력하게 복종적이고, 생각 없이 공손하다. 그들은 전체 세상이 추구하는 것을 즐거워하는 것처럼 보인다: 자신들을 힘들게 하는 미적 충격이 없는 예쁜 세상에서, 관계라곤 없는 동반자와 영원한 휴일을 즐기는 것. 만약 그들이 돈을 갖고 있거나, 힘들이지 않고 그것을 벌 수 있는 수단을 갖고 있다면, 그들은 만족할 것이다. 그리고 그들의 이상은 그들이 기생충처럼 살아간다고 질책당하는 일없이 끝없이 허용될 것이다. 그들은 성적 요구에 수동적이고 관능적인 방식으로 응할 수 있고, 모든 것을 덤덤하게 즐기는 것을 통해 사회적으로 수용 받는 사람들이다. 그들이 안락하게 지내는 한, 중독에 빠지지도 않을 것이고, 건강염려증에 걸릴 염려도 없다. 다른 사람들은 그런 그들을 좋아하고, 그들의 쓸모없음을 참아주며, 그들을 기분 좋게 해주는 것을 즐기는데, 그 이유는 '그것이 그들에게 커다란 즐거움을 주기 때문이다'. 그들은 세월이 흐르는 것과 노화과정을 거의 알아채지 못하고, 보통 청소년처럼 싱싱해 보이는 경향이 있다. 까다롭지 않으면서 산뜻하고, 강박적이지 않으면서 깔끔한 그들은 목욕하는 것, 옷을 입는 것, 화장하는 것을 즐거워하고, 그런 일로 시간 보내는 것을 즐긴다. 그들에게는 다른 사람들의 삶의 방식이 정신없고, 목적이 없으며, 불필요해 보인다. 그러나 그들은 스스로를, 그들 자신의 일에만 관심을 갖는, 그리고 세상에서 쓸모 있는 사람이어야 한다는 어떤 의무감도 갖고 있지 않은, 너그러운 사람이라고 생각한다. 왜냐하면 그들이 보기에 세상은 저절로 유지되는 축복받은 곳이기 때문이다. 그러나 즐거운 야망의 산들바람이 때때로 그들에게 불어와 그들로 하여금 '시간이 있을 때' 글을 쓰거나, 그림을 그리거나, 여행을 하게 만들기도 한다. 그들의 성욕은 대체로 전성기적이고, 분화되지 않았으며,

그들 자신들이 애완동물처럼 지내는 것에서 가장 큰 만족을 얻기 때문에, 그들은 종종 일정 기간의 양성애적인 내력을 갖고 있다. 그들은 심지어 변태를 수용할 수도 있지만, 열정적으로 즐기지는 않는다. 그들의 이상은 교대로 서로에게 봉사해주는 것을 통해서 서로의 대상물(對象物)을 숨겨주고 있는, 외부로 드러나는 애정과 관용으로 구성된, 거짓-친밀성이다. 우리는 그런 커플들을 만날 때, '얘들아, 착하지, 싸우지 마'라고 속으로 말하면서, 그들로부터 슬그머니 도망치는 경향이 있다. 만약 그런 사람들이 자극해내는 애정이 이 신랄한 서술에서도 느껴지지 않는다면, 아마도 다음의 농담이 그것의 요점을 말해줄 것이다:

엄마(전화로): 그래, 귀여운 것아, 물론 내가 갈게 — 알았어, 강냉이와 어린이 우유를 가져갈게 — 응, 내가 전기 청소기를 가지고 갈게 — 가는 길에 수선 기술자를 데려갈게 — 내가 자동차를 정비소에 가져다 놓을게 — 물론 먼저 진입로에 쌓인 눈을 치울 거야. 토요일이거든. 왜 폴이 그걸 안 치우지 — 무슨 말이야? 누가 폴인데? 당신 남편 — 뭐라고? 해리! 이 번호가 맞는 거야? — 당신은 내 딸이 아니잖아!
딸: 그 말은 오시지 않겠다는 뜻이에요?

하지만 그러한 나태한 남자 아기들과 여자 아기들에게는 모든 바람이 허리케인이다. 그녀가 지갑을 잃어버린다면, 빈곤이 그녀의 얼굴을 응시한다. 그가 음식을 잔뜩 먹고 소화불량을 겪는다면, 어렴풋이 암이 보인다. 모든 이별은 버림받는 것이고, 모든 기분 나쁜 말은 관계의 끝이다. '직업이 있어야 되지 않을까?'라는 말은 심각한 배신이고, 옆 테이블에서의 웃음소리는 그녀의 구두가 그녀가 입고 있는 스커트와 어울리지 않는다는 것을 의미한다. 보고 싶은 것만 보는 그들은 자신들의 자기 만족감을 방해할 수 있는 것은 거의 보지 않는다.

정체성의 느낌이 머리/젖가슴 안으로 침투해 들어와 그 안에 자리 잡고 있는 유아 부분에 의해 지배되고 있는 인격 안에서, 프루스트적 세계관의 상태와 오블로모프적 세계관의 상태는 종종 교차하는 것처럼 보이고, 심지어 조울증 환자의 불안정성을 보인다는 인상을 줄 수도 있다. 그러나 이것은 빗나간 생각이다. 왜냐하면 조울증 환자는 심각하게 손상 입은 대상과의 침범적 동일시에 의해 압도되는 것과 그 다음에 도망가는 것 사이를 왔다 갔다 하기 때문이다. 그의 과대성은 우울증 안에 숨겨져 있는 반면에, 조증 환자는 그의 해방을, 즉 자기-탐닉과 활기의 축제를 즐긴다.

분실화된 세계관은 항상 다른 분실들과 그 안에 거주하는 것들에 대한 강박적인 흥미를 산출하는 것으로 보인다. 머리/젖가슴 안에 거주하는 사람들은 대체로 성기적 공간 안에 있는 성-집착적인 사람들과 직장 안에 있는 더러운 악당들을 경멸한다.

성기 분실 안의 삶

이 공간 안에 사는 사람들은 원시적인 남근 숭배적 종교에 의해 지배되고 있다는 점에서, 머리/젖가슴 안에서 사는 사람들보다 좀 더 명백하게 장애를 입은 사람들이고 좀 더 요란한 사람들이다. 그들이 사는 세상은 청소년 사회와 너무 닮았기 때문에, 그 둘을 구별하는 데는 많은 수고가 요구된다. 가정이 폐소공포증적 분위기를 갖게 되고 부모들이 '늙은 사람'이 될 때, 즉 그들이 쇠약해지고, 거동이 불편하고, 성생활을 하지 않게 될 때, 청소년은 조울증에 가까운 상태가 된다. 가정에서 도망치는 것은 지능, 지식 그리고 성적 능력에 대한 커다란 기대와 과대평가에서 오는 엄청난 활력을 방출한다. 청소년 사회는 물론 전-성기적 탐욕과 성기적 동경 모두와 관련된 성교에 집착하지만, 그것은 원시적 종교라기보다는, 리더를 찾고 있는 정치적 집단에 더 가깝다.

  이 청소년 사회는 그것이 향락주의와 끊임없이 변하는 유행을 따른다는 점에서, 세 내적 분실 모두의 거주자들을 포함하지만, 그들이 어느 분실에 속한 거주자인지는 그것들의 극단성에 의해, 즉 '도가 지나친' 특질에 의해 탐지될 수 있다. 여전히 어린아이인 성기 분실의 거주자를 만날 때, 우리는 항상 그들이 성인들이나 더 나이든 아이들에 의해, 학대는 아니더라도, 이용당했을 거라고 의심한다. 그것은 거의 확실한데, 그 이유는 마음의 성애적 상태와 남근적 몰두가 갖는 유혹이 매우 강력한 것이어서, 본인보다 나이가 많은 사람들과의 성적 만남이 거의 불가피하기 때문이다. 그들은 잠재기를 건너뛴 사람들이고, 그들의 카리스마가 다른 아이들을 패거리로, 즉 지역 '섹스 클럽'(fuck club)으로 엮어낼 수 없는 한, 그들은 또래들에 의해 회피되는 경향이 있다. 그러나 일반적으로 이 연령 집단에서, 그들은 어느 정도 고립되어 있고, '나무 위의 집'(tree house)이나 학교 화장실에 자위하는 방을 갖고 있다. 남자아이들은 성기 그림으로 공중화장실을 지저분하게 만드는 낙서 예술가들이고, 여자아이들은 연애소설의 독자들일 뿐만 아니라, 긴 머리와 커다란 눈을 가진 유행하는 공주들을 끊임없이 수집하는 자들이다.

  이 집단을 특징짓는 측면은 마초 스타일의 남성성과 요염한 여성성에 있다. 왜냐하면 그들은 자신들의 신체를 끊임없이 꾸며야 하고 아름답게 만들어야만 하는 영혼의 장식품들로 여기기 때문이다. 이 몰두가 갖고 있는 특질은 '저항할 수 없는' 대상에 대한 절대적 믿음을 갖고 있는, 남근 숭배적 종교와 동물 마그네티즘(animal magnetism)[6]에 뿌리를 두고 있다. 타오르는 욕망이 저항할 수 없는 남근에 대한 것이든, 또는 그것에 대해 절대적인 힘을 갖는 것이든, 본질적 대상은 발기된 페니스이다. 이 모든 것이 청소년 사회 안에서 자유롭게 표현되고 장애로서 간주되지 않는데, 그 이유는 그들 사이에서, 잠재기에서와는 달리, '도를 넘어서는' 사람들이 회피되는 것이 아니라 오히려 찬양되기 때문이다. 그러나 질병과 임신에 대한 공포의 형태 안에서, 폐소 공포증적인 침범 환상에 의해 생성된 불안은 공부에 집중하지 못하게 방해하고, 수면 장애를 가져오며, 먹는 것과 관련된 온갖 형태의 변칙들과 집착들을 발생시킨다.

이 남근숭배 종교에 대한 어떤 이해도 무의식적인 자위 환상에 대한 관점에서 와야만 한다. 왜냐하면 의식적인 것들은 전적으로 진부하고 포르노적인 것이기 때문이다. 내면에서 본 이 내적 분실의 특질을 이해하기 위해서, 우리는 그것을 실제 관찰과 부모와의 관계로부터 추정된 엄마의 성기에 대한 무의식적 이미지와 그녀가 아버지와 그리고 그의 성기와 갖는 관계를 대조해야만 한다. 심리적 현실 안에서 부모의 침실은 아버지가 그의 페니스와 정액으로 엄마의 생식기관들을 그녀의 세 개의 주요 구멍들을 사용해서 먹여주고, 수태시켜주고, 청결하게 해주는 신비스럽고 경외스러운 의식이 행해지는 성소(聖所)이다. 그녀는 아기들로 가득 차 있다. 사랑과 일이 여기에서 최고의 통합에 이른다.

침범자의 눈을 통해서 내면을 바라볼 때, 그것은 여성성의 아름다움이 저항할 수 없이 매혹적이고, 모든 감각과 구멍이 갈망하는 발기

---

6) 역주. 동물들이 갖고 있는 서로 끄는 힘, 특히 성적 매력으로서, 독일 의사인 Mesmer는 이것을 최면을 걸 수 있는 토대로서 제시했다. 그의 이름을 딴 메즈머리즘(mesmerism)과 동의어임.

를 산출하는 저항할 수 없는 힘을 갖고 있는, 남근숭배 종교의 축제일인 '참회 화요일'(Mardi Gras)이다. 벌거벗은 아기 천사들로 둘러싸인 비너스의 모습을 보여주는, 티치아노(Titian)의 '비너스에게 바치는 제물'(Offering to Venus), 보쉬(Bosch)의 '세속적 쾌락의 동산'(Garden of Earthly Pleasures)은 이교도 분위기를 묘사한다. 이 내적 관점의 본질은 아버지의 남근의 입장(入場)이, 엄마가 그 공물(貢物)을 조용하게 받아들이는 동안 모든 아기들에 의해 관능적인 축하를 받는 즐거운 사건으로 취급된다는 데에 있다. 성애적 에너지에서 중심적인 것은 아이들의 작음과 남근의 거대함 사이의 불균형이다. 이 환상을 즐기기 위해서 여자아이는 아직 덜 자란, 작은 젖가슴과 작은 체구를 갖고 있어야만 한다. 이 남근과의 남성적 투사적 동일시 상태에 있는 남자아이는 크고, 근육질이며, 강해야만 한다. 그의 페니스의 크기에 대한 불만족은 별로 중요하지 않은데, 그 이유는 그의 몸 전체가 남근이기 때문이다. 소리의 크기가 일정하게 유지되거나 변형을 거치는(enveloping)[7], 청소년 사회의 음악에 수반되는 침범의 가사는 단순한 것이다. 아버지의 남근이 디오니소스적인 방식의 사정(射精)이라는 불꽃놀이 후에 기진맥진한 상태에 이르기까지 환대받고 숭배받기 위해 안으로 들어간다는 것이다. 쾌락은 숭배자와 숭배 받는 자 모두에게 상호적인 것이고, 가피학증 및 비하행동과는 종이 한 장의 차이밖에 없다. 여자아이에게는 비밀스런 오이디푸스적 승리라는 부가적인 즐거움이 있다: 아빠의 발기는 엄마의 아름다움에 대한 반응이 아니라 그녀의 혼기에 찬 내적 예쁨과의 만남에 대한 기대를 나타내기 때문이다. 남자아이의 경우, 자신이 하녀들로 거느리고 있는 어린 소녀들로부터 성을 상납 받고 숭배 받는 것을 선호하는 바람에, 오이디푸스 갈등을 우회한다. 크기의 불균형에다 강한 전성기적 지향이 더해

---

7) 역주. ADSR(Attack, Decay, Sustain, Release)을 포함하는 음악 용어.

짐으로써, 성기를 사용하는 성교보다는 키스하기, 빨기 그리고 남근을 자위하기 등이 선호된다.

청소년 사회에서, 바카날(bacchanale)[8]과 유흥은 디스코, 팝 콘서트와 파티로 대표될 수 있지만, 그것이 실제로 집단 섹스로 퇴행하는 경우는 색정광이거나 변태에 속한다. 그러한 구별은 내면세계 안에서 상징 형성의 실패가 갖는 중요성을 강조한다. 주물 대상으로서의 남근은 주물숭배와는 거리가 먼 것이다. 선사시대의 성적 갈망이 지닌 열병 같은 측면들이 또래들에게서 비난보다는 칭송을 받는 반면에, 그는 청소년 성애의 즐거움에 주제넘게 끼어든 사람이라는 꺼림칙한 느낌에서 벗어날 수 없다. 그는 경계를 넘어 변태 쪽으로 유혹받을 거라는 임박한 위험을 느낄 뿐만 아니라, 다중적이고, 일시적이며, 빠른 만남에 대한 그의 욕구는, 여자아이가 그녀의 애인의 아내에 대해 갖는 비밀스런 오이디푸스적 승리감과 관련해서, 그 자신이 그녀를 배반하고 있다는 본질적 느낌과 연결되어 있다; 그러나 거기에는 남자아이가 본질적으로 오이디푸스적인 경쟁으로부터 회피하는 데서 오는 비겁함에 대한 느낌이 있는데, 그것은 손쉬운 목표물과 판에 박힌 섹시함에 그의 눈이 항상 열려있기 때문이다. 결과는 변태적인 하부공동체와 유사하게, 서른 살 넘어서까지 연장될 수 있는 청소년들의 색광적 하부공동체의 형성이다. 그들은 유혹을 위한 목표물의 기민한 선별과 단호한 성적 움직임을 사용해서, 남녀 모두 저항할 수 없음에 대한 그들의 환상을 만족스럽게 확인한다. 이것은 키에르케고르와 후기 토마스 만이 그토록 시기했고 경멸했던 괴테라는 이름의 세계일까?

---

8) 떠들썩한 연회와 술의 노래

엄마의 직장(直腸) 안의 삶

우리는 마침내 이 책의 중심적인 문제인, 심각한 정신적 장애를 일으킬 수 있는 가장 큰 잠재력을 갖고 있는 침범적 동일시의 영역에 도달한다. 앞에서 서술한 머리/젖가슴과 성기 안의 삶은, 비록 친밀한 가족 관계를 확립하는 데는 불리하지만, 사회적 삶의 우연적/계약적 측면의 요구들에 대한 적응과는 양립할 수 있는, 경직되고 제한된 종류의 미성숙을 산출한다고 말할 수 있다. 그러나 거기에는 머리에서 직장으로 향하는 위험하고 미끄러운 활강로(chute)가 있기 때문에, 관능성은 결국 성애주의와 가피학증으로 추락한다.

우리는 본질적으로 가학증의 분위기가 편재하고, 폭군과 복종의 위계적 구조가 폭력을 예고하는 심리적 현실의 영역을 다루고 있다. 이런 이유로, 위안과 성애적 쾌락이 가치 체계를 지배하는 다른 두 분실들과는 달리, 직장의 분실을 지배하는 유일한 가치는 생존이다. 비록 한 사람이 기숙학교에서 포로수용소에 이르는 전체 범위 안에서 어디로 이동하는가에 따라 가학증의 강도가 다양해지겠지만, 갓 생겨난 공포의 분위기는 아마도 거의 바뀌지 않을 것이다. 왜냐하면 그가 경험하는 이름 없는 공포(nameless dread)가 '버려지는'(thrown away) 것에 대한 두려움으로 이루어져 있기 때문이다. 이것은 정신분열증의 발생에 대해 다루는 장에서 더 확장될 것이지만, 이 이름 없는 공포는 아담의 추방과 카인의 탄식보다 훨씬 더 심각한 것임을 염두에 둘 필요가 있다: 그것은 기괴한 대상들의 세계 안에 있는 절대적인 외로움이다.

대상의 바깥쪽에서 볼 때, 내적 엄마의 직장은 자신을 위해서든 다른 사람들을 위해서든, 둥지를 더럽히는 것을 자제하지 못하는 내적 및 외적 아기들이 산출한 파편들의 창고로 추정된다. 내적 아버지와 그의 페니스는 엄마와 그녀의 아이들의 생명을 살리는 영웅적인 과제들을 임무로 부여받는다. 남성성과 남성의 성욕에서 영웅적인 것에 대한 개념은 여기에 그것의 뿌리가 있으며, 성애적 개념들과 청소년 집단의 행동에서 커다란 역할을 한다.

그러나 항문 자위 또는 항문 공격 안으로 몰래 또는 폭력적으로 침투된 대상의 안쪽에서 볼 때, 내적 엄마의 직장은 커다란 대변 페니스에 의해 지배되는, 사탄숭배 종교의 영역, 즉 오웰(Orwell)의 '빅브라더'가 지배하는 세계이다. 따라서 그곳은 비온이 말하는 기본적 가정 집단의 세계, 또는 그런 종족들의 세계이다. 그곳에서 옳은 것은 법이나 전례를 따르는 것이고, 진정으로 다르다는 것은 '유태인 탐지자'(Jew Detector)에 의해 침입자로 체포된다는 것을 의미한다는 점에서, 그 세계는 사고의 세계라기보다는 가정의 세계이다. 폐소공포증이 그것의 가장 생생한 의미를 갖게 되는 곳인, 이 체계의 포로들은 둘 중의 하나를 선택해야 한다: 대변 페니스인 위대한 지도자에게 겉으로 동조하든지, 아니면 그의 친위대가 되든지.

이런 저런 방식으로, 그 결과는 물론 행동에서뿐만 아니라, 더욱 더 본질적으로는 사고에서의 퇴화이다. 즉 그의 개념들과 행동을 위한 기초로서의 사고는 점점 더 불확실성을 견딜 수 없게 된다. 진실은 그것에 감히 논박할 수 없는 것으로 변형되고; 정의는 더 강화된 복수가 되며; 모든 친밀한 행위의 의미는 조종 기술이나 은폐 기술로 바뀐다; 무조건적인 충성이 헌신을 대체하고; 정서는 흥분에 의해 가장되며; 죄책감과 징벌에 대한 갈망이 후회의 자리를 차지한다. 기본적 가정 집단의 자연스런 지도자는 분열성 정신병질자라는 비온의 결론은 전적으로 옳은 것으로 보이며, 계속해서 친위대를 모집하는 것에 의한 퇴화는 이 방향으로 이끈다. 그러나 윤리의 퇴화는 그것에 수감자가 제복을 입고 또 한 사람을 퇴화시킬 준비를 갖추기 전에 이미 밑바닥에 도달했음이 분명하다('나한테 그렇게 하지마; 그/그녀에게 그렇게 해'). 죽음의 공포라는 아이디어는 이런 상황에서 그것의 서술적 힘을 상실한다. 사실상 죽음이 갈망되고, 자살에 대한 반추가 계속해서 배경을 맴돈다. 심각하지만 성공적이지 못한 자살 시도들이 빈번히 이 폐소로부터 일시적인 해방을 산출하고, 종교적 회심과 유사한 풍미를 자아낸다는 사실을 주목하는 것은 흥미롭다.

이런 종류의 사실들은 우리가 본질적으로, 개인의 생존이 악한 대상의 자비에 달려 있는, 중독의 세계 안에 있다는 것을 상기시켜준다. 사실상 거대한 대변 페니스는 대상이 아니라, 나쁜(실망스럽고 유기하는) 대상과 부분 대상 수준의 자기의 차가운(마이너스 LHK) 부분이 합성된 자기-대상이며, 따라서 원시적인 대상이다. 이 견해는 인간의 조건에 대한 우리의 아이디어에 심오한 의미를 갖는다. 왜냐하면 그것은 내재적 개념으로서의 악을 제거하고 그것을 행동적이고, 서술적인 것으로 환원시키기 때문이다. 이것은 치료적 가능성에 대한 하나의 전망을 열어주는데, 그 이유는 이 거대한 악한 대상이, 그 합성물의 악한 성질을 용해시키면서, 자기와 대상을 구성하는 부분들로 변형될 수 있기 때문이다. 그러나 치료적 과제는 쉽지 않다. 왜냐하면 이 합성된 대상은 내적 아버지의 특질, 즉 영웅주의와 보호주의를 취함으로써, 혼동과 냉소주의를 손아귀에 넣기 때문이다. 여기에서 영웅주의가 특별한 흥미를 불러일으키는데, 그 이유는 그것이 편집-분열적 자리의 자기-중심성(ego-centricity)을 넘어서는 핵심적인 문제인, 윤리적인 폭정에 저항하는-영웅이라고 주장하기 때문이다. 그것의 주장은 냉소적이다: 다른 사람의 의견, 감정 또는 안녕에 대한 고려에서 나오는 욕망에 대한 어떤 구속도 굴종이라고 여긴다. 그리고 이것이 선언되는 순간은 숨 막힐 정도로 신성한 것이다.

비록 정신의 상태가 본질적으로 갇혀 있고 폐소공포증으로 인해 요란스럽다고 해도, 이런 개인에게 있어서 성적 도착과 관련된 수상한 성애적 행동, 약물 중독자의 환각여행, 범죄자의 승리 등을 제외하고

서도, 쾌락과 만족이 전혀 없는 것은 아니다. 분석에서 우리는 저항-의-영웅임을 주장하는 이상한 자기-이상화 유형을 만나는 데 반해, 이번에는 폭군적 체계 그 자체에 대한 저항-의-영웅을 만난다. 그것은 본질적으로 이중 첩자의 게임이다. 당신이 다른 사람들을 비하하는 것처럼 보이는 것을 통해 친위대의 일원이 되기 위한 요구사항을 충족시키는 것처럼 보이는 동안, 실상은, 만약 그들이 이미 폐소의 수감자들이라면, 당신은 그 체계의 악이 어떤 것인지를 가르치고 있거나, 그 체계를 위한 모병 압력에 저항하도록 부추기고 있거나, 그곳에 들어가고 싶은 유혹을 느끼는 외부인들에게 경고를 하고 있는 것이다. 그것은 두렵게도, 냉소주의를 통해서, 정신분석적 방법과 부모 돌봄의 모델 위에 세워져 있다. 아이 시절에 겪었던 잔인성에 대한 솔직한 꿈들만이 그들이 능숙하게 사용하고 있는 빗나간 언어 사용의 그물을 뚫을 수 있다. 왜냐하면 그들은 연습 없이는 거의 말할 수 없고, 의제 없이는 회기에 오지 않기 때문이다. 역전이에서의 어려움은 기법적 문제를 다루는 장에서 논의할 것이다.

   정신적 상태의 이 측면, 즉 자기-이상화는 과대성과는 사뭇 다른 것인데, 우리는 두 개의 서로 다른 종류의 과대성을 만난다. 물론 친위대원이 되기로 맹세한 사람들은, 대변 페니스를 환영하고 악행에 피학적으로 참여하는 모성적 대상과 이 지하 세계를 지배하는 대변 페니스로서의 대상 모두를 포함하는, 대상 안의 삶이 지닌 동일시 측면을 통해서 강렬한 과대성을 경험한다. 그러나 침입자가 되는 느낌과는 정반대인 것처럼 보이는 또 다른 유형의 과대성이 관찰될 수 있다: 모든 다른 거주자들과 다른 존재, 즉 예외라는 느낌. 이 상태는 흥분으로부터의 초연함 덕택에 최소한의 순응이 수반되는, 일종의 색깔 없음, 사회적으로 눈에 띄지 않는 것에 의해 보존된다. 이 벽-위의-파리 기법은 삶의 끔찍스런 드라마에 참여하지 못하고 그것을 구경하는 관람자의 태도를 가져오지만, 그것을 훔쳐보는 흥분을 피할 수는 없다.

그 모병에 굴복한 타락한 천사들은 절망으로부터 벗어나기 위해 미친 듯이 애쓰는, 가장 많은 고통을 겪고 있는 사람들이다. 그들은 무엇보다도 자살에 대한 반추에 의해 시달리고 있고, 사고를 당할 가능성이 가장 높으며, 폭력과 징벌에 노출되어 있는 사람들이다. 동시에, 그들의 세계는 분실화 되었을 뿐만 아니라, 절대적으로 위계적인 것이기 때문에, 그들은 미친 야망이라고 불릴 수밖에 없는 것을 드러낸다. 그들에게 있어서 '꼭대기'라는 개념은 매우 구체적인 것이고, 또한 그것은, 비록 왕관을 쓰고 있는 머리가 얼마나 쉽게 불편해지는지를 매우 잘 알고 있다고 해도, 그들에게 안전감을 의미한다. 이런 이유로 그들은 본질적으로 정치적인 성향을 갖고 있고, 그들이 어떤 영역에서 살고 있든지, 크건 작건 상관없이, 막무가내로 권력과 공모한다. 그들은 삶을 본질적으로 제도적인 것(institutional)으로 느끼기 때문에, '꼭대기'는 어디에서나 '꼭대기'이다. '시저가 아니라면, 그는 아무것도 아니다.'

 이런 사람들이 절망, 나쁜 꿈들, 불면증, 탈진 등에 떠밀려 분석을 찾는다는 것은 불행한 사실이다. 그러나 그들은 그들의 본질적인 포로상태와 씨름하기 위한 목적으로 오지 않고, 정서적 영향들, 종종 심리신체적 문제인, 그들의 '증상'을 해결하기 위해서 온다. 그들의 미친 야망이 그들의 포로상태를 충분히 표현하지 못하고 변태 또는 범죄에 의해 대체되는 곳에서, 우리는 그런 현상이 종종 진실을 은폐하는 데 필요한 힘이 그들의 사회적 삶에서 전적으로 존경스러운 겉모습을 건설하는 데 모두 소진되었을 때 나타난다는 사실을 발견한다: 배우자, 자녀들, 시민 활동, 보험 약관, 깔끔한 복장과 행동 등 모든 것들이 변태와 절망을 감추기 위한 차폐막으로 사용된다. 호화 호텔들의 창문들이 아주 조금밖에 열리지 않는 것은 놀라울 것이 못 된다. 이 직장 안에서 살고 있는 사람들의 미친 야망이 머리/젖가슴 안에서 살고 있으면서 명성을 얻기 위해 위를 향해 기어오르는 사람들의 메시아적 야망과 어떻게 다른지를 얼핏 주목하는 것은 가치 있는 일로 보인다.

우리가 분석 상황에서 아주 분명하게 주목하는, 이 영역에 살고 있는 사람들이 지닌 당혹스러운 특징들 중의 하나는 그들이 공포를 불러일으킨다는 사실이다. 그들은 거대한 남성일 필요가 없다. 아주 작고 연약해 보이는 여성들도 그런 특징을 가질 수 있으며, 그것은 위장하기가 어렵다. 여배우가 맥베스 부인을 실감나게 연기하는 것이 얼마나 어려운가? 아니다. 적대자를 마비시키는 것은 신비스런 카리스마이다. 어쨌든 그들은, 설령 우리가 그 볼모가 누구인지 확실히 탐지할 수는 없다고 해도, 누군가를 볼모로 잡고 있는 분위기를 산출할 수 있다. 그것은 항상 우리가 사랑하는 사람들이고, 최종적으로는 자녀들이다.

6장
폐소의 기법적 문제들

앞의 장들에서 중심적인 관심은 유아기 부분에 고착된 정체성을 갖고서 폐소 안에서 살고 있는 인격들에 있었다. 이들과의 작업에서는 특수한 기법적 문제들이 발생한다. 정상적인 사람과 신경증적인 사람의 경우, 정신분석은 책, 영화, 친구들의 설명에서 끌어 모은 미리 형성된 전이와 함께 시작될 수 있고, 그렇게 하는 것이 보통이다. 그것은 일반적으로 엄격하게 제도적이거나 야생적으로 낭만적인데, 일단 세팅이 명료화되고, 방법에 대한 대략적인 설명이 주어지며, 협조가 요청되고, 첫 번째 꿈들이 해석되며, 주말 휴지가 영향력을 발휘하기 시작하면, 그것은 거의 곧 자취를 감춘다. 유아기 전이 대상들에 대한 욕구는 그때 인격의 이 측면들을 차츰 분석 환경(ambience) 안으로 끌어 모으는 것을, 즉 '전이 모으기'를 선호한다. 경험은 왜 정신분석을 원하시죠?라는 질문에 대한 가장 만족스러운 대답은 '정신분석은 나의 유아기 전이의 욕구들을 끌어 모아 그것들을 반복해서 실연하는 대신에 훈습할 수 있는 기회를 주기 때문입니다'라고 강하게 말해준다. 내가 '유아기'와 '대상에 대한 욕구' 이 두 가지 모두를 강조할 때, 독자들은 아마도 내가 전이를 제한적인 의미로 사용하고 있다고 생각할 것이지만, 내가 이해하는 전이라는 용어는 내적 대상들과의 관계의 외재화에서 유래한 것이고, 그러므로 가족의 삶의 형태를 간직하고 있다고 말할 수 있다. 그것은 자기애 조직, 즉 부모 인물의 직접적인 영향력 바깥에 있는 그리고 보통 그들이 믿고 있는 가치와 대립되는, 유아기 구조의 활동들 및 동맹군들과 끊임없이 진자운동을 한다.

재분석을 찾는 사람들이 갖고 있는 미리 형성된 전이는 이전의 분석 시도들에서 겪었던 치료적 곤경이 미치는 영향으로 인해 전혀 다른 것으로 드러나고, 그것이 완전히 사라지게 하는 데는 오랜 시간이 걸린다. 프로이트라면, 전이에 그토록 구체적인 현실을 주고, 따라서 전이가 해소될 수 없는 이유는 그것이 이전 분석가의 '특수성들'에 기초해 있기 때문이라고 말할 것이다. 이것은 분석 세팅과 의사소통의 본질적 측면 양쪽 모두가 정서의 요란함을 보는 데 실패하는 상황을 포함할 수도 포함하지 않을 수도 있다.

정체성의 느낌이 내적 세계에 고착된 사람들을 위한 기법적 문제들에 관해 내가 서술하려고 하는 것은, 꿈들에서 예시된 것들을 제외하고는, 모든 것이 전적으로 역전이에 기초한 것이라는 점에서, 우리는 그것 전체를 치료사의 상상 속에 있는 것으로 간주해야 한다는 것이다. 이런 이유로, 아래에서 제시되는 것은 독자들이 환자나 치료사로서 임상에서 경험한 것들을 반향하든지, 아니면 동화처럼 들릴 것이다. 성인 환자들과의 작업에서 그것을 예시하는 것은 매우 어렵고, 이 서술 배후에 있는 확신의 많은 부분은 아동들과의 작업에서 왔다고 말할 수 있을 것이다. 「정신분석의 과정」 이후에 출간된 나의 이전 글들은 이것에 대한 예들로 가득한데. 나는 여기에서 그것을 반복하지 않을 것이다. 왜냐하면 어떤 치료사가 아이들을 치료한 적이 있고, 그것을 읽었을 수도 읽지 않았을 수도 있기 때문이고, 서술들이 그에게 와 닿지 않을 수도 있기 때문이다.

예증을 시도하는 대신에, 나는 분석적 상호작용의 특질들을 채집하고, 그것들을 환기적 방식으로 서술하려고 시도할 것이다. 세 개의 분실 안에서 일어나는 환상 생활의 특질들 모두는 이미 서술된 바 있고, 분석가가 자신의 마음 안에서 그것을 종합해내지 못하는 어려움이 어느 정도 하나의 분실에서 다른 분실로 옮겨 다니는 이동성 때문이라는 것도 인지된 바 있다. 만약 우리가 인격 장애의 심각성을 친밀한 정서적 관계의 무능이라는 측면에서 측정한다면, 그리고 따라서 분석적 치료를 위한 잠재력의 측면에서 측정한다면, 그것은 숨은 부분의 미성숙의 정도보다는 그것의 경직성에 의해 더 많이 결정될 것이다. 따라서 거짓-성숙 인격은 아직 현실에 확고하게 뿌리내리지 못하고 있는 청소년기보다 훨씬 더 고착되어 있고 변화에 저항적인 것임을 확인할 수 있다. 그 이유가 무엇인지 탐구될 것이다. 그러나 분석에서, 최종적인 것은 경험이 말할 것이고, 온갖 종류의 실패가 분석가의 문 앞에 그리고 백년이 지난 지금도 미성숙한 상태에 있는 우리의 과학 앞에 놓여 있다고 가정해야만 할 것이다.

그런 환자들이 분석을 찾는 '이유들'을 논의하는 데 시간을 소비할 필요는 없어 보인다; 모든 사람이 그렇듯이, 그들은 자발적으로 오거나, 누군가가 보내서 온다; 그들은 막연하거나 참기 어려운 고통 때문에, 호기심, 나태함, 대담함, 말썽, 반항 때문에 온다. 처음 몇 회기가 지난 후에는, 그들 사이에 별 차이가 없다. 그들 모두를 특징짓는 것은 그들의 세계관에서 드러나는 미리-형성된 전이의 경직성이다. 우리가 환기하려고 시도해야 하는 것은 바로 이것이다.

종종 치료사의 주의를 끄는 첫 번째 것은 제시된 치료 방법에 환자가 놀라울 정도로 협력적인 모습을 보이는 것이다. 왜냐하면 그것은 환자가 첫 면담 때 보였던, 분석에 대해 의심하거나, 분석 시도에 대한 제안을 잠정적으로만 수용하거나, 회기의 빈도를 제한하거나, 제한된 시간, 돈, 이동 거리, 그리고 다른 이유들을 들어 간청했던 모습과는 너무 다른 것이기 때문이다. 그러나 오래지 않아 그 협력은 피상적이고 쉽사리 변하는 것임이 명백해진다. 우리는 그들이 분석가가 흥미로

워한다고 생각하는, 대체로 일화적이고 이차적인 자료를 가져온다는 것을 깨닫는다. 정서는 목소리에서 걸러지고, 어휘는 모호성의 거장에 가까울 정도로 모호한 특징을 갖는다. 분석가는 그에게 사건들이나 사람들에 대한 생생한 시각적 이미지들이 남아있지 않고, 이름은 종종 관계의 타이틀에 의해 대체되기 때문에 등장인물, 장소, 시간의 연쇄들에 대해 혼동하기 쉽다는 사실을 발견한다. 따라서 계속해서 명료화를 시도하는 것이 필수적인데, 환자는 보통 짜증을 억누른 채 그 시도에 응한다. 이 사람이 사고 장애를 갖고 있는 것이 아닐까? 그것은 모두 진실인가, 아니면 당신의 입맛과 흥을 돋우기 위해 꾸며낸 이야기인가? 당신이 누구이기에 이 사람은 기꺼이 찾아와서 카우치에 누워 계속해서 이야기를 하는가?

따라서 만약 치료사가 이 자료를 보통의 방식대로 취급한다면, 공식화를 시도하거나 외부 사건들을 가정된 전이의 직접성과 연관 지으려고 시도한다면, 그 치료사는 관용, 부주의 그리고 경멸의 혼합물처럼 보이는 강한 반동에 직면해서 일시적으로 뒤로 물러설 것이다: '선생님이 그 말을 할 줄 알았어요'. 그 다음에 나오는 자료는 환자가 치료사로 하여금 할 일을 하도록 정중하게 말을 중지해야 하든지, 아니면 치료사가 독백으로 가는 길로 재촉해야 하든지 간에, 명백히 미리-정해진 방식으로 옮겨간다. '차를 타고 오면서 생각했어요'와 같은 갑작스런 환자의 말에서 하나의 의제가 전개되기 시작했음이 곧 분명해진다. 그것보다 더 심각한 것은 신실하지 않음을 말해주는 음조가 들려오기 시작하는 것이다. 이것은 시간이 걸리는 일이다. 그런 사람들은 그들과 다른 사람들에게 침입자라는 자신들의 지위를 숨기기 위해 오랜 세월 동안 정확하게 이 주제를 은폐해온 사람들이다.

만약, 환자가 들려주는 어느 정도의 위협적인 짜증이 담긴 이야기에도 불구하고, 분석가가 환자가 전달하고 있다고 주장하는 사실들—실제로 행해진 것, 말한 것, 본 것, 들은 것—에 대한 데이터를 정의하기 위해 끈질기게 시도한다면, 거기에는 정서적 경험에 대한 보고보다는 신문기사 이야기를 듣고 있다는 인상이 발달할 것이다. 이때 아동기의 사건들은 특별한 관심 대상이 되는데, 그 이유는 환자가 하는 이야기가, 가족 전설처럼 다른 사람에게서 온 것이든, 아니면 친구에게 말해주기 위해 스스로 만들어낸 것이든, 아니면 그의 일기 또는 불평에 대한 기록에서 온 것이든 상관없이, 성인기 사건들의 경우에는 기억과 풍문 사이를 구분하는 것이 전적으로 불가능하기 때문이다. 거기에는 환자가 사건을 기억하는 것이 아니라, 사건에 대한 이야기를, 즉 타당성이 매우 의심스러운 이야기를 회상하고 있다는 쉽게 사라지지 않는 인상이 남는다.

마찬가지로 분석가를 불안하게 만드는 것은 환자가 상담실을 들어오고 나갈 때 보이는 감정이 결여된 태도이다. 그는 사람의 눈을 보지 않거나, 아니면 끔찍스러울 정도로 꿰뚫어보거나, 아니면 단순히 듣는 사람의 귀를 무시한다. 유사하게, 그는 상담실, 방의 장식, 입장 양태, 카우치의 질 등을 당연한 것으로 받아들이거나 관심이 없다. 그러나 이것은 우리가 꿈들에서 등장하는 분위기의 항목들을 주목하는 빈도에 의해 거짓임이 드러나는데, 그것을 지적할 때 환자는 결코 그것을 주목한 적이 없다고 부인한다. 그리고 그것은 사실이다. 그는 상담실과 그것의 장식뿐만 아니라 분석가—나이, 대머리, 안경의 착용 여부, 콧수염을 기르는지, 옷을 잘 입는지, 쿵쿵거리며 걷는지, 뚱뚱한지 홀쭉한지, 키가 큰지 작은지, 매력적인지 혐오스러운지—에 대해서도, 보기는 했지만 주목하지는 않는다. 그러나 만약 분석가가 옷을 바꿔 입는다면, 다음날 환자의 복장에서도 색상의 변화가 나타날 수 있다. 이것을 조사하기 위한 어떤 시도도 성마른 소음의 강도를 높일 수 있다. 그러나 이것은 무의식이 작용하고 있다는 모든 제안에 일반적으로 적용되는 것이기도 하다. 왜냐하면 결국 심리적 현실 안에 살고 있는 것보다 그것에 대해 더 완전하게 부인하는 것은 없기 때문이다.

마지막으로, 얼마 동안의 혼동을 거친 후에 뒤늦게 깨닫는 사실이 있다: 분석가는 개인이 아니라 자체의 위계체계와 카프카식 신비를 지닌 정신분석이라는 특별한 제도의 대표자이다. 일단 이것이 분명해지면, 거기에는 보통의 의미에서의 유아기 전이가 없다는 점에서, 분석가는 전이를 수집하고 서술하는 것에 기초한 정신분석의 보통의 절차가 순조롭게 진행되고 있지 않다고 느낀다. 대신에 상담실은 제도화된 세계 안에 있는, 특별한 제도 안에 있는 특별한 작은 방이다. 또는 분석가는 제도화된 세계 안의 특별한 제도 안에 있는, 세 개의 분실들 중의 하나 안에 있는, 특별한 작은 방이며, 다른 두 개의 방은 어딘가 다른 곳에 있다는 것을 차츰 발견한다. 분석가는 자신의 작은 방이 고문실이거나, 성애의 터키탕이거나, 천상의 평화와 쉼의 장소라는 것을 알아차릴 수 있다. 그러나 그럼에도 불구하고 그것은 분석가가 스태프로 일하고 있는 제도의 일부이다. 위계체계 안에서 분석가의 지위가 무엇인지가 중요한 흥미와 관심이 된다. 그러나 매혹적이라는 증거에도 불구하고, 그것은 유아기 전이가 아니다.

 이 모든 것은 실제로 환자를 분석에 묶어주고, 어떤 점에서 다른 관계들과 활동들을 명료화하고, 더 나은 것으로 만들어주는 효과를 발생시키는 방식으로, 그의 유아기 삶의 과정들의 일부를 '모은다.' 그것은 변기-젖가슴 종류의 유아기 전이로서 기능하는 것처럼 보일 수 있지만, 긴급성, 해방감, 쾌락 그리고 불안 비워내기를 결여하고 있다. 따라서 역전이는 어느 정도 휴경지와도 같다는 느낌, 존재하지만 분석적 노력에도 불구하고 사용되지 않고 있다는 느낌으로 남는다. 또는 분명한 수용을 만나지 못하는 분석적 노력 때문에, 아무런 뚜렷한 정서의 반향을 불러일으키지 못하는 것으로 남는다.

 그러나 분석 바깥에서의 환자의 삶에서 개선이 발생했다는 암시들을 축적하는 동안—분석 절차에 대한 애착을 설명해주는 것처럼 보이는, 사실상, 주로 부정적인 증거—환자의 정신 상태가 '더 나빠지고 있다'는 매우 확실한 증거가 어김없이 분석가를 기다리고 있다. 이것은 전이 신경증인가? 나는 그렇게 생각하지 않는다. 그것은 단지 관찰을 개선하고 의사소통을 명료화하기 위한 분석가의 지속적인 노력 덕택에, 환자의 의식이 넓어진 것일 뿐이다. 사전적인 측면과 개념적인 측면 모두를 갖고 있는, 의사소통의 명료화는 환자에게 특별히 성가신 일인데, 그 이유는 그가 용법들이 특별하고 동의어들이 존재하지 않는 사전보다는, 명백한 동의어들이 쉽게 서로 교환될 수 있는, 언어에 대한 백과사전적 견해에 훨씬 더 흥미를 느끼기 때문이다. 다른 한편, 새로운 개념들은 그것들이 상상력을 요구하기 때문에, 환자를 비켜가고 분석가가 속한 제도의 전문용어로서 취급된다.

이 모든 것을 고려할 때, 나는 전이를 해석하는 것이 부정적인 효과를 갖는다고 생각한다. 왜냐하면 그것은 환자에게 무의식에 대한 저주를 의미할 뿐만 아니라, 분석가가 친밀성과 의존을 요구하는 것처럼 보일 수 있기 때문이다. 그런 감정을 전혀 알지 못한 채, 환자는 단지 분석가의 행동이 교조적이거나, 하루 종일 따분한 상담실에 갇혀 있으면서 수상한 방법을 사용해서 낯선 사람들을 돌보는 데 따른 외로움과 고립감의 표현이며, 그 운명은 그가 벌어들이는 돈의 액수에 의해서만 완화될 수 있는 것이라고 결론 내린다.

환자가 극도로 화가 난 순간에 우리가 암묵적으로 알게 되는, 분석가에 대한 이러한 견해는 실수로 말한 다음에 재빠르게 부인되지만, 환자가 어떤 자리에 있는지를 정확하게 말해준다. 분석가가 독재적이고, 특권을 가진 삶을 살고 있으면서 '영주의 권리'(droit de seigneur)[1]를 행사하고 있다고 욕을 퍼붓는, 오이디푸스 감정의 꼭대기에 위치한 신경증 환자와는 달리, 내면세계에 갇혀 사는 사람의 태도는 본질

---

1) 중세 유럽에서 영주가 자신이 다스리는 영역 내의 여인들과, 특히 그들이 결혼하는 날 밤에, 성관계를 할 수 있는 권리.

적으로 경멸적인 것이다. 왜냐하면 이 내면세계가 거기에 있는 전부이고, 분석가 역시 환자만큼이나 그것의 그물에 걸려 있는 것이 사실이지만, 어떤 이유에서든, 일종의 특별한 정신분석적 엘리트주의와 함께 자신이 그 모든 것 위에 있거나 초월한다고 생각하고 있다는, 도전받아본 적이 없는 가정 위에 환자의 믿음이 세워져 있기 때문이다. 그는 분석가 안에서 엘리트 기생주의, 성애적 몰두 그리고 확실한 가학증이나 피학증과 같은 세 개의 분실들 모두 안에 있는 흠결의 증거를 탐지할 수 있다.

이 성마름과 은밀한 경멸은 빠르게 전염된다. 부정적 전이와 역전이가 단순히 제도에 속한 두 명의 공동-작업자가 점점 더 서로를 싫어하면서도 과제에 의해 함께 묶여 있는 것에 대한 표현이기는 하지만, 분석에서의 그러한 시도만큼이나 그런 상태를 닮기 쉬운 것은 없다. 환자의 관점에서 볼 때, 그것은 순수하게 계약적 관계이고, 이러한 실행을 분석하는 것은 분석가의 과제이다. 만약 환자 안에서 아이를 발견할 수 없다면, 그는 분석을 할 수 없다. 왜냐하면 환자의 인격이 입고 있는 갑옷이 친밀성을 밀쳐내기 때문이다. 환자에게 있어서 친밀성이란 알 수 없는 영역, 시적인 신화, 또는 본질적으로 유아론적(唯我論)인, 인간 조건의 본성을 부정하는 것이다.

내적 세계의 내면에 대한 이러한 상상적 세계는—결국 그것은 모두 내면세계에 대한 장식물로 사용하기 위해 외부 세계로부터 형태를 빌려온 순수한 상상물이지만, 자위 과정의 전능성에 기초해 있는 것일 뿐이다—분석가 편에서의 상상적 추측 행동에 의해 환기되는데, 이것은 분석가로 하여금 회기 안에서 환자의 세계 안으로 친절하고 따뜻한 방문을 하는 동안, 환자의 세계 바깥에 굳건히 서 있을 수 있게 해준다. 그것은 환자의 비밀스러움, 신실치 못함 그리고 은밀한 경멸이 발생시키는, 짜증나게 하는 영향력에 대해 놀라울 정도로 강한 저항력을 제공한다. 무엇보다도 그것은 도덕적 판단을 미리 막아준다. 왜냐하면 그것은 카우치에 있는 사람이 자신의 인격을 보여주는 것이 아니라, 그가 거주하고 있는 폐소공포증적인 세계에 대한 적응 기법들만을 보여주는, 완전히 낯선 사람이라는 사실을 분명히 알게 해주기 때문이다. 분석가가 환자의 감금 생활의 특질과, 본질적으로 살 수 없는 상황 안에서 생존하기 위한 투쟁을 인식할 수 있는 순간, 그는 집에서 나와 길을 잃고 헤매는 아이를, 심지어 자신이 한 때 알았던 가정의 특질을 잊어버린, 그리고 아마도 가장 심각한 경우 자궁만을 기억하는 아이를 볼 수 있다.

경험은 결국 분석가의 이 따스한 관용에 또 하나의 차원을 더해준다: 폐소가 사실상 망상적 체계처럼 닫힌 공간이 아니고, 비록 그것의 특질이 상상적이기는 하지만, 심리적 현실로부터 단절된 것이 아니며, 따라서 외부 현실로부터 단절된 것이 아니라는 것. 심지어 임상적 경험이 이 추측을 확신으로 만들어줄 수 있기 전에도, 그러한 가능성에 대한 인식이 분석가로 하여금 우리가 폐소의 부정적 측면이라고 부를 수 있는 것, 즉 떨어져 나간 경험적 영역들이 항상 열려 있는 문을 갖고 있다는 사실을 인지하게 해주었다고 말할 수 있다. 이것은 이미 언급된 바 있지만, 이 지점에서 어느 정도 확장될 필요가 있다. 왜냐하면 그것은 분석가가 환자에게 그가 살고 있는 세계의 본성을 보여주는 데 중요한 역할을 하기 때문이다.

환자의 꿈들은 항상 이 문제를 언명하고 있다: 그는 창문 밖을 내다보고 있거나, 떠나가는 기차의 창문을 통해 누군가에게 말하고 있거나, 아는 사람이 아무도 없는 공항에 있거나, 청중 안에 있거나, 다른 사람들의 활동들을 내려다보고 있거나, 외국어를 사용하는 회사 안에 있다. 본질적인 사실은 인간관계들과 세계의 자연적이거나 인공적인 측면들이, 멀리서 느껴지는 불안의 천둥을 제외하고는, 아무런 정서적 영향력을 발생시키지 않는다는 것이다. 그는 계속해서 기껏해야 감정으로 위장한 흥분 상태를 유도할 수 있는, 소문과 희미해지는 회상에 기초해서 정서적 영향력에 대한 이야기를 만들어내야 한다. 그는 웃고, 울고, 성적으로 흥분되고, 포근하고, 공포에 질리고, 복수심에 불타는 등, 전체 범위의 정서들을 '꾸며낼' 수 있지만, 그것들 안에 진정성과 확신은 없다. 그가 이러한 유도된 상태들을 사람들에게 전시할 때, 그는 그것이 교활한 사기라고 느낀다. 그 결과 그는 말, 음악 또는 다른 사람들이 표현하는 감정들의 진정성에 대한 어떤 믿음도 경험할 수 없다. 만약 그가 원치 않는 것은 보지 않는 능력과, 결국 모든 것은 다 가짜라는 냉소적 가정을 발달시키지 않는다면, 이 상태로 인한 고통은 계속될 것이다.

분석가가 상상력 있는 눈으로 이 곤경을 보고, 길 잃은 아이를 인식할 수 있을 때—세련되고 평범한 설명을 통해서—환자가 그런 측면을 주목할 수 있기만 해도, 그의 인내와 관용은 힘을 얻게 되고, 그의 말, 목소리의 억양, 눈빛에서 반영되게 된다. 분석가에 의한 그런 통찰이 여기에서처럼 의식적이고 공식화되는 곳에서, 인내와 관용은 환자를 버틸 수 있게 해주고 다가오는 휴일 휴지의 폭풍에도 불구하고 환자를 붙들어줄 수 있게 해준다. 「정신분석의 과정」 제2장에서 표현된 느리지만 꾸준한 진전에 대한 낙관주의는 여전히 정확하다. 그러나 정규적인 정신분석적 작업이 빠질 수 있는 함정들이 있다는 것도 마찬가지로 분명하다. 점점 더 커지는 혐오와 상호적인 짜증스러움은 두 사람 중 어느 한쪽에서의 폭발적인 중단을 산출하거나, 아니면 환자가 일반적으로 조용히 행해진 지리적 이동과 같은 그럴듯한 이유로 분석을 슬그머니 떠나게 만들 수 있다. 그러나 삶의 양태(a modus vivendi)는 상호적인 적응에 의해 작업될 수 있고, 환자가 그의 외부 생활에 대한 적응에서 충분한 개선을 보고할 때, 그 두 사람은 서로에게 '우수 가정용품 인정 마크'(Good Housekeeping Seal of Approval)를 상으로 주면서, 일종의 상호적인 이상화와 함께 분석을 종결할 수 있다. 그러나 최악의 경우, 그들은 끝나지 않는 분석 안에 머물 수 있다.

전적으로 영웅적 행동으로 보이는 정신분열증 환자들과의 작업 영역을 제쳐두고, 여기에서 논의되는 환자들은 분석가의 영혼을 시험한다고 말할 수 있다. 우리가 어떤 길을 가야 할지 확실히 알지 못하고, 어떤 결과가 따라올지 알지 못할 때, 나쁜 직업을 최선의 것으로 만들어야 한다는 비온의 가르침은 이상한 것일까! 내 경험에 의하면, 내가 생각하고 있는 방법이 좀 더 명확하게 정의되고, 좀 더 일관되게 임상 실제에 적용될 때, 상호 적응과 이상화에 대한 위험, 그리고 사회생활에서 외적으로 드러나는 개선에 의해 유혹받는 위험이 확실히 제거된다. 환자는 '더 나빠지고' 분석가의 마음 안에서 그것은 의심의 여지가 없다. 어느 한편에서의 폭발 위험은 분명히 줄어들지만, 그 자리를 차지하는 것은, 분석이 모두 쓰레기 같은 것이고, 분석가는 환자만큼이나 그의 폐소 안에 숨어 있으며, 정신분석은 맹인을 인도하는 절름발이 정도가 아니라, 코끼리의 다리들을 숲으로 오인하는 여러 명의 눈먼 철학자들이라는, 환자 안에 있는 자라나는 확신이다. 분석가의 소극적 능력이 정말로 시험을 받는다!

  사실상 전이 대상에 대한 환자의 욕구의 도움을 받지 않고서 분석을 수행하려는 시도는 몇 주가 걸리는 문제가 아니라 몇 년이 걸리는 문제이다. 상태가 '더 나빠지면서' 상호 소진의 위협이 발생한다. 이러한 상상적 추측 양태에 의해 요구되는 기법적 절차는 기본적으로 단순한 것이다. 분석가에게 첫 번째로 요구되는 것은, 그가 아직 정신분석의 과정을 주재하고 있지 않다는 것을 인지하는 것이다. 내 생각에, 이것은 또한 환자에게 견고한 희망과 함께 전달될 필요가 있다. 불행하게도, 이것은 비록 환자를 과제에 묶어주는 역할도 하지만, 환자를 극도로 자극하기도 한다. 이런 분위기에서 분석가는 자신의 역할이 환자의 행동, 그의 꿈들, 그리고 드러난 불안들과 잠재된 불안들을 포함하여, 그가 거주하고 있는 분실들의 특질들과, 상담실 안과 밖에서의 그의 적응 양태 모두를 구경시켜주는, 폐소의 여행 가이드로 제한되는 것을 발견한다.

　환자가 무자비하고 가학적이며, 망치고 시샘하는 것으로 경험하는 이 방법은 두 개의 방향과 두 개의 결과를 갖는다. 먼저 그것은 이야기-꾸미기, 다른 사람들 특히 분석가에 대한 냉소적 태도, 나태함, 엘리트주의, 색정광 또는 저항의-영웅이 주는 쾌락이 가짜임을 조사하는 것을 통해서, 자기 이상화의 영역들을 취소하는 것을 목표로 한다. 따라서 분석가의 이런 활동은 그가 사실상 보편적인 마음의 상태에 있지 않고, 그곳에서 나오는 방법을 모르고 있다는 것과 같은, 폐소공포증적 상태에 대한 환자의 인식을 넓혀준다. 직장 안에 거주하는 사람들, 특히 이중 첩자들은 그들의 삶의 악몽 같은 특질을 느끼기 시작하고, 그의 외부 세계의 관계들과 활동들에서 이 상태의 실연이 갖는 위험을 더 이상 부인할 수 없게 된다.

　그러나 거기에는 아주 천천히 드러나는 세 번째 결과가 있는데, 그것은 치료사가 폐소의 거주자가 아니라 방문자일 뿐이며, 그 방문은 그 안에 사는 동료가 되는 위험에서 면제되지 않은 것이라는 의심이 결국 확신으로 자라난다는 것이다. 우리는 슈퍼비전에서 분석가들이 너무 자주 자신들은 이 산업 재해에 면역력을 갖고 있다고 느끼는 모습을 본다. 그것이 분석가에게 어떤 해방감을 주든지 간에, 그것은 환자의 고통을 크게 증가시킨다. 왜냐하면 분석가가 방문자라는 확신이 자라나면서, 분석을 쉬는 날이 갖는 의미가 시기심의 바람에 의해 부풀려지기 때문이다. 그리고 그것과 함께 가족생활의 개념이 지루함, 계약적인 것, 부르주아적인 것, 소심함, 책임성의 안전망 너머에 있는 얼마의 실질적 내용을 갖기 시작하기 때문이다. 이것이 발생하기 시작하고, 환자가 분석가를 자신의 개인적인 사고, 느낌, 상상을 표현하는 개인으로서 주목하기 시작할 즈음에, 침범적 동일시를 위한 최초의 동기들이 스스로를 드러내기 시작한다. 그리고 이것과 함께 자위에 대한 분석가의 신화와 그것의 해로운 결과들이 심리적 현실을 갖기 시작한다. 분석적 과정의 이 지점에서, 전이가 대상이 부재한 분리 기간 동안만이 아니라 대상이 현존하는 회기 안에서도 그것의 은신처로부터 모습을 드러내기 시작한다. 전이 안에서의 행동화는 환자의 사회적 적응, 정서적 무미건조함, 무덤덤함, 비위를 맞추는 유순함, 표현되지 않는 경멸 등에 담긴 죽음에 생기를 불어넣기 시작한다. 갑작스런 공격들, 노골적으로 경박한 행동, 정보와 정서적 직접성에 대한 요구가 회기들을 생기 있는 것으로 만든다. 환자의 호기심은 분석가의 삶의 역사와 방식에 대해 관찰할 수 있는 것과 파헤칠 수 있는 것을 주시하기 시작한다. 우리는 마침내 전이-역전이라는 친숙한 영역 안에서 작업하게 된다. 마음의 실제 삶이 상담실 안으로 들어온다.

하지만 구조적 및 지형학적 관점에서 볼 때, 분석가가 이 지점에서 무슨 일이 일어났는지를 확신하기란 어렵다. 그는 인격의 숨은 부분이 폐소로부터 나온 것인지, 아니면 정체성의 느낌이 바뀌고 그럼으로써 의식과 행동에 대한 통제가 바뀐 것인지, 확신을 갖고서 말할 수 없다. 이 점에서 꿈들은 애매한데, 왜냐하면 꿈들이 두 경우 모두에서, 바깥으로 나오고, 정신적 고통을 만난 다음에, 서둘러 다시 돌아가는 유아기 과정을 나타내기 때문이다. 이 범주에 속한 사람들은 그들의 숨은 부분 안에 단지 이차적으로 발생한 복잡성(complication), 즉 친밀한 삶을 방해하는 장애물만을 갖고 있는, 정상적 및 신경증적인 사람들과는 다르다. 그들은 그들의 세계관 안에서 자신들의 정신적 상태를 완전하게 살아왔고 그 세상에 적응해왔기 때문에, 의식의 출현이나 변동에 대한 반응은 여전히 애매모호하다. 이것은 관련된 분실에 따라 그것에 대한 반응이 다르기 때문인 것으로 보인다. 머리/젖가슴 안에서 살아온 사람들, 프루스트 같은 사람들과 오블로모프 같은 사람들 모두는 그들이 낭비한 삶의 시간을 후회하는 것에 의해 공격받는다. 색정광 분실에 거주하는 사람들은 자신들이 더럽혀졌고, 욕망의 대상이 아니라고 느끼며, 금욕적인 수녀원이나 수도원에 머물면서 정화하는 시기를, 일종의 잠재기를 필요로 한다고 느낀다. 그러나 직장 안에서 살아온 사람들은 심각한 우울증 문제를 제기하는데, 왜냐하면 그들은 이런 마음의 상태를 실연하는 것을 통해서 세상 안에서 실제 손상을 입힐 수 있기 때문이다.

3부

폐소의 함축들

7장
폐소에서 나오기 대 의식의 변동

정신분석이라는 과학 안에서 '이해'가 무엇을 의미하는지를 명료하게 서술한다는 것은 어려운 문제이지만, 분명히 그것은 반대 측면을 갖고 있다. 나는 빈번히 뉴턴에 의한 놀라운 상상력의 비약이 미적분을 산출했던 일을 생각하게 된다. 왜냐하면 이해란 미분과 적분, 기울기와 면적, 합쳐져서 삼차원을 발생시키는 일차원과 이차원 등의 정신적 과정들을 압축된 방식으로 포착하는 것으로 보이기 때문이다. 수학의 추상화 또는 무생물 세계에 대한 그것의 구체적인 적용에서 취한, 유사한 정신적 과정은 상징들과 그것들이 변형된 말과 같은 훨씬 덜 정확한 도구들을 사용해야만 한다. 나는 여기에서 내적 엄마의 내면세계에 관한 상상에서 자라난 것으로 보이는 폐소와, 불안정성과 경직성으로 불릴 만한 것으로 보이는 현상들의 특정한 부류를 구별하고자 한다. 그러나 나는 이 동일한 부류들이 폐소와 아무런 상관이 없는 상황들에도 마찬가지로 적용된다는 사실을 알고 있다. 우리는 어떻게 그것을 구별하고, 그 구별을 어떻게 서술할 수 있는가?

우리는 처음부터 그러한 활동이 순수하게 사고의 세련됨(tidiness)에 대한 관심과 관련되어 있는 것이지 고유한 두 정신이 사랑과 전투에서 만나는 상담실의 실제 사건들과는 아무런 관련이 없는 것임을 인정할 필요가 있다. 그러나 그들은 또한 그들 자신들과 서로에 대한 관심을 갖고 만난다는 점에서, 확실히 거기에는 이 관심의 강도가 사랑과 전투를 함께 지탱해줌으로써 진정으로 열정적인 결합을 시작하게 하는 순간들이 있다. 그런 순간은 매번 오래 지속될 수 있는 것이 아니지만, 두 사람 모두를 위해 성장을-촉진하는 특질을 갖고 있다는 데에는 의심의 여지가 없다. 아마도 그것은 아주 자주 분석가의 실수 때문에 깨질 것이다; 그는 잘못 추정하고, 사생활의 한계를 침범하며, 의사소통하기보다는 실연한다. 그러나 환자가 감당할 수 없을 정도로 긴장이 고조되는 다른 때에, 분석가는 뒤로 물러선다; 회기의 종결이 마음속에 떠오르고, 불확실성의 긴장을 견딜 수 없으며, 고통을 이유 없는 것으로 경험하거나, 쾌락을 너무 성애적인 것으로 경험한다. 일반적으로 정서들의 흩어짐을 밝히기 위해 환자와 분석가 모두는 꿈들을 기다려야하지만, 설령 무의식으로부터 오는 도움을 받는다고 해도, 실제 일어난 것을 이해하는 데는 사고의 세련됨이 어느 정도의 역할을 한다. 이 점에서 상담실에서의 사건들은 모든 친밀한 관계에서의 거래와 근본적이지 않은 방식으로 다르다. 열정적인 순간을 회복하고 재생하는 것이 성장과 심화(深化)를 결정한다; 그렇게 하는 데 실패할 때, 거기에는 의사소통의 영역들이 닫히고 그것들이 암묵적인 회피의 계약에 의해 대체되는, 시들어가는 과정이 시작된다.

회피의 경직성과 접촉의 불안정성 사이에, 불안정성이 본질적으로 다시 시도하고자 하는 준비성을 구성하고 있는, 중간 지대가 있다고 제안하는 것이 합리적으로 보인다.

이 준비성은, 내 생각에, 친밀성이 붕괴한 이유에 대한 상호적 불확실성과, 자신과 다른 사람 모두를 용서하기 위한 준비성을 의미한다. 그것은 다시금, 고통의 의미에 대한 관심이 그것의 감각적 특질, 즉 고통의 고통스러움을 능가하는, 고통에 대한 세련된 태도를 요구한다. 그 두 사람이 전반적으로 아무리 잘 맞는다고 해도, 어떤 특정한 순간에 고통을 다루는 능력이 동동하다고 상상하기는 어렵다. 그런 순간에 그들 중 어느 한 사람이 낙관주의의 짐을 떠맡아야만 한다. 분석적 전이-역전이가 아동-부모 형태를 갖는 한, 분명히 이 역할은 분석가가 책임져야 할 몫이다.

폐소에서 살아가는 환자들의 삶의 방식을 설명하면서, 나는 그들이 얼마나 불안정성과 경직성에 시달리는지, 그들이 얼마나 서둘러서 분실에서 분실 사이, 과대성과 폐소공포증 사이를 오가는지, 그리고 그들이 얼마나 경직되게 분석적 상황을 제도화된 것으로 추정하는지를 서술했다. 나는 또한 이것을 이해하는 하나의 방식을 제안했는데, 그것은 이것이 우리가 알고 있는 전이와는 달리 그것 자체로서는 분석적 과정을 생성해내지 않는 미리 형성된 전이임을 인지하는 것이었다. 그리고 이 구별이 분석가의 안정성, 즉 그의 인내, 관용, 지속적인 관심과 희망적인 태도에 매우 좋은 영향을 준다고 지적했다. 그러나 정상적인 환자들과 신경증적인 환자들의 경우, 상황은 더 복잡하다. 거기에서 우리는 분열 과정과 전능적 통제의 경직성, 그리고 Ps↔D의 불안전성뿐만 아니라, 투사적 동일시 현상의 분출과 그것에 수반되는 접촉의 상실을 만나기 때문이다.

접촉이 상실되는 것과 관련된 구조적 본성에 관한 질문을 제기하는 것은 단지 정신적 세련됨을 추구하는 것일 수 있다: 그것은 투사적 동일시 안으로 사라진 인격의 부분을 갖고 있는가? 또는 그것은 정체성의 중력의 중심과 이미 숨은 부분으로 이동한 의식에 대한 통제권을 갖고 있는가? 놀이실에서 그 구별은 행동에 의해 강하게 암시된다: 아이는 갑자기 테이블이나 카우치 아래에 있는 피난처로 숨어들거나, 자위 방과 같은 편안한 곳이든, 아니면 고문실이든, 은신처를 만드는 놀이에 열중하다가 갑자기 중단할 수 있다. 여기에서 연속성과 비연속성 사이의 차이는 분명히 중요한데, 후자는 분석적 실패를 암시하는, 분석가와 환자 사이의 접촉의 실패를 가리킨다. 놀이의 연속성이 보존되는 곳에서, 행동의 구체성과 의사소통을 위한 극화 사이를 구별하는 문제는 여전히 남는다. 그러나 그럼에도 불구하고 그것은 마음 상태의 변동보다는 철수가 이루어지고 있음을 가리키는 것으로 보인다.

그것은 중요한 구별인 것처럼 보인다. 비연속성은 항복, 즉 환자 편에서 관계를 위한 노력을 포기하는 것을 암시하고, 따라서 분석가가 해결해야 할 문제가 발 앞에 놓여 있음을 의미한다. 환자 안의 불안정성을 나타내는 그 두 가지 모두는 두 가지 다른 유형들로 이루어져 있는데, 하나는 전이의 심리경제에 내재된 것이고, 다른 하나는 역전이를 적절히 사용하는 데 실패한 결과이다.

비연속성들은 성인 환자들에게서 쉽게 인지되지 않는다. 그것들은 주제를 바꾸는 것처럼 보이는 것을 통해 알 수 없다. 그 이유는 연결고리들이 생략되었거나, 환자가 최종적으로는 원래의 자리로 돌아오게 될 에두른 표현을 사용하고 있을 수 있기 때문이다. 나는 그것이 외로움 또는 무시 받았다는 느낌의 파도를 주목하면서, 분위기, 온도 또는 거리의 변화를 느끼는 것에서, 즉 역전이 안에서만 탐지될 수 있다고 생각한다.

이 구별이 이루어졌고, 그것이 단지 세련됨을 위한 것이 아니라, 임상적인 중요성을 갖는다고 가정해보자. 그렇다면, 그것이 의미하는 것은 무엇인가? 지금 우리는 의식의 본성과 정체성의 느낌을 다루는, 마음에 대한 우리의 작업 모델이라는 근본적인 문제로 되돌아왔다. 의식은 심리적 특질을 지각하는 기관이라는, 비온이 받아들인 프로이트의 공식은 실제로 우리를 플라톤의 동굴 속으로 옮겨놓을 수도 있겠지만, 그것은 그렇게 단순하지 않다. 일단 우리가 마음의 통일성이라는 아이디어를 포기한다면, 그 동굴은 상당히 많은 거주자들이 있는 동굴로 드러난다. 아마도 거기에는 벽 위의 그림자들을 볼 수 있는 곳으로 가기 위해 통과해야만 하는 문이 있을 것인데, 그 문은 한 번에 인격의 한두 부분만이 지나갈 수 있는 공간이 있을 것이다. 나는 누군가가 알타미라(Altamira)¹)에 들어가기 위해 먼 길을 갔다가, 사전 예약을 하지 않았다는 이유로 대기자 명단에 이름을 올려놓고 2년을 기다려야 할뿐만 아니라, 그 방문이 전문가적인 목적을 위한 것이어야 한다는 말을 듣고는 발길을 돌렸다는 이야기가 생각난다. 또는 어쩌면 의식 기관을 통제하는 것은 럭비 스크럼 같은 것일 수 있다. 거기에는 아마도 어떤 편이 공을 갖느냐라는 문제만이 아니라, 점수를 얻을 수 있도록 충분히 오랫동안 공을 갖고 있느냐라는 문제가 있을 것이다. 결국 외부 대상이든 내적 대상이든, 대상들은 실제로 우리의 주의를 '사로잡는가?' 아니면 우리가 그것들에 초점을 맞출 필요가 있는가? 우리의 주의를 '흩어놓는 것'(distractability)은 무엇인가? 럭비 스크럼은 매우 적절한 이미지이다!

　우리는 스포츠를 유비로 사용해서 조직 내의 변화와 자기의 통합을 암시하는 방향으로 이동할 수 있다. 우리는 복식, 단식, 혼합 복식 등의 테니스로 옮겨갈 수 있고, 또는 게임 골프이든 메달 골프이든, 골프로 옮겨갈 수 있다. 우리는 곧 그 게임이 즐기기 위한 것인지, 이기기 위한 것인지, 혼자서 하는 것인지 구별할 필요성을 알게 된다. 만약 게임 규칙의 후원 아래 시계추가 통합과 협력 쪽으로 너무 많이 간다면, 시계추는 획득한 안정성을 상실하고 고립과 강박의 경직성으로 옮겨갈 수 있다.

　정신적 장치에 관한 그러한 사변 또는 상상의 결과는 정신분석의 과정을 개관하려고 시도하는 우리를 곤경에 빠뜨린다. 아마도 우리는 우리 자신의 역전이 감수성을 세련된 것으로 만드는 것을 통해서 연속성과 비연속성 사이를 매 순간 구별할 수 있고, 따라서 폐소 안으로 다시 들어가는 것과 의식과 정체성의 느낌의 이동 사이를 구별할 수 있을 것이지만, 과연 인격의 숨은 부분이 밖으로 나왔다고 확신을 갖고

---

1) 스페인 북부에 위치한 구석기 시대의 채색한 동물 벽화가 그려져 있는 동굴.

서 말할 수 있는지는 의심스럽다. 이 문제는 정신분열증적인 망상체계와는 다른 것이다. 증상의 소실이 갖고 있는 만족스런 본성과는 상관없이, 우리는 항상 그 체계가 여전히 거기에 있고, 누군가가 거주하고 있으며, 그의 의식적인 영역 어귀에서 마음의 상태에 여전히 영향을 끼치고 있다는 증거를 볼 수 있다.

　전체적으로 나는 정확한 것과는 거리가 먼, 어쩌면 심지어 대체로 소극적인 증거, 즉 환자의 세계관의 변화와 같은 증거에 의존해야만 한다고 생각한다. 그것이 나에게는 문제의 핵심인 것처럼 보이기 때문이다. 그것은 '어떤 신문을 읽으시죠?' 대 '당신이 살고 있는 세상의 본성에 대한 증거가 무엇이죠?'로 압축될 수 있을지도 모른다. 우리는 결국 세계는 인간이 만든 것이고, 그러므로 인간에 의한 파괴 가능성이 임박했다고 선언하는 소문을 지겨울 정도로 듣고 있다. 세상은 정치, 경제, 세상사, 스포츠와 오락 분야에서 새로운 것들로 구성된 '새로움들'의 세상이라고 여겨진다. 인간이 모든 것들을 측정하는 자라고 믿고 있는 기본적 가정 집단의 구성원을 향한 이러한 호소는 그가 심리적 현실과 맺고 있는 관계가 어떤 것인지에 따라 거역할 수 없이 '현실적이든지' 아니면 명시적으로 어리석고 혐오스런 것이 된다. 그는 심리적 현실을 부인하는 상태에서, 상식이 충분하다는 가정 하에 세상사는 보이는 것이 전부라고 믿든지, 아니면 대상의 내면 안에 살면서 세상을 눈물의 골짜기와 감옥으로 본다. 또는 이와는 달리, 다른 한 사람은 그가 사용하고, 남용하고, 방치할 수 있는, 자연 세계의 넉넉함과 신비에 의존해 있는 가족 분위기 안에서 살아간다. 세상의 아름다움을 보고, 열정적인 감정들을 가질 수 있도록 열려있기 위해 요구되는 유일한 '신앙'은 자신의 연약함, 무지, 무능 그리고 죽음에 대한 절대적인 믿음이다.

8장
정신분열증의 발생에서 폐소가 담당하는 역할[1]

정상, 경계선 그리고 정신증 범주에 속하는 성인들 및 아동들과 함께 작업한 지난 수십 년 간의 나의 임상적 경험과 광범위한 슈퍼비전 경험은, 구조의 지형학적 차원이 매우 중심적인 위치를 차지하고 있는, 주로 프로이트, 아브라함, 클라인 그리고 비온의 작업에 기초해 있다. 인간의 정신적 경험이 발생하는 '세계들'은 근본적으로 최소한 네 가지이다: 내면, 외부, 내적 대상들의 내부와 외적 대상들의 내부. 정신분열증 현상의 경우, 이것에다, 본질적으로 '아무 데도 아닌 곳,' 즉 다른 네 곳과 역동적이거나 구조적인 연결들을 갖고 있지 않은 곳이 첨가되어야 한다. 내가 보기에 이것은 심리적 현실의 차원들인 다른 네 곳들과는 달리, 망상적 체계로 이루어진 세계이다.

인간의 인격이 결코 통일된 것이 아니라 다양한 정도로 통합된 것이고, 분열 과정에 의해 갈라져 있는 것임을 감안할 때, 정신분열증에 대한 임상적 접근에서 만나는 이론적인 문제들은 대략적으로 세 가지로 요약될 수 있다: 망상적 체계는 어떻게 형성되는가? 인격의 한 부분

---

[1] 1991년에 스톡홀름에서 열린 '정신분열증의 심리치료'에 관한 심포지엄에서 발표되었음.

또는 부분들은 어떻게 이 '아무 데도 아닌 곳'에서 살게 되는가? 그리고 그러한 망상적 부분 또는 부분들의 정신적 상태를 의식적으로 아는 것을 결정하는 요인들은 무엇인가? 여기에서 나는 이 질문들 중에 두 번째 것에 주의를 집중하고 싶지만, 그것에 실질적인 내용물을 부여하기 위해서는 다른 두 질문에 대한 나의 접근을 아주 간략하게나마 언급할 필요가 있어 보인다.

망상적 체계는 모니-컬이 말하는 의미에서(Money-Kyrle, 1961), '인간의 자신의 세계에 대한 그림', 즉 비온이 말하는 '경험에서 배운 것'을 통해서 조금씩 건설되는 것과 유사하다. 망상적 체계는 심리적 현실 세계들의 건설과 나란히 조금씩 건설된다. 그러나 심리적 현실 세계들이 성공적인 상징 형성을 통해서 그리고 수용된 상징들의 내사를 통해서 건설되는 것처럼, 망상적 체계는 자아와 초자아의 흔적들을 갖고 있는 베타-요소들이라고 불리는 것을 상징으로 형성하는 데 실패하는 것을 통해서 건설되며, 그 결과 그것은 '역전된 알파-기능의 찌꺼기'를 내용으로 갖는다. 나는 이것에 대해서는 더 이상 설명하지 않을 것이고, 단지 쉬레버가 세계 파괴 환상 이후에 자신의 세계를 재형성하는 과정에 대해 프로이트가 서술한 내용과, 밀턴이 「실낙원」에서 서술한, 사탄과 그의 타락한 천사들의 군대가 천국의 모델 위에서 지옥의 자료들을 사용해서 지옥을 건설하는 내용에 대해서만 서술할 것이다.

세 번째 질문인, 망상적 자료를 의식하는 문제와 관련해서, 나는 내가 '의식'이라는 용어를 전적으로 '심리적 특질을 지각하는 기관'이라는 의미로(Freud), 따라서 '주의'를 담당하는 기관(Bion), 또는 현상을 지각하는 기관(Plato)이라는 의미로 사용하고 있음을 분명히 하고자 한다. 자기의 파편화가, 더 큰 또는 더 적은 정도로, 정신적 장치의 보편적 속성이라는 점에서, '주의의 기관'은 그것이 운동성에 직접적으로 접근할 수 있다는 점에서(Freud), 비록 그것이 이 점에서 독점권을 갖는 것은 결코 아니지만, 자기의 다양한 부분들에 의해 높이 평가되고 힘들게 추구된다. 이동성을 지배하기 위한 이 추구에서 작용하는 요인들은 광범위하고 매력적인 연구 영역이지만, 그것은 물론 우리가 지금 시도하고 있는 영역 바깥에 있다.

인격의 부분 또는 부분들이 어떻게 이 "아무 데도 아닌 곳"에 살게 되는가라는 주제로 돌아가기 위해서, 우리는 심리적 현실의 네 번째 영역에 세심한 주의를 기울여야만 한다: 경계선과 정신증 상태의 폐소공포증적 세계, 즉 내적 대상들의 내부. 폐소공포증적 세계의 현상학에 대한 지식은 대체로 특정한 부류의 정신증적 아동들과의 분석적 작업과, 정신증적 붕괴를 겪는 청소년들(종종 약물 남용과 관련된)과의 분석적 작업에서 온 것이지만, 또한 놀랍게도, 이런 저런 종류의 전문가로서의 발달을 위해 분석을 찾는 소위 정상적이고 높은 수준의 적응력을 갖고 있는 사람들과의 분석(나이든 분석가들이 많이 수행하는 경향이 있는) 초기 단계들에서 온 것이기도 하다. 이런 경험들로부터 얻은 결론은, 투사적 동일시로 들어가는 것이 주로 배설 과정에 대한 갈등을 겪는 동안에 확립되는 것이고, 초기 아동기 동안에 편재한 뚫고 들어가는 자위 활동에 대한 환상, 특히 항문 자위 환상을 통해서 작동하는 것이라는 사실이다.

일반적으로 부분-대상 수준에 머물러 있는, 엄마라는 내적 대상과의 투사적 동일시 안에서 살아가는 유아기 부분의 집요함이 보통 단순히 폐소공포증/광장공포증적 증상들과 성격 안에서 조울증적인 경향성을 발생시키는 반면에, 인격의 그런 숨은 부분이 의식이라는 기관의 통제를 획득할 때, 그것은 인격 전체의 변화를 발생시킨다. 첫째로, 외부 세계에 대한 경험은 폐소공포증적인 분위기에 의해 지배되는데, 그 말의 의미는 그 사람이 모든 상황에서 자신이 갇혀 있다고 느낀다는 것이다. 직업, 결혼, 휴일, 기차나 버스, 엘리베이터, 개인적이거나 우연적인 관계, 레스토랑이나 극장 등 어느 영역에서도 파국이 내재되어 있고, '출구가 없다'(Sartre)는 확실한 분위기가 존재한다. 둘째로, 쉽게 떠나지 않는 이러한 내재된 파국의 느낌에 대한 반응으로, 세계에 대한 그림은 분실화되고 계층화된다. 강한 계통발생적 또는 적어도 역사적 풍미를 갖고 있는 분실들은 지옥, 연옥, 천국과 유사한 의미를 갖는다: 직장, 성기 또는 젖가슴이나 원초적인 엄마의 머리 내부. 더욱이 모든 조직은 계층화되어 있고, 위계적이며, 따라서 가족이든, 확장된 가족이든, 일터이든 상관없이, 또는 사회적으로 구체적인 제도이든, 아니면 계층이나 직업처럼 추상적인 것이든 상관없이, 어떤 점에서 그것은 정치적이다. 그러므로 마음의 폐소공포증적 특질은 위치를 바꾸고 싶어 하는 초조함, 그리고/또는 상상속의 안전함이 제일 꼭대기에 있는, 존재하거나 존재하지 않는 사회적 사다리를 오르고 싶어 하는 야망 모두를 생성해낸다.

폐소공포증적 세계가 인격의 발달이 진전을 성취할 수 없는 곳이라는 것과, 그 세계 안에는 두 개의 출구—하나는 대상관계들의 세계와 정서적 연결들로 가는 출구이고, 다른 하나는 망상적 체계에 포함된 '아무 데도 아닌 곳'으로 축출하는 출구인—가 있는 곳이라는 사실을 이해하기 위해서는, 그 세계가 지닌 사회적 분위기를 포착하는 것이 본질적이다. 그 사회적 분위기에서 중심점인 것은 가치체계의 단순성이다. 즉, 생존만이 중요하다. 생존은 정신적 삶에서 이름 없는 공포의 대부분을 구성하는 것으로 보이는, 회피적 축출의 의미를 갖는다. 생존을 추구하는 이 단일한 가치체계는 직장 분실에서 가장 명백하게 박해적인 것으로 드러나는 반면에(Brecht의 「Fears and Miseries of the Third Reich」), 그것은 또한 성기 분실에서 성적 자극에 대한 강박적인 탐욕으로서 드러나고, 젖가슴 분실에서는 아마도 프로이트의 '니르바나 원리'에 상응하는, '안일을 추구하는 사람들'(lotus eaters) 유형의 나른함으로 드러난다. 따라서 이들의 전반적인 태도는 심하게 보수적이다. 직장 분실에서조차도 상황은 항상 더 나쁠 수 있지만, 다른 두 분실들 중 하나로 도피하거나 폭군적 권위의 사다리를 올라가는 것 외에는 결코 더 좋을 것이 없다. 폐소공포증적 세계의 두 번째 전반적인 특질은, 항상 이 영역의 원주민들에 의해 탐지될 수 있는 위험에 처해 있는, 사기꾼, 침범자, 침입자라는 느낌이다. 그러나 사실 거기에는 원주민들은 없고, 오직 가면을 쓰고 있는 다른 침범자들만이 있다. 그에 따른 결과가 이 영역의 세 번째 두드러진 특징을 구성하는데, 그것은 신실한 관계를 맺지 못하는 무능력이다. 거기에는 기껏해야 불편하고 신뢰할 수 없는 동맹관계들만이 있다. 그러므로 의사소통은 기껏해야 반쪽-진실로, 즉 조작된 거짓말이나 타인을 의식해서 하는 말, 또는 진정성이 없는 방식으로 제시되는 연습을 거친 내용으로 환원된다. 그들이 진실됨에 대해 갖는 지배적인 태도는 범법자의 태도이다: 거짓된 것임을 증명할 수 없는 모든 것은 진실로 취급해야 한다는 태도. 이것은 물론 소송을 좋아하는 전조에 대한 배경적 함축을 발생시킨다.

  폐소공포증적 세계의 사회적 환경을 위한 이 세 가지 두드러진 함축들의 결과는 정서적 연결들을 발생시키지 못하고, 그런 연결들이 '스토리-텔링'(story-telling)에 의해 진실되지 않은 방식으로 생겨난 다양한 흥분 상태들에 의해 대체되는 것이다. 그리고 의미를 밝히기 위해 무의식적 꿈 과정과 사고로 좌천되는 대신에 정서적 연결이 생겨난다고 해도, 거기에는 직접적인 이야기, 비유, 우화 또는 사고를 방해하기 위한 꾸며낸 이야기가 만들어질 뿐이다. 그 결과 자율적인 상징 형성이 방해받고, 수용된 상징들에 의존하는 것이 꿈-사고를 대체하며, 의식적인 꾸며낸 이야기가 무의식적 사고를 대체한다.

  나는 지금 내가 폐소 안에서 살고 있는 인격의 부분이 경험하는 세상의 특질에 대해 말하고 있다는 것을 독자들이 이해할 거라고 믿는다. 경계선적 정신증 환자들에게서 이것은 전체적인 것처럼 보일 수 있지만, 망상적 체계가 전부인 것처럼 보일 수 있는 정신분열증 환자들에게서처럼, 이것은 결코 사실이 아니다. 거기에는 항상 대상 바깥에 살고 있는 인격의 부분이 있으며, 그런 경우에 임상적 그림은 의식(consciousness), 주의(attention) 그리고 운동성(motility)의 통제에 의해 결정된다. 신경증 환자와 아마도 대부분의 사람들의 경우, 여전히 폐소 안에 거주하고 있는 인격의 유아기 부분은 그가 갖고 있는 '세계관의 그림'에 자체의 그림자를 드리운다. 비관주의, 냉소주의 그리고 정치적 해결에 대한 믿음이 그것을 확인해준다.

  나는 내가 언급하고 있는 이 문제―'인격의 부분 또는 부분들이 어떻게 망상체계의 "아무 데도 아닌" 세계에서 살게 되는가'라는 질문―가 임상적 경험과 문헌에 의해서 강하게 제안되었던 가정, 즉 투사적 동일시 상태를 통해서 폐소 안으로 들어갈 수 있는 입구가 있다는 가정에 의해 설명될 수 있다고 제안하고 있다. 아마도 내적 엄마의 신체 안에 있는 세 분실들―직장, 질 또는 젖가슴/머리―중의 어느 하나가 입구로서 사용될 수 있을 것이다. 나는 이미 말했듯이, 망상체계의 형성에 대한 문제와, 그 체계가 의식에 접근하는 것에 관한 수수께끼는 이 글에서 다루지 않을 것이다. 투사적 동일시 상태를 초래하는 역동에 대한 예비적 질문은 나 자신과 다른 사람들에 의해 이미 광범위하게 조사된 바 있다.

  이것은 우리를 문제의 핵심으로 데려다준다. 나는 독자들에게, 구조적으로 말해서, 폐소 안에서 살고 있는 인격의 부분이 처한 곤경을 상상해볼 것을 요청하고 있다. 독자들은 곧 바로 폐소공포증적 세계에 대한 이 서술과, '자아와 이드'라는 글에서 '세 주인을 섬겨야 하는 자아의 곤경'에 대한 프로이트의 서술 사이에 마음을 불편하게 만드는 유사성이 있다는 것을 인지했을 것이다. 니르바나 원리나 죽음 본능 같은 개념에 신빙성을 주는, 인간의 조건에 대한 이 비관적인 견해는 외부 세계에서의 친밀한 정서적 관계들로 이루어진 삶과 자연의 아름다움과 풍요로움에서 오는 것이 아니라, 투사적 동일시에 의해 작동하는 폐소공포증적 세계에서 온다. 그러나 그것은 외부 세계 안에 있는 우연적 또는 계약적 수준의 삶의 측면들, 즉 사업과 정치, 제도와 조직의 측면들과 불행한 유사성을 갖고 있다.

생존의 문제에 직면해 있고, 신뢰가 있는 친밀한 관계가 없으며, 자율적인 상징 형성 능력이 없고, 그래서 창조적 사고 능력이 없는, 침입자로서 탐지되고 재판에 넘겨지며 '아무 데도 아닌 곳'으로 축출될 위험에 처해 있는 불행한 상태에서, 인격의 숨은 부분은 특정한 쾌락들과 균형을 이루어야만 한다. 이 쾌락들은 두 종류로 제한되는데, 하나는 투사적 동일시의 동일시 측면에서 오는 깨지기 쉬운 과대성이고, 다른 하나는 비행자가 '체계를 이기는 것'과 침범자로서 탐지되는 것을 피하는 것에서 얻는 것이다. 덜 박해적인 분실들로 도피하거나 지배 조직의 위계적 사다리를 오르는 것은 많은 노력을 필요로 할뿐만 아니라 일시적인 휴식만을 줄 수 있다. 문학 분야에서 이 상태에 대해 다룬 문헌은 분석적 상담실에서의 경험만큼이나 감동적이다: 그런 문학가들 중에 몇 명만 열거해본다면, 셰익스피어, 밀턴, 콜러릿지, 스트린드베리, 카프카, 핀터, 도스토옙스키 등을 들 수 있을 것이다.

이 불행한 상태에 대한 기억으로는, 잃어버린 낙원에 대한 고통의 원천으로서 계속되는 두 가지 원초적 상태들이 존재한다: 자궁 내의 삶과 친밀한 정서적 관계의 삶(젖가슴 수유와 관련된); 이런 삶은 정서적 의미를 경험하는 것을 통해 배우고, 그런 배움을 통해 사고하고 성장하는 기쁨과 관련되어 있다. 폐소공포증적 세계는 사실상 눈물의 골짜기이지, 키이츠가 말하는 '영혼을 단련시키는 골짜기'(Vale of Soul-making)가 아니다.

결국, 아마도 불가피하게, 침범자가 탐지되고, 재판을 받고, '아무 데도 아닌 곳'인 망상체계 안으로 축출되는 두려운 사건이 발생할 것이다. 이 과정을 임상적으로 생생하게 제시하기 위해, 나는 타비스톡 클리닉에서 아동 치료사로 훈련받은 캐더린 맥 스미스 부인의 경험을 요약할 것이다. 그녀가 대니얼이라는 소년을 여덟 살 때부터 열세 살이 될 때까지 치료하는 동안, 나는 그 사례를 슈퍼비전하는 행복한 경험을 가졌다. 그녀는 그 치료가 종결되고 난지 8년이 지나 그 소년이 스물한 살이 되었을 때, 예기치 않게 두 번의 추후 회기를 가졌다.

　나는 대니얼이 그의 엄마와 특수학교의 열정의 변동에 따라 주 4회에서 2회를 오가는, 그리고 때로는 주 1회만을 만나는 아동 심리치료 사례를 간략하게 서술할 것이다. 대니얼의 첫 인상은 큰 키에, 체격이 좋았고, 무표정하고, 움직임이 경직되었으며, 어조 없는 목소리와 무서울 정도로 공허한 커다란 눈을 가진 소년이었다. 그는 외적으로 정중하고 온순했으며, 그의 협력 양태는 주로 자리에 앉아서 사람들과 동물들에 대한 단순한 그림들을 그리는 동안, 계속해서 '생쥐를 사냥하는 여우의 몸놀림처럼' 예측할 수 없는 이동 때문에 이해하기 힘든 사실적인 관계들에 대해 말하는 것이었다. 그의 마음의 상태는 치료 첫해 동안에 그가 그린 그림에서 가장 분명하게 드러났는데, 그것은 굴속에 있는 여우에게 토끼가 굴의 입구에 와서 바깥에서 일어나고 있는 일에 대해 말해주고는, 그것이 모두 사실이 아니라고 말함으로써 그를 속인다는 이야기를 담고 있었다. 그의 투사적 동일시 상태에 대한 탐구는 이것이 그가 그의 형에게 노예처럼 의존하고 있고, 그러한 의존이 일찍부터 존재했으며, 그의 형이 대니얼을 놀려주는 방법은 거짓된 정보를 주는 것이었다는 증거를 이끌어냈다.

　이 시점에서 치료사에 대한 관계가 발달하기 시작했고, 그 관계는 얼음속의 구멍에서 낚시를 하다가 실수로 낚시 바늘이 물고기의 꼬리에 걸린 그림을 그리면서, 그 사실을 비밀로 유지하려는 모습에서 절정에 이르는 것으로 보였다. 학교에서 대니얼의 학습능력은 증가했는데 반해, 치료에서의 행동은 매우 복잡하고 종잡을 수 없게 되었다. 그가 자신의 형에 대한 격노와 학급 친구에 대한 가학적인 낄낄거림 사이를 오가는 동안, 그의 형은 이제 가장 싫은 사람이 된 반면에, 학급 친구(실제로 간질을 앓고 있는)는 그가 끊임없이 놀려대는 대상이 되었다—적어도 그의 말에 따르면 그랬다. 이러한 대상의 내면에 있는 고통당하는 부분과 외부에 있는 고통을 가하는 부분 사이의 분열은 또한 카우치 위와 아래에서의 행동에 의해 표상되었다. 그러나 거기에는 또한 중간 지점이 있었는데, 그는 그곳에서 도감(圖鑑), 백과사전, 또는 기억해낸 정보의 목록을 만드는 일에 몰두했다. 그가 역사와 지리학에 대해 갖고 있는 강박적 관심이 출현했다. 다시금 정보는 다양한 때에 정확한 것에서 심하게 왜곡된 것 사이를 오가면서 요동쳤다.

　이러한 구조적 상황들이 탐구되고 치료사의 내력과 내적 지형학이 제안되고 나자, 거기에는 점점 더 전쟁, 살인, 동물들의 도살, 그리고 강간에 대한 가학적인 몰두를 수반하는 구강적, 항문적 그리고 성기적인 자위 활동들이 출현했다. 그리고 휴일 휴지와 한계점을 향해 축적되는 긴장과 연결된 열정적인 양가감정이 나타났다. 그러나 조이라는 여성의 살인에 대한 신문기사가 대니얼의 정서적인 접촉 능력을 붕괴시킨 것으로 보였다.

　그 다음에 이어진 일 년 반 동안의 분석에서, 끝 모르는 목록작성, 은밀한 자위, 해석에 반응하는 것에 대한 거부, 회기를 일찍 끝내는 행동, 아무런 할 말이 없다는 주장, 그리고 최종적으로 치료 종결에 대한 요구 등과 함께, 강박적 특성이 거의 완전히 지배했다. 그의 엄마는 안도했고, 학교는 중립적인 입장이었으며, 치료사는 지치고 상심했다.

　팔 년 후에 대니얼은 갑자기 다시 나타나 한 회기를 요청했는데, 그것은 지역 정신병원에서 그를 돌보고 있던 정신과의사가 심리치료를 재개하는 것을 제안했기 때문이었다. 그러나 대니얼은 치료를 받기 위해서가 아니라, 그의 전 치료사인 그녀에게 무언가를 알려주고 가르쳐주기 위해서 왔다. 그럼으로써 그녀가 과거에 그를 치료하는 데 실패했던 곳에서 다른 아이들을 도울 수 있게 하기 위해서였다. 그는 지금 키가 180센티가 넘는 건장한 남성이었고, 공격적으로 노려보고 도전하는 것 같은 그의 크고 표정 없는 눈은 상당히 광적이고 두려움을 불러일으키는 것이었다. 그가 요청했던 두 회기 동안에 그가 했던 이야기는 이런 것이었다: 치료의 어떤 시점에서 그는 '악한 존재들'의 영향 아래에 있게 되었다. 그것들은 그에게 그 누구에게도, 특히 치료사에게 보여주거나 언급해서는 안 되는 일기를 쓰라고 명령했고, 그것을 어기면 심판을 받고 교수형을 당할 거라고 말했다. 이 일기는 그의 시간을 점점 더 많이 차지했고, 결국에는 그의 학교 시간을 침범했는데, 그때 교사는 즉시 그 일기장을 압수했다. 따라서 그는 심판을 받고 교수형을 당했는데, 그것은 그가 다음날 자살을 해야 한다는 것을 의미했다. 그러나 절망적인 상태에서 그는 '내면세계의 위대한 신'에게 기도했고, 그 신은 그를 살려주는 데 동의했다. 그 후로 그는 그 위대한 신을 사랑했고 그 신에 의해 사랑받고 있다.

그는 이 모든 것을 첫 회기에 말했다. 두 번째 회기는 그의 현재 활동들과 어려움들에 대한 이야기에 할애했다. 그는 집에서 그의 어머니와 함께 살았고, 그의 양아버지는 돌아가셨으며, 그의 형은 다른 지역으로 떠났다. 그는 그의 어머니가 그에게서 떨어져 쉴 필요가 있을 때마다 주기적으로 정신병원에 입원했다. 그의 주된 활동은 글쓰기와 연구, 즉 소설을 쓰는 것과 늑대들의 사회생활을 연구하는 것이었다. 그의 주된 문제는 때와 장소를 가리지 않고 고함을 지르는 행동이었다. 이 언어 학대는 그가 열세 살 때, 한 소녀가 학교에서 그에게 굴욕감을 주었던 순간에 마땅히 고함을 질러야했지만 그렇게 하지 못했던 사건과 관련되어 있었다. 그는 지금 자신이 그녀에게 고함을 지르고 있다고는 생각하지 않고 있다.

이런 활동들과 행동들 외에도, 그는 여성들이 도둑들, 공격자들 그리고 강간범들로부터 자신들을 지키기 위해 호신술을 배우도록 격려해야 한다는 사명감(아마도 위대한 신의 명령인)을 갖고 있었다. (분석 기간 동안에 자위 활동이 고조된 상태일 때, 여자아이들이 최소한 남자아이들만큼 강하고, 아마도 성인 여성들은 성인 남성들보다 더 강할 것이라는 믿음이 그의 자료의 특징을 구성했다.)

 대니얼이 아홉 살 때부터 열세 살이 될 때까지 사년 동안 치료과정에서 일어났던 사건들은 그의 자폐-이후 상태가 지닌 막연한 강박성으로 인해 지독하게 느리고 지루하게 반복적인 것으로 드러났다. 첫 번째 해 동안에 그는 거의 모든 명칭들을 틀리게 말한 단조로운 서술과 함께 단순한 그림들을 그리는 일 외에는 거의 한 것이 없었고, 치료사와 거의 관계를 맺지 못했으며, 분석 상황의 모든 구조와 변경들에 대해 거의 반응하지 않았다. 땅속의 구멍 안에 있는 셀 수 없이 많은 동물들의 그림들을 통한, 그리고 거짓된 정보를 갖고서 그를 놀리는 외부 인물인 그의 형에 의한 박해에 대한 이야기를 통한, 그의 폐소공포증적 상태에 대한 설명은 그의 인격의 일부가 폐소에서 나와 치료사와의 유아기 전이 안으로 들어갈 수 있도록 풀어준 것처럼 보였다. 그러나 때때로 거기에서 나온 그 부분이 또한 아직 내면에 남아 있는 부분에 대해 잔인한 형이 되었는데, 이 분열은 그가 다리를 카우치 아래에 둔 채로 누워서 그림을 그리는 행동에서 표상되었고, 학교에서 간질병을 앓는 소년을 괴롭히는 것에서 행동화되었다.

 대니얼의 교육받을 수 있는 능력이 증가했지만, 그것은 그의 강박성과, 모성적 대상에 대한 그의 전이 관계의 차원들로서의 시간(역사)과 지리(공간)에 대한 몰두에 의해 빛을 잃었다. 사춘기가 빠르게 그를 찾아왔고, 전이는 엄마의 내적 아기들을 향한 변태적인 파괴성을 지닌, 지배적으로 항문 가학적인 내용물로 이루어진, 전성기적이고 성기적인 성욕으로 채워졌다. 돌이켜 보건대, 그의 후기 의사소통에 따르면, 심리치료를 끝내고 망상체계가 지배하도록 만든 다양한 외적 및 내적 사건들이 발생했다: 그에게 굴욕감을 주었던 여자아이(어떻게?), 그에게 점점 더 많은 시간을 들여 비밀 일기를 쓰라고 명령했던 '악한 존재들'의 출현, 그에게 심판, 교수형 그리고 자살 명령을 가져다준, 교사가 그의 일기를 압수한 사건, '내면세계의 신'에게 그가 기도했던 일과 그를 용서하고 그래서 그 후로 그가 그 신을 사랑하게 된 사건. 이 신을 섬기기 위한 것으로 추정되는 그의 과대망상적 사명은, 고함을 지르는 언어 학대적 공격으로 표상되는 남성 변태의 폭력으로부터 방어하기 위해 모든 여성들에게 호신술을 배우라고 격려하는 것이었다.

따라서 거기에는 우리가 그의 현재 인격구조라고 추정하는 것이 존재하게 되었다: '내면세계의 신'과의 사랑에 빠져 과대망상적인 사명을 갖게 된, 그의 인격의 정신분열증적인 부분; 그에게 굴욕감을 주었던 여자아이에게, 그리고 함축적인 의미에서 모든 여성들에게 고함을 지르는 것에서 분출되는 심술궂은 형 부분; 소설 쓰기와 늑대 가족의 삶을 추적하는 데 참여하는, 좀 더 진화된 것이기는 해도 여전히 심각하게 강박적인 부분. 우리는 '위대한 신'에 대한 그의 사랑이, 쉬레버의 그것처럼, 여성적인 것이고, 그의 사명이 남성적인 것에 반대하는 페미니스트의 것이라고 추정할 수 있다. 팔 년 후에 그를 만났을 때, 우리는 그에게서 어린 동생 부분을 볼 수 없었지만, 간질을 앓는 소년에게서 표상되었던 그 부분은 여전히 그의 내면에서 고통 받고 있었다고 말할 수 있다.

이 장을 끝내면서 나는 해롤드 핀터의 젊은 시절의 작품에 대해서 언급하고, 그 작품에 관심을 가질 것을 추천하고자 한다. 1960년대 초에 편집증과 광증의 세계를 탐구하고 있던 그는 「관리인」(The Caretaker)와 나란히, 「생일 파티」(The Birthday Party)를 썼는데, 그것은 한 줄씩 분석하면서 읽어볼 만한 가치가 있는, 경제적이고 정확한 언어를 사용해서 창조해낸 감동적인 꿈 연극(a dream play)이다.

간략히 말해서, 그것은 스탠리라는 젊은 사람의 이야기인데, 그는 지역 뮤직홀에서 전혀 주목받지 못하고 성공적이지 못한 피아노 연주회를 한 후에, 멕과 그녀의 남편이 운영하는 해변에 위치한 하숙집으로 숨어든다. 그는 침실과 부엌이 있는 집에서 살고 있는데, 거기에서

8장 정신분열증의 발생에서 폐소가 담당하는역할 /163

그는 그를 걱정해주는 태반 같은 멕에게서 결코 벗어날 수 없다. 그리고 그녀와의 대화는 '오늘 아침 콘플레이크는 괜찮았나요?'와 같은 걱정해주는 질문에 국한되어 있다. 스탠리가 유일한 세입자인 이 조용한 곳에, 그리고 이따금씩 방문하는 그의 여동생 같은 '여자 친구'가 유일한 교류 대상인 그에게, 여행 중인 세일즈맨인 골드버그와 맥칸(그들의 가장 정치적인 측면에서 교회와 회당을 대표하는 것으로 보이는)이 하룻밤을 지내기 위해 찾아온다. 그 날은 마침 스탠리의 생일이어서 깜짝 파티가 열렸는데, 그 과정에서 그는 위협을 받았고, 그의 안경이 박살났으며, 멕이 그에게 준 드럼이 파괴되었고, 그의 여자 친구는 골드버그의 유혹에 넘어갔다(그녀는 다음 날 아침에, '그는 결혼을 세 번 할 때까지는 여자아이가 알 수 없는 것들을 내게 가르쳐 주었어요'라고 보고한다). 이번에 스탠리는 보지 못하는 함구증 상태로 들어갔고, 치료를 위해 'Monty'(Monte Carlo or Field Marshal Montgomery?)에게로 옮겨졌다. 그리고 막이 내린다!

이 장에서 나는 정신분열증을 설명하는 데 포함된 세 가지 문제들 중에서 가운데 문제에 대해 다루었다: 어떻게 망상체계가 존재하게 되는가?, 어떻게 인격의 부분들이 이 '아무 데도 아닌 곳'으로 소외되는가?, 그리고 그러한 소외된 부분이 의식 기관을 통제하는 능력을 갖게 되고, 따라서 행동이라는 커다란 영역을 통제하도록 결정하는 것은 무엇인가? 내가 제안하고 예시한 대답은 아마도 내적 엄마의 신체/마음 안에 있는 투사적 동일시의 세계, 즉 '폐소'에 대한 상세한 설명에서 발견되어야 할 것이다.

9장
투사적 동일시의 편재성에 관하여

　멜라니 클라인이 처음 투사적 동일시의 전능적 환상을 서술했을 때, 그것은 외부 대상들과 정체성에 대한 깊은 소외감을 포함하고 있는, 기이하고 드문 정신증적 환상인 것처럼 보였다. 사십오 년간의 연구, 아동들과 성인들과의 임상적 경험들 그리고 아기 관찰에서의 광범위한 경험은 그것이 내적 대상들에 대해 근원적 기능을 갖고 있다는 사실을 보여주었을 뿐만 아니라, 자기애적 동일시 과정에 대한 넓은 서술 안에 등장하는, 관계들과 의사소통을 위해 유용한, 또는 노골적으로 병리적인, 광범위한 현상들을 명료하게 밝혀주었다.
　특별히 유아 관찰은 전언어적 시기에 투사적 동일시가 본질적으로 아기의 혼동 상태들과 엄마의 몽상 및 무의식적 꿈-사고 능력을 중재하는 기능을 갖는다고 강하게 제안한다. 분열 과정의 측면에서 자기와 대상들의 구조를 강조하는 발달과정에 대한 견해는, 발달이 인격의 모든 부분에서 고르게 일어나지 않는다는 사실을 고려해야만 한다: 외부 인물들과 접촉하는 자기의 부분들은 내적 대상들과 견고한 관계들을 확립하고, 사고를 통해 경험, 즉 정서적 경험에서 배우는 능력을 촉진시킴으로써 유익을 얻을 가능성이 높은 반면에, 인격의 다른 부분들은 친밀성을 위한 역량을 발달시키지 못하고, 다른 통로들을 통해 배워야 하며, 따라서 발달보다는 적응을 향해 나가도록 가차 없이 강요받을 수 있다. 이 부분들 중에 내적 가족 구조의 핵심으로부터 상대적으로 소원하거나 절대적으로 소원한 부분은 아마도 각각의 발달 단계에서 뒤처지게 될 것이다('지점'보다는 '단계'가 더 적절한데, 그 이유는 정신분석 안에서 표상된 발달적 과정은 이해와 수용의 도약, 즉 비트겐쉬타인이 말하는 '이제 나는 앞으로 나갈 수 있어'를 통해 이루어지기 때문이다). 임상적 구별은 그 부분들이 자궁 안에 남아있으면서 투사적 동일시 현상과는 전혀 다른 현상인 철수 상태를 산출할 수 있다고 제안한다. 분명히 그것들 중의 일부는 그것들이 피난처로 삼은 폐소 안에, 또는 침투해 들어간 폐소 안에 남는다. 나는 '폐소에서 나오기'라는 장에서, 그 안에 갇히는 문제에 대해 조사했다: 그 안으로 들어가는 입구는 실제로 닫힌 출구인가?

인격의 기능으로서의 투사적 동일시의 역할을 포괄적으로 서술하는 과제는 그 문제의 복잡성을 피할 수 없다. 첫째, 신생아로부터 청소년에 이르기까지 관련된 부분들의 성숙이라는 전체 범위가 있고; 둘째, 아마도 플러스 LHK와 마이너스 LHK, 또는 따스함과 차가움, 또는 접촉의 필요성 대 고립의 측면에서 가장 잘 서술될 수 있는 부분들의 특질이 있다. 그리고 마지막으로, 폐소의 분실 안에서 발생하는 것과 한 분실에서 다른 분실로 이동하는 것에 따른 변동이 있다. 이 세 가지 변수들은 모두 그것들의 임상적 전망 안에서 네 번째 요인에 의해 완화된다: 의식, 즉 주의의 기관(organ)에 대한 통제.

아마도 개인의 인격은 결코 단순하지 않을 것이다. 왜냐하면 분열 과정이 정신적 고통을 몰아내는 첫 번째 움직임일 수 있기 때문이다. 이 가능성은 「아름다움의 인식」에서 탐구되었다; 신생아의 최초의 정서적 경험이 세상의 아름다움에 대한 감당할 수 없이 강력한 열정적 반응으로 이루어져 있으며, 그것이 돌보는 엄마의 상호성에 의해서만 수정될 수 있다고 제안되었다. 만약, 태아에 대한 초음파 연구가 강하게 제안하듯이, 인격 발달이 자궁 안에서 시작되는 것이고 출생이 정서적 경험이라면, 퇴행적 움직임은 환상 안에서 전에 살던 내면의 집으로 돌아가는 것으로 가장 잘 이해될 수 있을 것이다. 그러나 심지어 초기 유아기에서도 외부 세계가 가진 형태들은 이미 이 내면세계의 환상화된 특질에 흔적을 남겼을 것이다. 정말로 내적 엄마의 내면세계가 지닌 복잡한 구조 전체는, 우리가 도린 웨델의 아동 환자인 배리의 진화에서 보듯이(「자폐증의 탐구」), 발달을 위해 시간과 경험을 필요로 하지만, 외부 세계의 형태에 대한 지각은 거부할 수 없는 방식으로 무의식적 환상의 틀을 주조한다. (일종의 '상상적 동물', 또는 현실의 파편들로 구성된 단일한 물체, 즉 기괴한 대상이 존재하는가? 초현실주의자의 예술에서 발견되는 역설적 병렬 현상을 참고하라.)

그러므로 이 네 가지 변수들—숨은 부분(들)의 성숙도, 그것들의 특질, 그것들의 분실들, 그것들이 주의 기관을 점유한 정도—을 고려할 때, 그 현상을 상담실에서 사용할 수 있을 정도로 포괄적으로 서술하는 과제는 결코 쉬운 것이 아니다. 성숙도와 특질은 마음의 일반적인 모델에 속한 것이고, 분실들과 관련된 질문들은 이미 어느 정도 다룬 바 있다. 이 장에서 우리의 중심적 과제는 의식과 행동을 통제하는 것이 갖는 함축들과, 그것이 정체성의 느낌에 미치는 영향을 다루는 것이다. 이 범위 안에는 안정성이라는 일반적인 문제와, 세계관이라는 특별한 문제가 포함되어야 한다.

안정성이라는 일반적인 문제는 아주 어린 아동과 청소년의 순식간에 지나가는 정신적 상태들에서 가장 잘 드러난다. 이 연령 집단들에서 분열 과정의 정도가 분명히 드러나는데, 그것은 외부 상황과 생리학적 상태 모두에 전적으로 달려있는 것으로 보인다. 허기, 갈증, 과도한 추위와 더위, 신체적 고통이나 불편함, 그리고 대인관계적인 분위기는 정신적 상태의 광범위한 변동들을 산출한다. 기분, 짜증의 변화, 정서적 반응성 그리고 환상 활동과 사고로 구성된 이 복합체(cluster)

는 다양해보이는데, 그것의 직접성은 개인 및 그의 관계들의 역사와는 전혀 별개인 것으로 보인다. 연속성의 결여와, 그로 인한 각 상태가 다른 상태에 대해 갖는 책임성의 결여는 이것들이 분열 과정에 의해 서로에게서 떨어져 나간 것임을 말해준다. 청소년의 경우, 그러한 책임성을 직면하는 것은 그에게서 '형제를 지키는 자'라는 부당한 느낌을 산출하기 쉽고, 따라서 부모들과 교사들을 크게 당황하게 만들 수 있다. 흔히 '잊었다'는 말이 절대적인 알리바이로서 제시되고, '기억나지 않는다'는 말이 엉뚱한 사람이 범죄자로 체포되었다는 주장에 대한 결정적인 증거로서 제시된다. 여기에서는 쾌락원리가 편집-분열적 및 우울적 자리의 가치들을 몰아낸다는 인상을 피할 수 없고, 대체로 더 많거나 더 적은 인내와 함께 수용하는 경향이 있는 감독자로서의 성인 세계를 대기 상태(stand-by position)로 내모는 것을 통해서, 불안정의 주된 요인으로 작용하는 것처럼 보인다.

  그러나 잠재기 아동들과 성인들의 경우, 안정성이 좀 더 분명하고, 불안정성의 출현은, 비록 마지못해 하는 것이기는 하지만, 연속성과 책임성의 느낌을 보유하고 있는, 편집-분열적 자리와 우울적 자리 사이의 항구적인 변동의 테두리 안에 있다. 더 큰 불안정성이 분열 과정을 반영하는 곳에서, 세상에-대한-그림은 한 상태에서 다른 상태로 이동하는 데 따라 두드러지게 변하는 것으로 보인다. 따라서 폐소공포증적인 심리형태들(configuration)이 출현하는 것은 의심의 여지가 없다. 어린 아이가 밤에 불안을 느끼는 현상과 자신의 집에 대한 청소년의 태도는 그 점을 가장 뚜렷하게 보여준다. 임상적 증거라는 관점에서 볼 때, 수면의 질과 그것과 관련된 꿈꾸기가 폐소공포증적인 부류의 깨어 있는 상태를 결정하는 데 특별한 중요성을 갖는다는 것을 알 수 있다. 자위-방 양태의 잠들기는 대상-안에서-잠들기를 촉진하는 것처럼 보이고, 잠에서 쉽게 깨어나지 못하는 어려움과 '면도를 마칠 때까지' 또는 '커피를 마실 때까지' 얼마 동안 혼동 상태에 머무르는 현상을 산출하는 것으로 보인다. 폐소공포증적 상태에서 특징적으로 드러나는 꿈꾸기는 별도의 장에서 서술될 것이다.

불행하게도 우리는 여기에서 전혀 다른 두 가지 유형의 안정성이 있다는 사실에 관심을 가져야만 한다: 친밀한 관계를 형성하고 심화하며 자신의 정서적 관심을 추구할 수 있는, 정상적이고 잘 적응된 사람의 안정성; 그리고 경계선 또는 정신증적인 사람의 안정성. 이 후자 역시 별도의 장에서 다루어볼만한 가치가 있는데, 그 이유는 분석에서 제시된 전이 상황과 기법적인 필요사항들이 이 책의 중심적인 관심사이기 때문이다. 그러나 내적 대상 안에 거주하는 유아기 부분이 대부분의 비정신증적인 사람들을 포함하는 '정상적인 사람'에게 미치는 영향에 대해 어느 정도 주의를 기울이는 것이 필수적이다.

폐소의 각기 다른 영역들이 지닌 형식적 특질들이 외부 세계의 사회적 조직으로부터 유래한다는 것이 분실들에 대해 다룬 장에서 제시된 바 있다. 이 분실들이 특별히 결여하고 있는 것이 가족생활의 분위기인데, 따라서 그것들은 역량, 특권, 책임성 그리고 경험이라는 측면에서 성인과 아동 사이의 명백한 구분을 결여하고 있다. 분실들 안에서 이 차원들은 계급제도에 의해 완전히 대체된다. 계급제도가 존재하는 곳에서(거의 보편적인), 그리고 과제들이 실제적이고, 수량화될 수 있으며, 구체적일 때, 지식, 경험, 기술에 의해 특권이 어느 정도 수정되는 것을 볼 수 있다. 과제가 조직과 관련된 것이 되자마자, 추상적인 또는 윤리적인 판단은 사회적 지위와 맞서서 지는 싸움을 싸워야만 한다; 폭정과 굴종이 전투에서 승리한다. 가장 야만적인 상황에서도 다행히 계속해서 존재하는 작업-집단은 지하로, 비공식적인 영역으로, 그리고 직관적인 조직으로 들어가도록 내몰린다.

폐소의 분실들이 비교적 명료하게 정의된 경계들을 갖고 있고 또한 두드러지게 다른 분위기들과 몰두들을 갖고 있기 때문에, 투사적 동일시 안에서 살고 있는 부분이 한 사람의 세계관에 미치는 가장 뚜렷한 영향력들 중의 하나는, 외부 세계를 유사하게 뚜렷하게 구분된 곳으로 보는 경향성이다. 외부 세계는 몇 가지로 구분될 수 있다: 범죄, 성도착, 빈곤, 질병의 세계; 성욕과 번식(가족생활을 포함하는 것이 아닌 통계로서의)의 세계; 부, 여가, 비성적인 감각적 즐거움의 세계. 우리는 여기에서 종종 의식적인, 더 자주는 다양하게 부인되는 무의식적인 태도들을 다루고 있다. 우리가 신문을 섹션들로 나누고, '뉴스-페이퍼'와 타블로이드판을 구별하는 것은 이야기를 실감나는 것으로 만들기 위함이다. 우리의 모든 편견들은 이 범주에 속한다; 피부색, 종교, 종족집단, 지리적 영역, 직업, 정치적 태도; 어디에서 살 것인지, 자녀들을 어느 학교에 보낼 것인지, 휴일에 무엇을 할 것인지, 오락, 독서, 옷, 자동차, 배우자 등과 관련해서 무엇을 고를지에 대한 선택들.

그러나 우리의 편견들이 이 부류에 속한다고 말하는 것은, 편견들이 단지 경험과 사고에 기초한 것이 아니라, 우리가 이차적으로 수용한 것, 위계체계 안에서 우리보다 위에 있다고 간주되는 사람에게서 물려받은 것, 그리고 다른 사람들, 동물들, 식물들, 신들 그리고 현상들에 대한 긍정적 및 부정적 편견들에서 유래한 것과 같은, 유아기 가치에 기초한 태도들에 지나지 않는다고 말하는 것과 같다. 모든 편견을 투사적 동일시 상태라는 측면에서 해석하는 것은 편견의 내용이 내적 세계의 특질에 의해서 결정된다는 것을 의미하는 것이 아니라, 확신—구별의 긴급성과 예리함—의 정도가 그 특질에 의해 영향을 받는다는 것을 의미한다. 우리의 편견에 대해 말하는 또 하나의 방식은, 우리가 고려되지 않은 판단들을 대하는 우리의 진지함과 그것들이 세상 안에서 우리의 행동들에 영향을 미치도록 허용하는 정도가 투사적 동일시 안에 거주하고 있는 부분들에 의해 결정된다고 말하는 것이다.

이 점을 명료화하기 위해서 우리는 아마도 편견, 검토되지 않은 태도, 종종 주목되지 않은 가치에 대한 사전적 측면을 조사할 수 있을 것이다. 우리는 관찰되지 않은 비-사고(un-thought)에 수반되는 부사들

(adverbs)의 목록을 만들 수 있다: 분명히, 명백히, 자명한, 물론, 자연히, 우리의 생각에는, 설마, 기대할 수 있는 거라곤, 내가 항상 말하지만, 연기가 나는 곳에, 우리와는 달리 등. '사람은 누구나' 생각하고, 알고, 믿고, 확신한다. 관찰과 사고는 그러한 종착역에 도달할 수 없고, 추후 증거 앞에서 그것의 장부(帳簿)를 덮을 수 없으며, 다시 시작하고 후회할 준비를 갖춘 채, 항상 마지못해 행동해야만 한다. 이렇게 해야 하는 이유는 정신분석의 발견에 의해 강하게 제안된 바 있다: 우리가 관찰하는 것의 작은 부분만이 의식적으로 인지되고, 무의식적인 정신 과정의 아주 작은 부분만이 우리의 주의 기관에 의해 인지될 수 있는 것으로 만들어진다. 자기-통제에 대한 커다란 갈망으로 인해 우리가 그 사실을 좋아하기는 어렵지만, 우리는 좋든 싫든, 행동뿐만 아니라 사고와 태도에서의 무의식적 실수들에 깨어있으면서, 이 내적 작업들에 대한 신뢰 위에서 작용해야만 한다.

 친밀한 관계 안에서 우리는 실제로 이러한 깨어있음을 실행하고, 우리의 무의식적인 말실수들—사랑하는 사람들에게 상처를 주고 우리의 열정적인 관심을 저해하며 우리 자신들을 명백히 역설적인 곤경에 빠뜨리는—을 주목한다. 그러나 우연적인 관계들과 계약적인 관계들을 포함하는 이 세상의 적응적인 삶에서, 우리는 관찰과 사고 쪽으로 많이 옮겨가지 않았다. 우리는 불가피하게 이런 저런 위계체계 안에서 살아가고 있고, 다양한 집단의 구성원이 되도록 강요받고 있으며, 폭정과 굴종의 질서에 순응하라는 엄청난 압력을 받고 있으면서, 오직 우리에게 요구되는 것이 분명히 우리의 친밀한 삶과 관련된 사람들을 비하하는 것일 때에만 비로소 경각심을 갖는 경향이 있다. 우리는 내적 인물들에 대한 우리의 인식이 그러한 장치들을 미리 배제하지 않는 한, 그런 행동들을 우리가 사랑하는 사람들에게 비밀로 유지하면서 그런 비하 요구에 굴복하고 싶은 유혹을 받는다. '모든 것이 내가 사랑하는 우두머리를 위협할 때,' 모든 사랑하는 대상은 운명의 볼

모가 되고; 시저의 왕국과 그리스도의 왕국, 즉 루터가 말하는 '두 왕국'의 문제는 여전히 우리를 떠나지 않고 있다. 우리가 수용된, 사고되지-않은 태도들을 너무 진지하게 받아들이지 말아야 한다고 말하는 것은 무엇을 의미하는가? 그것은 첫째로, 우리가 세계관을 갖는다는 생각, 즉 우리가 실제로 관찰하고 우리의 마음이 소화해서 사고로 만들 수 있도록 허용하는 제한된 사건들에 대한 실제 경험들을 무한히 넘어서는 거대 일반화의 유혹을 물리쳐야만 한다는 것을 의미한다. 우리는 이것을 외국 여행에서 알게 되는데, 실제로 그 지역의 언어는 알지 못한 채, 관광객에게 보여주는 문화를 볼뿐이지만, 우리는 많은 것을 배운다. 또한 그것은 우리가 해외에서 근무를 할 때에도 마찬가지이다. 우리는 여행을 하는 동안 많은 차이들을 주목하게 되는데, 그동안 우리가 알아채지 못하고 지나친 것들과 고국에서는 당연한 것으로 여겨졌던 것들에 주의를 기울임으로써, 우리가 세상과 우리 자신의 문화에 대해서 얼마나 조금만 알고 있는지를 깨닫는다.

둘째로, 그 말의 의미는, 일과 놀이와 성의 영역에서 사람들이 입고 있는 제복을 진지하게 받아들이는 것을 통해서, 우리를 상황에 따라 다른 사람으로 만드는 것처럼 보이는 방식으로 우리의 삶의 과정들을 분실화하는 경향성을 피할 수 있어야만 한다는 것이다. 대중매체를 통한 선전(propaganda)은 끔찍스럽다: 휴일을 보내기 위해 서둘러 집을 떠나라; 집, 자동차, 옷 그리고 행동으로 직장에서의 지위를 과시하라; 성적 매력과 만족을 과시하기 위해 신체를 단련하라. 만약 우리가 분실에서 분실로 서둘러 이동하는 것을 통해서 문제의 이 측면을 쫓아내지 못한다면, 분실화된 태도는 분명히 폐소공포증적인 것으로 드러날 것이다. 그리고 폐소의 이 미친 측면 너머에서, 유아기 무의식 수준에서 우리의 삶을 채색하는 것은 투사적 동일시의 동일시 측면에 따른 건강염려증적인 결과이다. 대중매체와 제약회사들이 만들어내는 건강에 대한 소음은 바로 그 건강염려증의 토대 위에서 계속된다.

하나의 분실에서 다른 분실로 옮겨 다니는 환각적 가치를 벗어버리고, 우리의 주의를 지위에 기울여야 한다는 끈질긴 요구에서 벗어나면, 우리는 경제적 번영의 차원이 본질적 가치를 거의 산출하지 않고, 우리의 삶에서 경제적 요인들의 변경이 많은 불안을 수반하지도 않는다는 것을 알게 된다. 이 변동들은 국가적인 현상이고, 때로는 세계적인 현상이며, 거의 이해되지 않는 것이고, 의미 있는 통제 너머에 있는, 전적으로 비인격적인 것임이 아주 명백하다. 분명히 최상의 정치 체계는 개인에게 최소한의 권력만을 행사하고, 시민들의 사적이고 친밀한 삶을 가장 적게 침범하는 체계이다. 소크라테스는 자신이 해야 할 일을 알고 그것에 마음을 쓰는 사람을 정의로운 사람으로 제시하는데, 그러한 이상은 우리의 활동을 개인적 관찰과 경험의 작은 영역으로 제한한다. 그 너머의 것은 모두 소문이다. 우리가 세상에서 하는 일이 진정으로 우리가 해야 할 일의 일부이지만, 우리는 세상에서의 행복이 모든 사람이 좋은 구두를 신는 것에 달려있다고 믿는 구두장이의 견해에 사로잡히지 않을 수 있다. 우리가 열정적인 흥미를 불러일으키는 직업을 가질 정도로 행복하다면, 그것은 운이 좋기 때문이다. 왜냐하면 우리가 그런 자리를 획득한 방식을 깊이 있게 생각해본다면, 우리는 곧바로 우리가 젊음의 순진성과 무경험 안에서 알지 못하는 상태에서 그 영역 안으로 더듬거리며 들어갔기 때문이라는 사실을 알게 될 것이기 때문이다.

그러나 투사적 동일시 안에 남겨진 유아 부분이 우리의 태도들과 관심들에 끼치는 영향은 우리 자신의 일을 도모하는 데 전적으로 역행한다. 분실화된 세계관은 '다른 사람들,' 특별히 자신이 살고 있는 분실과는 다른 분실에서 살고 있다고 여겨지는 사람들에 대한 강박적 관심을 발생시킨다: 부자, 귀족, 권력자, 미인, 유명인, 죽어가는 사람, 범죄자, 변태. 그러한 전형적인 내적 몰두에 빠져있는 사람들의 외설적인 악의는 물론 많은 관심 대상이 된다. 인격의 숨은 부분이 분실에서 분실로 옮겨가는 이동성이 제한된 곳에서, 이러한 '다른 사람들'을 이상화하는 데 수반되는 동경이 시작된다―빈민굴에서 사는 자들의 '자유로움,' 성애적 집단에 속한 사람들의 자유분방함, 귀족/지식인의 게으른 기생적인 삶.

양육의 특정한 측면들―특별히 부유함, 아름다움, 귀족―이 내향적 유형의 경계선 인격과 관련되어 있는 것처럼, 일상생활에서 마음의 상태가 투사적 양태로 바뀜으로써, 기분, 태도, 충동적 삶에 영향을 미치는 경향성이 꿈에서 드러나는 상황들이 있다: 자신이 싫어하는 집단에 소속되어 있는 상황, 공적 봉사의 실패, 침입자, 무심코 엿보는 사람, 또는 금전적 가치를 가진 물건을 편취하도록 유혹받고 있는 사람으로서의 자신을 발견하는 상황. 엘리트주의의 느낌을 발생시키든 아니면 비하감을 발생시키든, 눈에 보이지 않는 관료체계에 의해 자신이 '분류되는' 또는 그렇다고 느끼는 모든 상황들이 그 사람의 안정성을 흔든다. 안전감의 환상을 위협하는 것처럼 보이는 어떤 사건도 그를 폐소 안으로 슬쩍 밀어 넣는다. 관찰과 사고의 역량이 그러한 정체감의 변동에 의해 직접적으로 줄어들기 때문에, 행동화에 대한 충동이 매우 절박해진다. 직접적인 행동이 상황에 의해 미리 배제되는 곳에서, 대안은 미래에 전해질 것이라는 전망과 함께 상황에 대한 이야기를 만들어냄으로써 그 정서를 숙달하는 것이다. 이것은 사고에 대한 방해를 가중시킬 뿐만 아니라, 사건을 인위적인 의미로 포장하는 것을 통해서 경험이 소화되어 무의식 내의 사고로 변형되는 과정을 실제로 가로막는다. 그것은 관찰되고/상상된 사건들을 언어적 형태 안으로 봉인함으로써, 기억의 창조적 과정을 위한 회상을 대체한다.

요약하자면, 아동들 및 성인들과의 정신분석 경험은 유아기의 하나 또는 또 다른 부분이 투사적 동일시 안에서 살고 있거나, 쉽게 내적 대상들의 폐소 안으로 들어가도록 자극받는 현상이 상당히 편재적이라고 강하게 제안한다. 모든 분석은 미리 형성된 전이가 걷히고 그래서

174/ 폐소

얼마의 친밀성이 허용될 수 있게 되는 즉시, 성애적 만남이든 기생적 행복이든, 하수구에 버려지는 매우 많은 자료와 함께 시작된다.

10장
증상 대 성격 — 정신분석의 과정

여러 해 동안 내가 사용하고 저술해온 분석적 과정에 대한 견해는 혼동 상태를 해소하는 것이 우울적 자리의 문턱을 넘는 데 꼭 필요한 전주곡임을 강조하는 것이었다. 서술 목적을 위해 이름을 붙일 수 있는 많은 혼동 유형들은 모두 이론적으로 지형학적이고 지대적인 혼동이라는 표제 하에 분류될 수 있다. 이것은, 서술적 변형이 거의 무제한이라는 점에서, 질서정연함이라는 장점을 가질 뿐만 아니라, 상담실 안에서 어느 정도 유용성을 갖는다. 예를 들어, 부적절한 분열-과-이상화로 인한 좋음/나쁨 사이의 혼동이라는 설명은 상상력을 자극하지만, 임상적인 유용성을 보장하지는 않는다; 다른 한편 그것을 지대적 혼동으로 정의하는 것은 임상적 적용 가능성이 더 크다, 예컨대 페니스와 혼동된 대변, 또는 투사적 동일시로 인해 부모의 페니스 안으로 침범한 자기의 나쁜 부분은 꿈이나 아동의 놀이에서 직접적으로 드러난다.

우울적 자리의 도래와 함께, 진정으로 성기적인 오이디푸스 콤플렉스가 처음으로 무대의 중심에 등장하는데, 이전에 그것은 전성기적 요소들과 너무 많이 혼합되어 있어서 결합된 대상과, 심리적 현실 안에 있는 신혼 방의 신성불가침의 프라이버시를 수용하는 쪽으로 나아가기 위한 투쟁을 수행할 수가 없었다. 그 이유는 그것이 자기의 다양한 혼동 상태들 안에 머물러 있을 뿐만 아니라, 또한 대상의 내적 상태들 안에 거주하고 있기 때문인데, 이 후자는, 예를 들면, 모성적 대상이 그것의 좋은 특질과 나쁜 특질로 분열될 때 바닥이 위가 되는 것에 의해, 그리고 자기의 분열된 부분들이 투사적 동일시에 의해 오염되는 것을 통해서 발생한다. 침범의 철회를 통한 내적 부모의 통합의 진전과 명료화 또는 재활은 분석적 훈습, 즉 전이-역전이 과정에 대한 훈습의 산물이다.

  이 모델 하에서, 경계선 환자들과의 임상상황은, 내가 앞에서 서술했듯이, 미리 형성된 제도적 전이가 오랜 기간 지배하는 모습을 보이는 반면에, 조울증 환자들과의 임상상황은 분실 상태들을 오가는 모습을 보이는데, 이 후자는 아브라함에 의해 서술된, 진정한 가족 전이를 수반하는 일시적인 강박적 상태와 교대하는 모습을 보인다. 그런 환자들의 경우, 내가 전에는 대대적 투사적 동일시라고 불렸지만 지금은 주의와 의식 기관의 통제와 관련된 문제라고 부르는 것과의 투쟁이 오랫동안 지속되고, 그로 인해 많은 어려움이 발생한다. 정상적인 환자들과 신경증적인 환자들의 경우, 지형학적 혼동에 대한 초기 작업은 비교적 짧은 기간 동안에 이루어지고, 그 결과 기능, 특권 그리고 기대와 관련해서 피분석자와 분석가 사이의 구별이 이루어진다. 이것은 아동 환자들에게서 가장 명확하게 드러나지만, 성인 환자들에게서도 그것에 필적하는 전이 안에서의 행동화가 어렵지 않게 구별된다. 분석적 작업의 주된 부분은 우울적 자리의 문턱으로의 도움닫기에서 발생한다. 그것은 결코 그 문턱의 도래와 함께 정지되거나, 분석의 종결과 함께 끝나는 것이 아니라, 실제로 평생 지속되는 성장 과정이다. 그것이 분석적 과정의 본성과 목표와 관련해서, 환자와 분석가 모두의 마음속에서 상당한 혼동을 일으키는 원천이라는 점에서, 여기에서 따로 취급할 만한 가치가 있다.

먼저 연속성을 형성할 수 있을 정도로 유아기 가족 전이를 충분히 끌어 모으고, 같은 시기 동안에 필요한 회기의 빈도를 확인하고 나면, 피분석자와 분석가의 정체성, 특권, 그리고 기대의 구별이 충분히 확립되고, 그 결과 전이에서의 행동화가, 적어도 부분적으로, 협력과 의사소통에 자리를 양보하는 시기가 뒤 따라 오는데, 그때 환자의 확장된 초심리학의 파노라마가 모습을 드러내기 시작한다. 분열 과정으로 인해 유아기 전이와 관계 양태들의 특정 영역들은 회기 바깥에서 실연되는 상태로 남을 수 있고, 일화적으로만 또는 꿈에서만 드러날 수 있지만, 그럼에도 불구하고 피분석자의 성격과 분석가의 성격은 한데 섞이고 충돌하기 시작한다. 분리의 리듬은 의사소통, 친밀성, 비밀보장, 비판 등을 교대로 오가면서, 분석의 안과 밖에서 상응하는 행동화의 리듬을 불러온다. 신경증은 전이 신경증으로 전환된다는 프로이트의 말은 부분적으로만 진실인 것으로 보인다. 왜냐하면 유아기 구성물과 갈등에서 유래하는 성격의 측면들 모두가 분석 안에서뿐만 아니라, 피분석자의 삶의 모든 영역들에서 계속적으로 드러나기 때문이다.

성인 환자들과의 작업에서 차츰 떠오르는 그림은 그 자체의 개별적 풍미를 가진 특별한 분위기를 발산하는 거짓된 동질성(deceptive homogeneity)—유비적으로 말해서, 고유성을 지닌 색칠하기—을 제시한다. 그것은 서술을 거부하고, 구성요소로 나눌 수 없다. 왜냐하면 그것의 문화적이고 개인적인 특질들, 그것의 성인기 속성들과 유아기 속성들이 모두 함께 섞여 있기 때문이다. 「반야 아저씨」(Uncle Vanya)¹의 제1막에서처럼, 이 과장된 상태에서 일어나는 그 어떤 것도 상상하기 어렵다. 그러나 피분석자의 역사에 등장하는 극중 인물들, 그의 현재 삶의 상황, 미래에 대한 기대들, 외부 세계와 비교되는 그의 내면세계의 인물들이 스스로를 선포하기 시작한다. 혼동과 갈등의

---

1) 러시아 극작가인 안톤 체호프의 연극.

영역들이 상담실 안에서 불꽃을 만들어내기 시작하고, 꿈들은 이러한 정서의 불꽃들을 특수한 것으로 만들기 시작한다. 삶의 고통들과 쾌락들이 단순한 설명이나 기쁨과 공포에 대한 극화이기보다는, 분석 안에서의 경험으로서 모습을 드러내기 시작한다.

일단 이것이 시작되면, 두 가지 사실이 분명해진다: 심리신체적 상태는 정신적 삶에 전혀 동화되지 않은 것으로 남아 있는 것이고, 반면에 심리적 증상은 실제로 강조되고 특수화된 성격의 일부이다. 우리는 그것들을 악화시키거나 호전시키는 것으로 보이는 스트레스나 정서적 경험들을 거의 정의할 수가 없다. 분석가가 심리적 증상들이 일반적인 성격의 특별한 표현임을 볼 수 있게 되면서, 그는 또한 분위기, 풍미, 색채가 어떻게 합성되는지를 분별하기 시작한다. 협력과 의사소통의 기간(일반적으로 주중에) 동안에 정신분석의 안과 밖을 오가는 행동화를 작업하기 위해서 유아기 요소들로부터 성인 요소들을 구분하기 시작한다.

이 기간 동안 분석가는 대부분 부정적 증거로부터 분석 바깥의 환자의 삶의 과정이 개선되기 시작하고, 그 결과 그의 삶의 상대적인 고요함을 찢어버리는 행동화의 에피소드들은 분석가와 마찬가지로 피분석자에게도 명백해진다는 것을 추정할 수 있다. 다른 사람의 특질에 의해 영향 받은 부분이 일시적으로 상황을 모호하게 만들 수 있지만, 진정한 행동화가 일어나는 곳에서 특정한 사건이 전이의 진화와 관련될 수 있을 뿐만 아니라, 보통 환자를 자극하는 도발과 관련될 수 있다는 것을 알 수 있다. 분명히 분석가는 어떤 소동에 대한 일화도, 그가 그것이 현재의 전이-역전이 상황과 어떤 관련성을 갖고 있는지를 볼 수 있지 않는 한, 그것을 행동화로 정의할 수 없다. 차츰 그는 행동화의 시초를 인지할 수 있게 되고, 주로 상담실 안에서의 짜증스러움의 소음과 신실성의 방해에 친숙해지는 것을 통해 그런 사건들을 피하도록 환자를 도울 수 있게 된다.

이 영역에서, 지대적 혼동들이 모습을 드러내고 환자의 사고와 생각하기에 의해 분류 작업이 이루어지면서—때때로 전이 증거에 대한 분석가의 해석에 의해—분석적 과정의 진정한 몸체는 앞을 향해 나아가고, 자기의 부분들에 대한 윤곽을 묘사하는 것이 가능해진다. 이것은 증거의 축적에 따른 결과일 뿐만 아니라, 또한 내적 집단과 갱의 형성으로 이루어진 혼합체가 깨지기 시작하기 때문이다. 다른 부분들의 개별성이 스스로를 주장하고, 모습을 드러낸다. 일반적인 방식으로, 그것들은 여기에서 특정화될 수 있지만, 각각의 분석에서 그것들은 꿈들과 행동에서 드러나는 가장 다채로운, 그리고 어떤 점에서 시적인 표상들로부터 독자적인 정체성들을 획득한다. 분열 과정으로 인한 인격의 파편화가 얼마나 심각한지에 따라, 이 부분들은 섹스, 성감대의 일차성, 연령 수준, 자기애적 소외에 맞서 좋은 대상들에 대한 충성도와 관련해서, 그들의 삶의 공간의 지형학(사용되는 특정한 마음의 모델과 관련된)을 통해 인지될 수 있다.

분석가는 이제 개별 환자의 고유성과, 그들을 분류하는 것이 헛된 것임을 알 수 있는 위치에 도달한다. 물론 모든 분석들을 각기 다른 것으로 만들어주고, 모든 새로운 분석의 시작을 그토록 가슴 벅찬 것으로 만드는 것이 바로 그 고유성이다. 환자와 분석가는 이제 안정성, 불안정성, 경직성을 발생시키는 요소, 관찰과 사고에서의 부주의와 정확성을 발생시키는 요소, 고립, 사회성 또는 카리스마를 발생시키는 요소들을 인지할 수 있는 기회를 갖게 된다. 하지만 인격의 풍요로움 또는 빈곤은, 현재 우세한 가치체계가 그렇듯이, 내적 대상들의 특질에서 오는 것으로 보인다. 편집-분열적 체계와 우울적 체계의 묘사가 가치들에서의 차이, 자기중심성 대 대상 사랑과 관심에 대한 전반적인 함축들을 갖는 반면에, 우울적 자리 안에는 윤리적 진화를 위한 무한한 가능성이 있다는 사실을 기억해야만 한다. 구약성서와 신약성서에서 신의 윤리적 가치가 변화하는 것은 이러한 진화 가능성을 증언한다.

분석에서 자기의 분열에 대한 윤곽이 그려지고, 전이-역전이의 진화에 의한 통합 과정이 시작되는 이 시기에, 분석가는 유아기 부분들—내적 대상들 안으로 숨었거나 스트레스 상황, 특별히 분리 상황에서 그러한 내적 대상들에게 피상적으로만 접촉하는—이 피분석자의 성격에 영향을 끼치는 방식을 보기 시작할 수 있다. 여기에서 내적인 모성적 대상의 내부 안에 있는 분실들을 묘사하는 우리의 마음의 모델이 고도로 복잡한 상황에 대한 조직화된 그림을 그리는 데 커다란 도움을 준다. 명료한 프루스트스적, 오블로모프적, 색정광적 또는 박해적 특질과 함께 출현하는 경계선 환자들의 세계관과는 달리, 정상적인 환자들과 신경증적인 환자들에게서는 그러한 경직된 폐소공포증적 그림이 드러나지 않는다. 대신에 우리는 폐소공포증적 성향들을, 그리고 행동화 순간에 이따금씩 폐소공포증적 세계가 분출하는 것을 본다. 그것들은 이제 분석적 방법, 분석가가 속한 공동체와 분석가 개인에 의해 박해 받고 있고 사로잡혀있다는 느낌으로서 뿐만 아니라, 유아기 전이의 측면들로서, 즉 엘리트주의, 기생주의와 나태함, 색정광적인 전이로서 출현한다. 그러나 이 시점에서 그러한 성향들과 분출들은 긍정적 전이가 점점 더 강해지고 인격의 성인 부분이 분석적 작업에 더 풍부하게 참여하게 되면서 담겨지기 시작한다.

침범적 동일시의 동일시 측면들, 엘리트주의, 풍요로움, 강력한 성적 매력과 우월한 지능에 대한 느낌은 성격적 성향으로서 다양하게 스스로를 보여준다. 그러나 그것들 역시 그것들의 동일시 밑바닥에는 침범에 의해 변경된, 그리고 어떤 점에서 손상된 내적 대상들의 측면들이 있음을 드러낸다. 이것은 전이 안에서 매우 분명하게 반영되고, 궁극적으로 얼마의 솔직함과 함께 성인의 협력과 신실성의 개선으로서 드러난다. 분석가는 전에는 비밀로 유지되었던, 분석가의 성격과 삶의 방식에 대해 환자가 관찰하고, 듣고, 읽은 것과, 의심했던 많은 것들에 대해 알기 시작한다. 또한 조사의 한 형태이기도 한, 이러한 드러남에 의해 제기된 기법적 문제들은 역전이와 확실하게 접촉할 것을 요구한다. 왜냐하면 결국 환자의 의심들이나 염려들의 대부분은 그것들 안에 진실의 알갱이 그 이상의 것을 갖고 있기 때문이다. 물론 여기에서 공적인 지식과 사적인 지식을 분명하게 구별하는 것이 유용하지만, 가장 중요한 것은 환자가 이런 조사를 하는 것이 외적 인물들을 내적 인물들로부터 구별하는 과정이고, 따라서 분석가를 전이 인물과는 다른 한 사람으로서 볼 수 있게 해주는 것임을 이해하도록 강요받는다는 사실이다.

여러 가지 점에서 환자의 정직성의 증가에 기초한 이 질문은, 더 적은 신뢰가 아니라 더 큰 신뢰의 표현이고, 종종 환자의 삶과 습관 안에 있는 중요한 비밀스런 영역들, 특히 침범적 동일시의 직장 분실과 관련된 변태적이고 중독적인 성향을 드러내기 위한 전조인 것으로 보인다. 그것들은 먼저 꿈들에서 조심스럽게 모습을 드러낸다. 외부 현실과 관련된 것으로 인식되는 것은 아니지만, 그것이 부인되는 것도 아니다. 나는 이런 상황이 존재하는 곳에 비밀스런 타락들과 중독들이 있고, 다중형태적인(polymorphous) 유아기 경향성들이나 습관적인 흥분제 사용이나 경미한 약물 복용 외에도, 이런저런 형태로 가피학증에 몰두하는 영역들이 있으며, 이런 상황에서 피분석자는 우울적 자리의 문턱을 넘을 수 없다고 생각한다.

그 이유는 두 가지인데, 하나는 변태적이고/중독적인 영역의 무의식적 의미와 관련되어 있고, 다른 하나는 이 비밀을 갖고 있는, 좋은 대상들로부터의 필수적인 거리유지와 그 대상들에 대한 의존이 방해받는 것과 관련되어 있다. 그러나 어떤 점에서 이 두 요인 모두는 침범적 동일시로 인해 대상들이 입은 손상의 특질에 비해 이차적인 것이다. 이것은 또한 내가 상세하게 말해온, 세계에 대한 변경된 관점 안에서 스스로를 드러내는 요인이다. 그러나 만약 이 변경된 견해가 지닌 함의들을 검토한다면, 그것이 세계로서의 분실(들)의 본성을 반영한다는 것을 알 수 있을 것이다. 이 대상들—본질적으로 내적인 것이지만, 전이 안에서 그것들의 내적 세계가, 머리/젖가슴이든, 성기이든 아니면 직장이든, 분실들의 성격을 반영하는—의 특질을 평가하는 데 그것이 갖는 의미는 무엇인가? 침범적 동일시에 의해 발생한 현상들의 폐소공포증적 측면들에서 보았듯이, 그것의 구체적 형태 안에는 또한 일정 수준의 정신성, 성격, 가치를 암시하는 내면세계가 펼쳐진다: 위계체계, 엘리트주의, 특권, 착취, 도덕적 정죄, 복종에 대한 기대, 교육적 방법으로서의 징벌, 보수주의, 청교도주의, 위선, 야만성. 이것은 한 마디로 말해서, 반-정서(anti-emotion)와 반-사고(anti-thought)의 세계인, 마이너스 LHK의 세계이다.

이것들은 분석가가 숨은-변태 안에 있는 것이라고 의심하는 요소들이다. 그러나 그것들은 비밀스런 가피학적 성향을 가진 정상적인 사람들과 신경증적인 사람 안에도 있는 것으로 의심된다. 후자의 경우, 관찰, 정보, 그리고 소문에 대한 공개되지 않는 기록과 관련된 함의들은 밝은 전이 대상의 표면에 있는 유일한 흠결로 간주될 수 있는 반면에, 이 흠결은 사랑과 증오의 모든 열기 안에서 한데 모여 형성되는, 그리고 알고 이해하고 싶은 강한 욕망에 의해 역동적 관계 안에서 발생하는, 미적 경험을 방해한다.

11장
폐소와 청소년

의심의 여지없이, 자위적 과정을 통해 내적 대상들과의 침범적 동일시 안으로 들어가는 경향성들은 생후 첫 몇 주와 몇 개월 동안에 시작된다. 그것들이 자궁 안에서의 삶과 연결되어 있고 그 삶에 대한 기억과 관련성을 갖고 있다고 가정할 수 있지만, 그 둘 사이에는 커다란 차이가 있다고 여겨졌고, 그것이 추적되어왔다. 또한 침범적 동일시에 의해 영향 받은 마음의 상태들은 분열된 자기의 부분과 관련된 마음의 상태들, 즉 피리 부는 사나이(Pied Piper)[1]가 모든 아이들을 산으로 인도할 때 뒤에 남겨진 어린 절름발이 소년처럼, 태어나지 못하고 뒤에 남겨진, 너무 이른 분열 과정의 희생자와는 매우 다른 것일 수 있다는 견해가 제안되었다.

내가 모두라고 말했던가? 아니, 한 아이는 다리를 절었거든,
그래서 그 모든 길을 춤추며 걸어갈 수 없었어;
세월이 흘러, 사람들이 그의 슬픔에 대해 비난하면,

---

[1] 피리를 불어 마을의 아이들을 모두 산으로 데려갔다는 이야기에 나오는 인물.

그는 이렇게 말하곤 했지,
'나의 놀이 친구들이 다 떠나서 우리의 마을은 따분했어!'
나는 그들이 모든 즐거운 일들을 돌이켜보며 내쉬는 한숨들을
빼앗겼던 일을 잊을 수가 없어.
피리 부는 사람 역시 나에게 그것을 약속했거든.
그는 우리를 즐거운 땅으로 인도할 거라고 말했거든.
마을을 하나로 만들어 가깝게 만들어주고
샘물이 솟아나고 과일 나무들이 자라며
꽃들이 아름다운 향기를 뿜어내고
모든 것이 이상하고 새로운 곳으로 만들어준다고.
　　　　　(Browning, 'The Pied Piper of Hamelin', ll. 232-244)

　청소년기 현상 안에서 침범적 동일시가 수행하는 역할을 고려함에 있어서, 청소년 집단 전체를 먼저 고려하고 난 다음에, '위계상 꼭대기에 있는'(실제로는 밑바닥에 있는) 청소년들과 뒤에 남겨진 청소년들을 고려하는 것이 필수적인 것처럼 보인다. 에덴동산에 대한 밀턴의 묘사와 많이 닮은 피리 부는 사람의 약속에 대한 브라우닝의 서술은 청소년 집단이 추구하는 비전에 대한 생동감 있는 그림으로 보인다. 이 내적 과정들의 사회화는, 그것의 발달적 기능이라는 측면에서, 실험적인 것으로 볼 수 있다: 본질적으로 가족생활이 주는 행동적이고 윤리적인 보호, 서비스, 규제로부터 떠나는 실험. 왜냐하면 그 실험이 안전한 것이 되기 위해서는, 연결고리가 끊겨서는 안 되고, 본루(home-base)가, 즉 집에 그가 돌아갈 수 있는 방이, 설령 그가 그 방을 사용하지 않는다고 해도, 남아있어야 한다.
　그러나 청소년에게 내려진 저주는 바로 이 '안전'이라는 단어이다. 왜냐하면 그의 신체 크기의 변화, 신체 발달과 성적 능력은 자신이 상처받을 수 없는 존재라는 느낌을 발생시키기 때문이다. 그가 과거에

부모의 훈계에서 들었던 위험들은 지옥불 설교와 비슷하게 통제를 위한 장치라는 빛에서 해석된다. 이 새로운 경험들의 집단적 특질이 보편성의 후광을 주고, 즐거움에 순수한 분위기를 주며, 새로운 관계들을 위한 준비성에 순진함의 맛을 더해 준다. 제약들은 예속시키는 것이고, 미래는 단순히 외삽된 현재이다. 과다한 공상이 상상력의 빈곤을 숨긴다.

이러한 집단적 분위기 안에서는 다중적인 분열 과정으로 인한 혼동 상태들을 진정시키기 위해 투사적 동일시의 유동성이 고취된다. 도당 즉 패거리 안에서, 집단의 역할은 시시각각으로 변하기 때문에, 같은 생각을 갖는 경향성이 그 당시의 지도자에게 순종하는 것에 대한 모든 인식을 대체하는 것으로 보인다. 불안정성과 난잡함이 친절함으로 위장되는데, 그것은 경쟁심이 명백한 형태로 분출할 때에만 깨진다. 노예 같은 복종의 현실이 사소한 특이성에 대한 무한한 관용에 의해 숨겨진다.

이러한 집단의 명백한 안전감은 꼭 해야만 하는 발달적 실험에 필수적인 요소이다. 그 실험은 근본적으로 아동기의 모든 진화적 갈등들을 재검토하고 재작업하는 것으로 이루어져 있다. 그들이 '가족 바깥으로 나와' '세상 안으로' 이동했기 때문에, 그들은 가족 바깥의 환경에 대한 부모의 태도에 암시되어 있는 것과는 다른 세계관을 건설해야만 한다. 이러한 변화과정에서 최초로 희생되는 것은, 부모의 관점에서는 행동적인 것으로 가정되는, 좋음과 나쁨 사이의 윤리적 구별이다. 그 구별은 유동적이고, 상대적인 것이 된다. 하지만 그것은 행동적인 것으로 남고, 따라서 윤리적이기보다는 도덕적인 것이 되는데, 그 이유는 윤리적인 것이 되기 위해서는 침투와 추상화 및 상징 형성의 역량 두 가지 모두를 요하기 때문이다. 이 특질들은 전통에서 해방되는 열기와 함께 일시적으로 상실된다. 이상하게도 언어는 매우 구체적인 것이 되고, 동시에 유동적인 것이 되는데, 그 결과 자기주장은 관찰과 경험 안에 닻을 내리지 못하고, 비겁함에 대한 암시가 그 무엇보다도 위협적인 것이 되는 곳에서, 그 주장은 언어적 재주, 공격적 주장, 그리고 도덕적 협박이 난무하는 결투가 되는 경향이 있다. '행동을 하든지 아니면 입을 다물라!'와 '행동으로 말하라!'가 논쟁을 끝장낸다. 그리고 소문들, 사실들, 통계들이 결정타를 날린다.

매우 언어적이고 표피적인 사고로 이루어진 이러한 세계-의식(world-consciousness)은 사고의 정치화와 정체감의 양극화를 산출한다. 신비주의, 유토피아주의, 그리고 허무주의 안으로 흘러들어갈 수 있는 자유는 정서적 상상력에 의해 제약받지 않지만, 제한없는 의견의 전쟁터에 머무른다. 기성체계(Establishment)에 대한 경멸은 거짓된 정치적 방법론에 대한 구별로 확장되지 못한 채, 계급들이 역사와 전통에 따라 다른 것일 수 있음에도 불구하고, 단순한 계급-투쟁 수준에 머무른다. 가장 기본적인 계급-투쟁은 늙은이 계급과 젊은이 계급 사이의 투쟁인데, 그것은 시간을 망각한 채, 즉 오늘의 늙은 것이 어제의 젊은 것이고 그 반대도 마찬가지라는 사실을 인식하지 못한 채, 무자비한 전투에 갇혀 있다.

이러한 모호한 혼동 상태는 개별성과 친밀한 관계로 가는 길을 가로막는 발달적 혼동을 작업해내는 과정에서 절대적으로 필요한 단계인 것처럼 보인다. 대부분의 참여자들은, 비록 나중에 먹고 사는 문제, 즉 가족을 이루고 자녀들을 키우는 문제로 인한 부담 앞에서 무너져버린 채, 순응, 보수주의, 소심함으로 그리고 심리적 현실에 대한 부인을 선호하는 데 따른 상상력의 퇴조로 되돌아간다고 해도, 적어도 일시적으로는, 그 혼동을 작업해내는 데 성공한다. 적응을 위해 필수적인 일상의 과정은 너무 쉽게 의례행동으로 변하고, 성인의 삶에서 정서의 수액을 고갈시킨다. 생각하는 것은 너무 피곤해!

이 집단화 과정에서 뒤에 남겨진 아이들 중에는 단순히 비교적 굳어진 그리고 열광적으로 승인한 잠재기에 매달리는 아이들이 있다. 그들은 우리의 관심 대상이 아니다. 왜냐하면 그들은 미래에 성욕이라는 지연된 문제들을 다룰 수 있을 만큼 집단 안에서 스스로를 확립할 때 표면으로 떠오르기를 희망하면서, 청소년 집단의 지하로 들어가는 것처럼 보이기 때문이다. 그러나 다른 청소년들은 그들의 반항을 사회화하지 못하는 무능력으로 인해 그들의 가족생활과 행동적 참여 모두로부터 비밀에 의해 단절된 채 궁지에 버려졌다는 의미에서, 뒤에 남겨져 있다. 일반적으로 말해서, 그들은 대체로 공부에 집중하지 못하고, 자신들의 정신적 능력이나 받은 교육수준보다 훨씬 더 낮은 수준의 직업에 종사하면서, 집 또는 은신처에 있는 자위 방에 몸을 숨기고 있다. 특히 성욕과 관련해서, 뒤에 처져 있다는 그들의 느낌은 자신들이 신체적 망상에 가까울 정도로 성적 매력을 갖고 있지 않다는 생각에 몰두하는 현상을 수반한다. 뛰어나게 아름다운 소녀들과 특별히 매력적이고 매혹적인 소년들이 이런 모습을 보일 때, 우리는 가장 극단적인 현상 앞에서 커다란 당혹감을 느낀다. 상상속의 결함에 대한 그들의 강박은 직접적으로 음식 섭취, 운동, 건강을 위한 조치들, 종교적이거나 유사-종교적인 반추와 같은 강박적인 습관들로 이끈다. 청소년 집단에 대한, 특별히 성적 화려함에 대한 그들의 오리엔테이션은 지독한 시기심과 실망감에 차있으며, 고도로 관음증적이다.

 다른 쪽 축에는 건강한 그리고 필수적인 실험에서 뒤처진 젊은이들이 있는데, 그들의 사춘기 자위 방이 야생적인 난잡함, 마약과 알코올 중독, 범죄 행동과 관련되어 있다는 점에서, 그들의 사회화는 제한되어 있다. 그들의 무모함은 절망과 자살에 대한 갈망의 냄새를 풍긴다. 그들이 정치화되거나 종교 집단의 일원이 될 때, 그들은 극단주의자나 광신도가 된다. 이 정상(頂上)에-있는 측면이 종종 축출보다는 칭송을 가져오기 때문에, 그것은 신체적이거나 정신적인 질병으로 붕괴되는 것 외에는 거의 어떤 것에 의해서도 제한받지 않는다. 부모의 영향력의 부재로 인해, 그들은 집에서 노골적인 폭력이 발생하지 않는

한, 심리치료를 진지하게 권고 받는 경우는 드물다. 이것은 보통 도움을 받지도 못하면서 아이들을 필사적으로 심리치료에 보내는 부모들을 갖고 있는, 오블로모프적인 사치꾼들에게는 해당되지 않는다. 성병, 폭력, 또는 중독에 대한 위험은 강박적인 활동들로부터 그들을 제지하지 못한다. 즐거운 참여에서 뒤처진 두 집단 모두는 비극으로 가득 차 있다.

 양쪽 집단 모두에서, 이런 상태가 사춘기 동안의 소외감과 상승작용을 일으키면서 시작되기 때문에, 그것의 정상 근처에서 되돌아가는 것은 어렵다. 모든 폐소 문제들 중에 성욕은 해소되지 않은 전-성기성과 초기 정서적 박탈에 깊이 뿌리내리고 있기 때문에, 깊은 비관적 세계관과 결합된 정서적 동맹을 맺지 못하는 무능력은, 그가 좀 더 건강하고 성숙한 사람에 의해 열정적인 사랑의 대상이 되는 것과 같은, 구원을 가져다주는 종류의 경험을 거의 불가능한 것으로 만든다. 대신에 그들은, 동성애이든 이성애이든, 사랑이 있는 관심으로 위장한, 헌신적인 늙은 변태에 의한 착취의 희생물이 되기 쉽다.

 치료사로서든, 부모로서든, 교사로서든, 또는 성인 공동체의 다른 대표자로서든, 가족생활과 인간 친밀성의 정서로부터 소외되어 있는 폐소공포증적 상황에 대한 이해는 그들의 '곁에 있어주는'(stand by) 노력들을 지원해줄 것이다. 방해받지 않으면서 그리고 희망적이기 위해서는, 부모가 가장 초기 시절의 아이를 기억할 뿐만 아니라, 청소년들의 허세, 경멸, 도발적 태도에도 불구하고, 뒤에 처진 자들의 절박함을 볼 수 있는 것이 필요해 보인다. 폐소의 관점은 그들이 정신적 특질에서 뿐만 아니라, 그들이 살고 있는 세상 안에서 이전과는 달라졌다는 사실을 인지하는 것을 가능하게 해줌으로써, 정체성의 느낌에서의 변동을 강조한다. 우리는 악몽을 떨쳐버리지 못하고, 피난처에 살고 있는 사람들에게서도 비슷한 변경들이 발생하는 것을 본다.

12장
폐소와 변태/중독

  프로이트의 '성욕에 대한 세편의 에세이'의 '개정판'인 「마음의 성적 상태」(1973)는 이제 비온의 작업을 소화하고 도구화해낸 것에 비추어 어느 정도 개정될 필요가 있다. 그것의 일부는 이미 「확장된 초심리학 연구」와 「아름다움의 인식」에서 보고된 바 있다. 또한 침범적 동일시의 투사적 현상에 대한 현재의 탐구는 멜라니 클라인의 마음의 모델을 확장하고, 이것은 다시금 변태와 중독 문제에 특별히 적용할 것을 요구받는다. 「마음의 성적 상태」에서 제안된 프로이트의 사고에 대한 개정은, 일차적으로 자기와 대상들의 분열, 자기애적 동일시들, 의식기관(주의)의 통제를 위한 투쟁, 그리고 창조적 경향성과 파괴적 경향성 사이의 전쟁—생명 본능과 죽음 본능 사이에서 균형을 맞추는 자아 수준이 아니라, 자기 수준에서 일어나는—에 대한 설명을 포함하는, 구조적 개정이었다.
  이 책은 침범적 동일시를 수반하는 투사적 현상에 대한 탐구를 목표로 하고 있지만, 그 현상은 변태 및 중독에 대해 설명하는 비온의 사고 이론과 구체적으로 통합될 필요가 있다. 이 목적을 위해 가장 의미 있는 비온 이론의 측면—그것 없이는 미적 갈등이라는 아이디어 자체가 불가능하고, 또 그 아이디어가 발달과 분석과정 안에 자리를 잡는 것이 불가능한—은 정서에 대한 새로운 이론인, 인간관계의 정서적 연결들로서의 L(사랑), H(증오), K(앎)에 대한 이론이다. 이 플러스 마이너스 LHK 이론은, 비록 그가 「미래에 대한 비망록」을 쓰기 전까지는 그의 작업 안에서 모호한 상태로 남아있었지만, 악이나 파괴성에 대한 모든 아이디어를 본능의 영역 밖으로, 따라서 체질과 유전의 영역 밖으로 완전히 옮겨놓았다. 대신에 마음의 생활, 친밀하고 열정적인 관계, 그리고 인격의 성장에서(적응적 갑옷이 세련되는 것과는 구별되는) 핵심적인 문제인 정서는 그것이 수반하는 동요(파국적 변화)에 대한 혐오에 직면해서 스스로를 표현하기 위한 투쟁으로 보인다. 이것은 방어 개념에 더 넓은 의미를 준다. 왜냐하면 그것은 정신적 고통에 대한 방어뿐만 아니라, 정서에 대한 방어를 의미하기 때문이다. 그 이론은 고통뿐만 아니라 쾌락에 대한 방어, 자신의 행복을 즐기지 못하는 무능력이라고 부를 수 있는 것, 삶의 기쁨(joie de vivre)의 부족 등과 관련된, 당혹스런 영역 전체를 분석가의 시야 안으로 가져온다.

 폐소 안의 삶은 많은 쾌락들을 갖고 있지만, 확실하게 결여되어 있는 것은 삶의 기쁨이다: 발달을 경험하는 데서 오는 행복, 그리고 세상의 아름다움과의 직접적인 접촉에서 오는—이차적인 것 또는 한 때 제거되었던 것이 아닌—희망. 머리/젖가슴 분실은 자기만족, 엘리트주의, 안전과 관련된 망상 등의 쾌락을 제공하고; 성기 분실은 리비도의 소진(exhaustion)을 의미하는 성애적 쾌락과 만족을 제공하며; 직장 분실은 가학증, 피학증, 권력, 교활함, 속임수 등의 다양한 쾌락을 제공한다. 이 확장된 초심리학, 즉 멜라니 클라인의 지형학적 차원과 비온의 인식론적 차원을 포함하는 마음의 모델에서, 본질적으로 뒤에서 비밀스럽게 들어가는 것을 뜻하는, 항문을 통해 들어가는 분실이 심리적 현실 안에서 갖는 의미는 변경된다. 엄마의 정신 에너지의 중요한 기관은 더 이상 아버지의 성욕의 영웅적 측면에 의해 봉사 받는 것

이 아니라, 침범자에 의한 독재적 세상으로 드러난다:

　이것이 세상 어디에나 같은 것이야;
　주인은 옳은 사람이고.
　매를 맞는 것은 어린 놈이며;
　맞을 만 했던거야!

이 분실의 주인은 대변 페니스, 즉 아버지의 페니스와 그것 안으로 침범하는 자기의 부분이 합성된 대상으로서, 전적으로 마이너스 LHK에 충성한다. 아마도 그것의 본질은 '잔인하기'보다는 '차갑다'고 정의해야 할 것이다. 밀턴의 사탄은 뜨겁고, 열정적으로 시기하며, 칭송을 자아낸다. 뱀은 차갑고, 교활하며, 계산적이다. 신이 저주한 것은 사탄이 아니라 뱀이다. 신은 욥의 경우에서처럼, 사탄과 영향력을 두고 거의 스포츠 경기 같은 내기를 벌인다. 욥이 그의 체계적인 고통에 대해 유일하게 불평한 것은 직접적인 의사소통의 결여이다. 만약 그에게 규칙을 알려주었더라면, 그는 그 게임에서 자신이 맡은 역할을 기꺼이 수행했을 것이다. 폐소 안에서의 게임의 규칙은 분명하다; 매 맞는 것은 소년이다! 그리고 그 게임은 술래잡기이다. 모든 악몽이 또한 공포영화이듯이, 놀이동산에서 기구를 타는 것이 '스릴이 넘치듯이,' 공포 분위기에도 불구하고 그것은 '재미있다'. 즐거움을 위한 사냥 또는 낚시와 유혈 스포츠(blood sport) 사이의 경계는 아주 미세하다.

게다가 폐소 분실 안으로 들어가는 모든 침범자는 충성스런 부하가 된다. 그는 토끼인 동시에 사냥개일 수 있고, 사냥개로 위장한 토끼일 수 있으며, 토끼로 위장한 사냥개일 수 있다. 그래서 가장 매력적인 게임이다. '재미'라는 관점에서 보면, 그것이 그토록 인기가 많은 것에 놀랄 필요가 없다. 그러나 재미가 그것의 본질이 아니다. 이것은 다른 인간들과의 정서적 연결들로부터 벗어난 곳에서 거주한다; 친밀성의 세계, 기본적으로 가족과 관계들. 이 폐소라는 부가적인 관점에서 볼 때, 중독 또는 변태적인 환상 또는 관계의 한 가운데 있는 사람은 그 자신이 아니라는 사실이 명백해진다. 그는 세상의 본성에 대한 흥분, 혼동, 그리고 범죄 파트너에 대한 깊은 불신과 함께, '그 자신에서 벗어나 있다'(beside himself). 아마도 십자가 처형이 지닌 비범한 환기적 힘은, 그것의 영적 의미는 제쳐두고서라도, 착한 소년―부모의 새로 얻은 아기와 개인 자신의 아기 부분 모두를 의미하는―을 살해하는 범죄일 것이다. 왜냐하면 모든 가피학증이 그 근원에 이 범죄를, 즉 그 안에서 새로운 아기가 생성되고, 그것에 대한 차갑고 흥분되는 담화가 생겨나는, 열정에 대한 마이너스 LHK를 갖고 있는 것으로 보이기 때문이다. 진정으로, 그들은 자신들이 무엇을 하고 있는지를 알지 못하기 때문에, 용서받을 수 없는 것이 용서받을 수 있는 것이 된다.

「마음의 성적 상태」에서, 습관적 변태, 완전히 몰입된 변태, 범죄적 변태 사이의 구별이 제안되었다. 폐소 이론은 이 공식에 새로운 정확성을 더해 준다. 습관적인 변태로 분류되는 사람은 정체성의 느낌이 폐소 안에 숨어있는 자기의 부분에 뿌리를 내리고 있는 개인일 것이다. 그런 환자들과의 분석에서, 우리는 전이의 밀물과 썰물 안에서 주의의 기관에 대한 통제가 앞뒤로 이동하는 것을 연구할 수 있는 기회를 갖는다. 다른 한편, 몰입된 변태로 분류되는 사람은 대체로 피학적 지향에 뿌리를 두고 있는 사람으로서, 그는 자신이 소환할 수 있는 모든 교활함을 사용해서 폐소의 스태프가 되는 것에 저항하면서도, 근본적으로는 주기적으로 자신의 격노를 달래기 위해 사냥개에게 잔인하게 당하도록 자신을 내어주어야만 하는 토끼로서 참여하고 있다. 그는 또한 그녀 자신을 구하기 위해 자신의 아기가 희생당하도록 허용하는 엄마와, 비난하는 방식으로, 덜 의식적으로 동일시하고 있다('용감한 엄마?'). 하지만 범죄적 변태로 분류되는 사람은 모집된 자이고, 허무주의자와 무정부주의자, 정치적 테러리스트 또는 심문자의 신성함을 지닌 채 명령에 따르는 자이다. 세 개의 하위 집단에 속한 사람들 중에서 그는 진정으로 '절망 상태에 있고,' 자신의 마음 안에서 대변 페니스의 계급에 가입하는 것을 통해서 자행한 손상의 구체성으로 인해 폐소로부터의 재활이 막혀 있는 사람이다. 그러나 이것조차도 사실이 아닐 수 있고, '용서받을 수 없는 죄'란 없을 수도 있다; 사형집행자조차도 형집행 정지를 받을 수 있다. 폐소 안으로 침범하도록 이끈 동기의 무가치함과는 상관없이, 일단 그 안에 들어오면, '세계'는 변하고, 친밀한 삶의 L, H 그리고 K는 사라지며, 이름 없는 공포로 인한 그 늘진 흥분으로 대체된다. 만약 용서하기 위해서 징벌이 필수적이라면, 이 유아기 부분들은, '재미'에도 불구하고, 이미 그들의 벌을 받았다고 말할 수 있다. 나는 사고 장애가 상승작용을 일으키고, 기괴한 대상들의 망상적 체계가 아주 매혹적으로 손짓할 때, 이름 없는 공포가 광증이 될 수 있는 가능성이 있다고 제안하고 있다.

13장
폐소와 정신분석 공동체 안에서의 정치

 우리가 항상 공동체 안에서 살고 있다는 점에서, 공동체적 측면에 참여하지 않고서 다른 사람들이 하고 있는 활동을 수행할 수 있다고 가정하는 것은 쓸모없고 자기-기만적인 것으로 보인다. 그리고 공동체가 있기 때문에, 친절한 것과 적대적인 것, 의사소통과 행동, 통치와 지배, 반대와 파괴 행위 사이의 경계가 희미해지는 영역이 존재한다. 나는 내가 쓴 모든 글에서 정신분석의 제도적 측면에 대해 주의를 기울여왔는데, 그것은 내가 속해 있는 조직이 취하고 있는 입장—그것으로부터 나 자신의 사고들을 분석의 분위기 안으로 침범적으로 밀어 넣는—을 어느 정도 명료화하기 위해서였다. 그것은 본질적으로 내가 모르는 영역이지만, 나는 다른 사람들도 심지어 전문가로 자처하는 사람들조차도 그럴 것이라는 생각으로 나 자신을 달래고 있다. 그러므로 만약 내가 또 다시 나 자신을 바보로 만듦으로써 내 친구들을 난처하게 만든다고 해도, 나는 레오나르드 울프(Leonard Woolf)의 이야기에서처럼, 자신이 바보로 취급될까봐 걱정하기에는 너무나 행복했기 때문에 결혼식 만찬에서 물구나무를 섰던 히폴라이츠(Hippolytes)가 될 것이다. 결국, 정치 영역에서, 플라톤보다 더 자신을 바보로 보여준 사람이 누가 있는가?

13장 폐소와 정신분석 공동체 안에서의 정치

폐소가 청소년에게서 작용하는 방식을 조사했으므로, 이제는 폐소와 관련된 이러한 상상력 있는 추측이 정신분석 공동체의 삶을 위해 갖는 함축에 대해 논의할 차례이다. 우리가 정신분석에 관여하게 되었을 때, 우리들 대부분은 아직 인생의 이 단계에 있었다. 그것은 적어도 자녀들에 대한 책임과 환자를 위한 책임이 확립될 때까지는 쉽게 없어지지 않는 경향이 있다. 이런 이유로, 내가 청소년기를 조사할 때 사용했던 포맷은 여기에서 다시금 유효하다: 분석가, 임상훈련 위원회와 의무적인 슈퍼비전, 그리고 다른 사람들과는 상관없이, 즐거운 실험에 참여할 수 있는 사람들. 고개를 숙이고 있는 오블로모프적인 사람들이 우리를 찾아오는 경우는 많지 않지만, 폐소에 거주하는 다른 모든 하위범주들은 다른 모든 조직에서와 마찬가지로, 정신분석에서 모습을 드러낸다: 성격 구조의 이 측면이 편재한 것이라는 나의 생각이 옳다면, 모든 사람의 태도는 세상에 대한 폐소공포증적 견해에 의해 어느 정도 영향을 받을 수밖에 없을것이다.

대부분의 분석가들에게 있어서 독립적인 분석 작업에 포함된 전적인 책임이 그들의 사기를 떨어뜨리기 시작할 때 청소년처럼 즐겁게 실험하는 시기는 비교적 즉각적으로 끝이 난다. 자연스럽게 그들은 주의 깊게 선택한 슈퍼바이저들, 친구들, 학파들, 집단들로부터 지원을 받으려고 노력한다. 이것들이 진정으로 친밀한 관계들인 경우가 드물고, 기껏해야 우호적인 계약적 관계들이라는 점에서, 이러한 정치적 과정들은 사고와 태도의 조화로움이라는 위조된 느낌을 유지하기 위한 자기-기만으로 느껴지고, 따라서 신실성의 느낌을 감소시킨다. 그것은 불가피한 것일 수 있다. 이러한 제약들이 없다면, 정신분석 공동체의 삶은 지옥처럼 혼돈스러울 것이다. 그러나 그것들은 상담실 안에도 마찬가지로 숨어들어온다. 이것이 결국 내가 겪었던 집단의 삶에 대한 주된 경험이라는 점에서(8년간의 군 생활이 무언가를 배우는 경험이 되기에는 너무 경직되고 원시적인 것이었기에, 그 기간을 제외하고), 나는 이 문제를 정신분석이라는 맥락 안에서 말하기를 원하지만, 그것이 일반적인 현상에도 적용될 수 있다고 본다. 모든 집단은 폐소의 하나 또는 그 이상의 분실을 닮은 것을 갖고 있는데, 그것은, 비온의 용어로, 모든 작업 집단이 기본적 가정 조직으로 향해가는 경향성을 갖고 있다는 말의 또 다른 표현 방식이다. 나는 이것과 관련된 문제들을 다음과 같이 제시하고자 한다: 어떻게 지배하지 않고서 통치할 수 있는가?; 어떻게 행동하지 않고서 의사소통할 수 있는가?; 어떻게 파괴 행동을 하지 않고서 반대할 수 있는가?; 어떻게 의견이 다를 때, 여전히 친절한 상태로 남을 수 있는가?

여기에서 우리의 특별한 관심 대상인 폐소의 분실들의 특징들을 간략하게 요약해보자: 머리/젖가슴 분실은 그 안의 거주자들에게 통찰의 명료성에 대한 망상에 기초한 엘리트 지위를 부여하고, 종신직의 느낌을 주거나, 편하고 안락한 특혜적 한직(閑職)을 허용한다; 성기적 분실은 그 안의 거주자들에게 가정된 성적 매력과 성적 능력에 기초해서 선택된 것이든, 아니면 이런 속성들로부터 선택권을 박탈당한 느낌에 기초한 것이든, 성애적 몰두를 조장한다; 그리고 직장 분실은 그 안에 거주하는 자들의 인격을 폭정과 굴종, 가피학증, 비관주의와 냉소주의의 분위기 안에 가둔다. 각 분실은 위계체계의 위치에 따라, 그 자체의 특징적인 불안과, 그것에 상응하는 이상화와 자기만족을 갖고 있다. 왜냐하면 모든 분실은 본질적으로 위계적이기 때문이다.

이러한 마음의 분실화 개념을 염두에 둔 채, 하나의 조직이 그것의 과제를 수행하기에 적합한 방식으로 관리되기 위해서 어떤 기능들이 행해질 필요가 있는지에 대해 설명해보자. 예컨대, 정신분석적 사회의 과제가 갖는 주된 기능들은 과학적 교류와 기법 교육을 위한 장소를 제공하는 동시에, 사회 안에서 정신분석 공동체의 이익을 대변하는 것이다. 폐소의 분실들과 관련해서, 정신분석적 사회는 지위, 종신직, 특혜적 한직을 수여해서는 안 된다; 그것은 성애적 과시와 술책을 위한 환경을 제공하는 것을 피해야만 한다; 그것은 폭정 또는 굴종의 과정들을 저지해야만 한다.

 이러한 진술은, 진부한 것임에도 불구하고, 우리를 유토피아적이라는 인상을 주는 정치적 해결로 초대한다. 문제는 마치 그것이 서술될 수 있는 정신적 특질을 갖고 있는 것처럼 말함으로써, 그것을 유기체로서 취급하는 데 있는 것으로 보인다. 이것은 곧바로 기본적 가정 집단, 아마도 가장 밑바닥에 있는 기본 가정 집단의 언어일 것이다. '해변'이라는 단어는 셀 수 없이 많은 모래알들의 집합체에 대한 기호이자, 편의상의 명칭이며, 합의된 기표일 뿐이다. '벌집'은 유기체이다: 그것은 상징형성으로 불릴 수 있고, 우리가 그것의 조직을 조사하고 더 많이 이해하게 되면서, 의미로 채워질 수 있다. 하나의 벌집이 다른 벌집과 크게 유사하리라고 가정하는 것은 합리적이다. '정신분석 공동체'는 하나의 장소를 지시하는 기호이다: 여기에 본래부터 내재된 기능이나 조직 없이, 정신분석적 활동의 알갱이들의 집합체가 있다. 그것이 의미를 갖는 데는, 그리고 따라서 상징적 가치를 갖는 데는, 그것이 개인들의 활동들의 총합이 되는 것만으로도 충분하다. 어떤 조직의 목록이라도 개인들의 참여에 따라 좋게 또는 나쁘게 사용될 것이다. 그러나 그것이 될 수 없는 한 가지는 가족이다. 만약 그것이 가족이 되려고 시도한다면, 그것은 의존적인 기본적 가정 집단이 될 것이다.

 그럴 때 문제는 개인 윤리의 문제이다. 만약 그것을 해결할 수 있는 집단이 세상에 있다면, 그것은 정신분석가들의 집단일 것이다. 그렇다면 정신분석의 윤리는 과연 무엇인가? 설령 정신분석이 추상적인 물-자체이긴 하나, 내가 확신을 갖고서 주장하는 바, 그것은 윤리를 갖고 있지 않다. 오직 개인들만이 윤리를 가질 수 있고, 나와 많은 정신분석가들이 수용하고 있는 마음의 모델은 윤리가 개인의 내적 대상들에서 방사되는 것이라고 본다. 유사성의 정도와 상관없이, 개인의 역사의 동질성이 겹칠 수 있는 것이 아닌 것처럼, 그것이 통일성을 갖는 것은 있을 수 없는 일이다. 개인의 윤리는 그의 내적 대상들에 의해 공표된 가치들이다; 그것들을 침해하는 것은 무의식 안에서 이 대상들에 대한 비하로—본질적으로, 배신으로—경험된다. 개인 안에서 이 대상들은, 자기와 마찬가지로, 경험으로부터 배울 수 있고, 30세 된 그들이 경험하는 것이 그들이 60세 때 그럴 수 있는 것과 동일할 필요가 없다.

 정신분석적 방법과 가장 잘 맞는 것처럼 보이는 개인 윤리는 심리치료의 어느 한 구체적 순간에 특정하는 것이 어려울 수 있지만, 그것들의 대략적인 윤곽을 정의하는 것은 가능하다: 진실 추구(도달할 수 없는) 과정에서 앞에서 끌고 가지 않고 따라가기; 이런 따라가기가 발생할 수 있는 세팅을 건설하고 유지하기; 목표들 없이 환자의 진화를 촉진시키기; 의미를 추구하기와, 행동에 대해 도덕적 판단을 내리지 않기; 이런 목표들을 추구하는 과정에서 개인적 희생을 감수할 마음의 준비를 갖춘 채, 이 희생들을 다른 사람들에게 떠넘기지 않기; 환자에게 미치는 자신의 영향력을 행동이 아닌 의사소통적 명료성으로 제한하기; 말과 어조 모두에서 반영되는 방식으로 진실되게 말하기.

 개인이 좋은 분석이 행해지는 친밀한 분위기 안에서 성취할 수 있는 것과 동일한 윤리를 갖고서 작업-집단의 계약적 분위기 안에서 행동하는 것은 아마도 불가능할 것이다. 그러나 그는 그의 개인적 윤리를 다른 사람들에게 부과하지 않으면서, 비하행동을 피할 수 있다. 만약 우리가 분실화와 폐소공포증적 정신의 위계적 세계의 측면들에로 돌아가 생각해본다면, 우리는 이 특징적인 비하행동의 함정들을 정의할 수 있을 것이고, 따라서 다음과 같은 행동을 취할 수 있을 것이다: (a) 이 분야에서 지식이란 없고, 경험에 기초한 의견만이 있다는 이해를 견지함으로써, 전문가의 지위를 허용하는 것을 막기; (b) 동료의 고견이라는 가정에 기초한 과도한 청구에 의해 수여되는 특혜적 한직을 거부하기; (c) 분석적 상황, 슈퍼비전 그리고 개인의 작업을 전시하는 상황 안에 흐르는 성애적 분위기의 강도에 깨어있기; (d) 촉진자로서

13장 폐소와 정신분석 공동체 안에서의 정치 / 199

기능하지 않고, 제한적, 징벌적, 훈련적인 집단 기능들에 참여하기를 거부하기; (e) 실패들의 원인을 자신의 작업 또는 정신분석의 한계에서 찾지 않고 환자들에게 떠넘기는 행동을 거부하기; (f) 환자를 골라서 받지 않기—왜냐하면 이것은 불가피하게 힘들고, 매력적이지 않으며, 낮은 비용을 지불하는 환자들을 젊은 동료들에게 의뢰하게 됨으로써 그들을 착취하게 되기 때문이다; (g) 정중하게 거절하기 힘든 지위로 보상받는 상황을 피하기 위해서, 정신분석 공동체의 더러운 일에서 자신의 몫을 수행하되, 그 이상은 하지 않을 수 있기; (h) 정신분석 공동체의 분위기가 암묵적으로 참여하는 것조차도 힘들 정도로 비하적이 될 때, 분리론자가 되지 않고 그곳에서 기꺼이 쫓겨나기.

   나에게는 이것들이 비하하는 일 없이 정신분석 공동체의 참여하는 데 필요한 정당한 원칙들로 보이고, 따라서 반-정치적(anti-political) 입장으로 보인다. 그것은 자신의 일을 돌보아야 하고, 그것을 잘 돌보아야 한다는 건전한 개인의 기본적 윤리와 일치한다. 폐소 안에는 두드러지게 정치적인 지향을 갖고 있는 두 개의 분실이 존재한다고 제안한다: 머리/젖가슴 분실의 프루스트적 측면과, 직장 분실의 직할부대원의 측면. 전자는 위계적 구조에 의해 쉽게 충족되는 지위에 대한 욕동을 드러내고, 후자는 촉진적 조처가 제약을 가하는 행동에 의해 대체되는 곳에서 권력에 대한 탐욕을 드러낸다. 직장 분실 안에 거주하는 저항의-영웅들은 분파주의적 선동가들로서, 그들의 비행행동은 그들의 열심과 자기-의로움과 짝을 이룬다. 작업-집단을 향한 의도와 어느 정도의 혁명적 열정을 간직한 어떤 집단도, 그 집단의 창시자가 늙어갈 뿐만 아니라, 그 구성원이 늘어난다는—인기가 많아지고 존경심이 커진다는—의미에서, 늙어갈 수밖에 없다. 이 늙어감과 함께 기본적 가정을 향한 움직임은 규칙들이 기록된 책이 두꺼워지고 정치적 방법에 대한 암묵적인 믿음이 두터워지면서 더욱 빨라진다. 조직이 더욱 더 폐소공포증적이고, 조직의 분위기가 더 심각하고 야심찬 것일수록, 더 카리스마적이고 더 진영논리에 철저한 사람들이 최상위로 부상하는 현상이 자연스럽게 나타날 것이다. 저항의 영웅들에 의한 반역들은 본질적으로 정치적 분위기를 바꾸는 것이 불가능한 궁정 혁명을 산출할 뿐이다. 이것이 '앞으로 나아갈 때'가 되었음을 말해주는 신호이다. 정의롭게 행동하는 것은 외로운 일처럼 보이지만, 정말로 그런 것은 아니다. 작업자들 중에는 말없는 동지들이 있기 때문이다.

부록
맥베스의 궤변, 셰익스피어의 모호성

멕 해리스 윌리엄스

(ⅰ) 궤변(equivocation) 대 모호성(ambiguity)

　셰익스피어는 진실을 덮는 행동 대 진실을 밝히는 행동이라는 맥락에서, 「햄릿」에 등장하는 무덤 파는 자의 장면에 포함된 궤변 개념에 관심을 드러냈다. 그는 「맥베스」에서, 이 관심을 집요하게 추구하는 것을 통해서 하나의 아이디어, 이미지 또는 단어를 다른 하나를 숨기는 데 사용하는 것에 대한 현대적 의미를 확립하고 있는데, 이것은 본성상 일종의 하부-언어 또는 사회적 은어의 조합으로 인도한다; '진실인 것처럼 거짓말을 하는/악마'. 이 연극은 죽음 또는 파괴라는 근저의 의미를 덮고 있는, '성공' '성장' 그리고 '안전'의 개념들을 궤변으로 만든다: 현대의 군대 은어에서 '가져가는 것'(taking out)이 파괴를 의미하듯이, '치우는 것'(taking off)은 '살해된 것'을 의미한다. 따라서 궤변은 단어들과 구절들의 이중적 의미 이상의 것을 포함하는, 시적 모호성과는 완전히 대조된다; 모호성은 이중적 이미지 또는 성격 또는 극적인 사건의 행간에 있는 의미를 포착하기 위한 수단, 다시 말해서, 연극의 형식적 내용물들 사이의 메아리들과 평행물들을 환기시키는 방식으로 그것들 사이의 의미를 파악하기 위한 수단이다; 여기에서 의미는 환원적으로 고정되는 것이 아니라, 환기되는 것이다. 연극의 유기체적 구조를 만드는 데 기여하는 연극 내의 핵심적 이미지들, 주제들, 그리고 언어적 메아리들—이 연극에서는 갓 태어난 아기의 이미지가 조직자의 역할을 하는—은 모호성의 영역에 속해 있다; 미래를 통제하는 것과는 반대로, 미래를 살아낸다는 개념은 이것에 초점을 맞추고 있다(C. Brooks의 'The naked babe'[1968]와 M. M. Mahood의 「맥베스」에서의 언어유희 [1957]를 참조할 것). 궤변은, 그것이 맥베스 부인의 노골적인 냉소주의 형태에서 발생하든, 맥베스의 혼동스런 안개 형태에서 발생하든, 자기-기만을 위한 수단이다—자신이 한 '행위'를 자신에게 숨기고, 자신의 '눈'이 보지 못하도록 자신의 손을 감추려는 시도. 다른 한편, 모호성은 근본적으로 탐구와 발견을 위한 예술적인 수단이자, 자기-분석을 위한 수단이다; 그것은 덮는 대신에, 정서적 곤경의 신비를 드러낸다.

「맥베스」에서 셰익스피어는 가장 시적이지 않은 주제들에 시적으로 접근하는 힘든 과제를 수행한다; 천국의 인물보다는 지옥의 인물을 생생하게 묘사하는 것이 훨씬 더 쉽다는 낭만주의적 금언은 그 인물이 반은 안에 있고 반은 밖에 있을 때, 즉 햄릿처럼, 모호한 상황에서 갈등 상황에 처해 있을 때에만 적용된다. 지옥의 맥베스, 또는 맥베스들이라는 주제는 내재적으로 따분하고 취향에 맞지 않는 것이기 때문에, 셰익스피어는 폐소에 들어가고 나오는 수단을 포함한 다른 각도에서, 즉 지옥불과 동화속의 마녀들 너머에 존재하는 일상적인 조건으로서의 의미 없음의 의미를 실제로 경험할 수 있는 방식으로 폐소의 궤변에 접근할 수밖에 없다. 그로 하여금 이것을 할 수 있게 해주는 모호성의 구조적 유형들 중의 하나는, 영웅을 두 개의 구성요소로 나눈 것, 즉 맥베스라는 인물과, 여성성의 타락을 명료하게 보여주는 수단으로서의 맥베스 부인이라는 인물로 나눈 것이다; 마찬가지로 그들은 같은 인격의 분열된 측면들을 암시하는 방식으로, 맥더프

(Macduff) 가족과 대비된다. 극작가의 또 하나의 장치는 마녀-가치들(witch-values)을 사회가 지닌 명예와 성공에 대한 존경받을 만한 코드들과 함께 언어로 직조함으로써, 맥베스가 결코 우리에게 괴물이나 '지옥-솔개'(그의 동시대 사람들이 주장하듯이)처럼 보이지 않고, 그 자신의 궤변—정신적 갈등에서 벗어나는 쉬운 방식인—의 희생양으로 보이게 만드는 것이다. 그리고 그 결과 발생하는 악몽은 놀라운 것일 수 있다. 맥베스 부인과 그녀의 남편은 자신들이 선과 악에 대한 유치한 교리문답을 과감하게 피하고, 현대 기회주의의 정신을 따라 피리를 불어 체계를 사로잡고, 그것을 자신들을 위해 일하는 것으로 만들기로 결정할 때, 자신들이 무슨 일을 하고 있는지를 알고 있다고 믿는다. 왕관—'황금으로 된 둥근 것', '황제를 나타내는'—을 얻는 것의 목적은 운명과 우연으로부터, 안과 밖의 모순들로부터 면역력을 얻는 것이다; 왕관을 소유하는 것은 '다가오는 우리의 모든 날들에/유일하게 막강한 지배권을 줄 것이다'. (1막 5장 69-70행)

그것은 덫을 놓고, 사로잡거나 죽이는 타락한 여성성과 연합해서 사건들을 미리 정해진 방식으로 통제하는 전지하고 전능한 거짓된 남성성에 대한 믿음에서 온다. 맥베스들은 그들이 이미 빅 브라더의 한 버전인, '모든 것이 결국 죽는다는 것을 알고 있고' 숨은 '주인들'을 섬기는 영들의 위계체계를 믿고 있기 때문에, 쉽게 마녀들의 먹잇감이 된다; 그들은 마녀의-생각과 동일시하는 것을 통해서, 자신들의 영역 안에서 빅 브라더(Big Brother)[1]가 될 수 있다고 믿는다. 이것이 그들을 발달하는 실제의 미래를 갖지 못하게 하고, 그들의 정신적 왕국의 영적 '후계자들', 즉 창조적인 남성성과 여성성의 연합의 결과로 태어나는 상상력의 자녀들이 되는 것을 가로막는다. 생명력이 없고 상속자가 없는 것이 되는 것은 신체보다는 마음이다. 하지만 첫 번째 살인에 직접적으로 뒤따라오는 텅 비어 있다는 느낌은 그들에 의해 왕

---

1) 역주. 오웰의 소설 「1984년」에 나오는 독재자.

관을 완전히 통제하는 데 실패했다는 측면에서만 해석될 수 있다: 따라서 반복되는 살인들의 연쇄와, 환각과 광증을 통한 마음의 복수가 폐소 안에 갇혀있는 삶의 특징적인 모습이 된다.

   르네상스 동안에, 지옥은 영문학에서 장소라기보다는 마음의 상태로서 여겨졌다: 근저의 절망과 자기-감금을 감추고 있는 초조한 활동이 특징적인 상태; 밀턴의 사탄이 하는 말, 즉 '내가 어디로 도망치든 나는 지옥에 있다; 나 자신이 지옥이니까'라는 상태(실낙원, 4막 75행). 그러한 도피는 감금되어 있는 동안 영혼이 거할 곳을 제공받지 못하는, 존재의 의미 없음, 즉 '끝없는 파멸'의 나락(현대 영어로, 체계에 의해 해결되는 것에 대한 확신)으로부터의 도피이다. 사탄은, 적어도 처음에는, 즉 리더십의 압력이 그를 그 자신의 은어의 노예로 만들기 전까지는, 자신의 곤경을 표현하는 시인이었다. 그러나 「맥베스」에서, 영웅의 비하는 연극 전체의 구조와 언어를 통해서, 목가적이기보다는 극적으로 표현된다. 실제로 맥베스는 자기-표현 능력을 상실하게 될 운명에 처해 있다—비록 이것이 그가 '진실인 것처럼 거짓말을 하는/악마'의 궤변을 의심하는 법을 배우는 순간에 되돌아오기 시작하지만 말이다. 셰익스피어는 '영원한 모다불로 가는 화려한 길'을 설명하기 위한 배경막으로서 가장 야하고 가장 처참한 색깔들—어색한, 낮 동안의 어둠의 장막들, 핏빛 연기 같은 안개, 비명을 지르는 부엉이들, 서로를 잡아먹는 말들 등—로 채색된 지옥의 전통적인 도상(圖像)을 사용하는데, 거기에는 마녀의 끓는 가마솥 안에 있는 모든 것들, 즉 사지가 절단된 살덩이들, 독성이 있는 내용물들이 있다. 또한 거기에는 이 동화에 나오는 '악마들의 그림'을 희화화했다는 느낌이 있는데, 맥베스 부인은 그 두려움이 '아이의 눈'을 갖고 있다는 이유로 경멸한다 (2막 2장 53행). 그러나 연극의 불길한 특질은 화려한 길에 대한 현란한 도상이, 생각 없는 궤변들의 솜털 안에서 그것의 영적 상대역을 발견하는, 영웅의 마음속에 있는 사고 과정들의 퇴화 역사—핏빛 연기 같은 안개(bloodsmoked haze)와 함께 시작되는—로 번역되는 방식에서 유래한다. 셰익스피어는 그 궤변의 솜털 안으로 침투하기 위해 극적이고 시적인 모호성을 사용한다. 그리고 맥베스가 마녀들에게 의지하는 것—삶을 의미 있는 것으로 경험하는 그의 능력의 상실—이 그에게 가져다주는 실제 결과를 노출시킨다.

연극의 제1막은 내전으로 인해 파멸되기 직전의 사회를 보여준다. 놀랄 것도 없이, 그것은 난도질당한 시체들과 똥으로부터 악성 문제들을 달여 내고 있는 말라버린 황야의 마녀들에 의해 지배받고 있다. 그러나 그들이 달여 내는 것의 핵심적인 특징은 악한 것이 아니라, 궤변적인 것이다:

안개와 더러운 공기 속을 맴돌고 있는
아름다운 것은 더럽고 더러운 것은 아름답다. (1막 1장 11-12행)

그들의 달여 내는 것은 '이중적인 것'이고('이중 이중적인 수고와 고통'이 따르는), 그것의 아름다운 겉모습은 내적이고 본질적인 더러움을 감추고 있다. 마녀들은 결코 맥베스에게 살인을 하라고 명백하게 명령하지 않는다; 그들은 그에게 '왕관', '성공' 또는 '미래의 지식'을 획득하라고 지시하는데, 셰익스피어는 비록 그 지시가 사회가 가진 가치에 적대적이지 않고 오히려 기본적 가정들과 일치하는 것이기는 해도, 내재적으로 살인적인 목표들을 갖고 있는 것임을 우리에게 보여준다. 사실상 마녀-가치들은 사회가 만들어낸 것이고, 불안정한 시기 동안에만 지나치게 섬뜩하고 파괴적인 것이 되는 것이다. 그리고 맥베스는 그 자신의 내적 악함 때문이 아니라, 마음의 약함 때문에 그것들의 희생물이 된다. 밀턴의 저서에 나오는 삼손이 말하듯이, '모든 사악함은 약함이다'. 모든 사람의 눈에, 맥베스는 점잖은 사람이다. 그의 아내에 따르면, 그는 '인간의 친절함의 젖으로 가득한' 사람이지만(1막 5

장 17행), 그가 직면하고 있는 유혹들에 대해 생각하는 능력은 갖고 있지 않다. 그는 부분적으로 마녀-마음이 지닌 악한 특질(그의 아내에게서 압력을 받고 있는 타락한 여성성)과의 동일시 때문에, 멸망으로 가는 화려한 길로 빠지는데, 좀 더 핵심적으로 말하자면, 그것은 사고를-질식시키는 궤변과 동일시한 데 따른 결과이다.

 셰익스피어는 연극의 제1막에서 이 생각하지 않는(un-thinking) 양태들이 어떻게 영웅들을 만들어내는 사회의 방식을 지배하는지를 보여준다. 맥베스는 한 반역자—코도르의 영주—를 정복할 것인데, 그것은 오직 자신이 그의 자리를 차지하고, 왕관을 얻기 위해서이다. 극적인 운명의 장난이 이것을 불가피한 과정으로 만든다: 따라서 맥베스는 '자기-비교와 함께 코도르를 직면한다'; 그때 덩컨은 '그가 잃은 것(lost)을 고상한 맥베스가 획득했다(won)'는 말('전쟁에서 지고(lost) 이겼을(won) 때'라는 마녀의 말을 반향하는)과 함께, 코도르의 자리를 그에게 주기로 결정한다; 마침내 맥베스는 왕이 코도르의 표정에서 그의 마음을 읽을 수 있는 길이 없다는 이유로 그를 절대적으로 신뢰했던 일을 후회하고 있는 시점에 왕을 알현한다; 덩컨은 '절대적 신뢰'를 새로운 영웅에게 옮겨놓는 것을 통해서, 소문이 파다한 그의 반역을 재가해주는 것처럼 보인다. 마녀들이 고향으로 돌아가는 길에 배가 난파되었다고 말하는 배의 항해사는, 그가 전투의 혼동이 걷힌 다음 제 정신이 들기 전에, 연극의 맥락 안에서 자신의 나라를 파멸시키는 일을 했고 그 파멸을 기다리고 있는 맥베스에게 갖다 바친 코도르를 가리킨다. 이것들이 모두 셰익스피어의 모호성의 기능들이다. 한 사람의 군인으로서, 맥베스는 마녀들이 그들의 가마솥을 채우는 것과 비슷한 방식으로, 적들의 배를 배꼽에서 턱까지 갈라버리는 것과 같은 이상한 죽음의 이미지들을 만들어낸 일로 인해, '벨로나의 신랑'으로서, 즉 '용맹스런 자'로서 열광적으로 칭송 받는다; 그때 '더러운 것이 아름다운' 사회 자체의 궤변들이 피비린내 나는 행위들에 토대한,

성공한 자의 역할을 완전하게 수행하기 위한 작은 발걸음을 내딛는다; 그러한 행위들은 '성공'으로 가는 길의 내재적 특징이 된다.

맥베스는 마녀들을 소개하는 그의 편지에서, '그들은 성공의 날에 나를 만났다'고 자신의 아내에게 말한다. 마녀들은 승진 패턴을 따라 그를 칭송했다: 글라미스(Glamis) ― 코도르(Cawdor) ― 왕(King); 맥베스는 매번 이 패턴 또는 그것의 첫 단계들을 따라, 그의 새로운 직함과 함께 칭송 받고, 궤변적인 '진실'로 알려진 것의 원천인 마녀-마음에 점점 더 묶이는 것처럼 보인다:

왕권을 주제로 부풀어 오르는 행동에 대한
행복한 서막으로서 …
두 개의 진실이 말해진다,
이 불가사의한 간청은 나쁠 수도 없고; 좋을 수도 없구나.
나쁜 것이라면, 진실에서 출발하는 성공의 계약금을
왜 나에게 주었을까? 나는 코도르의 영주이다.
좋은 것이라면, 왜 내가 끔찍한 모습을 한
유혹에 빠져 머리칼이 쭈뼛하고
안정된 내 심장이 정상을 벗어나
갈비뼈를 두드리는 거지? 눈앞의 공포보다
끔찍한 상상이 더 무서운 법이지.
살인은 아직도 환상에 지나지 않건만
그 생각이 내 온몸을 거세게 뒤흔들어
심신의 기능이 억측으로 마비되니
없음밖에는 아무 것도 없다. (1막 3장 127-142행)

임신과 탄생의 언어인 '배가 불러오는 것'이 사고 안의 살인, 그리고 사고 그 자체의 살인으로서 모호하게 제시된, 끔찍한 살인 이미지를 위장하는 데 사용되고 있다. 이 궤변적인 '진실'의 진전(나쁜 것과 좋은 것 사이의 리듬감 있는 균형)은 살인에서 자동적으로 절정에 도달한다. 그것이 바로 맥베스가 환상이기를 바라는, 그리고 다시금 임신이라는 아이디어에 기초해서, 불가해한 궤변—'없음밖에는 아무것도 없다'—에로 되돌리는 것을 통해서 은폐하고 싶어 하는 목표이다.

　맥베스는 이런 식으로 마녀들의 사악한 진전이 지닌 함축들을 직면하는 데 실패한다; 그리고 각각의 실패와 함께, 셰익스피어는, 마음이 '억측'에 의해 혼미해진 상태에서, 맥베스가 어떻게 자신을 가두는 덫에 걸리는지를 보여준다. 그는 법정의 가치와 가마솥의 가치를 모호하게 병치시키고 맞물리게 함으로써 맥베스가 어떻게 왕과의 특별한 관계 안에 걸려드는지를 보여준다. 그 왕이 지닌 불길한 분위기는 왕을 바꾸기/살인에 의해, 또는 주인의 피를 먹고 자라 '배가 불러오는 것'에 의해 왕위 계승/성공이 임박했음을 의미한다. 이것이 맥베스뿐만 아니라 모든 사람이 획득하는, 그리고 존경할 만한 사회를 마녀-가치에 취약한 것으로 만드는, 위계적 성공에 대한 아름다운 궤변이 지닌 '더러운' 측면이다. 그것은 한 나라를, '절대적 신뢰' 또는 친밀성을 나타내는 피의 연결을 통해 서로를 먹여주고, 서로에게 의지해서 또는 서로로부터 자라나는 구성원들을 가진, 그리고 모든 것이 왕에 초점이 맞추어져 있는, 유기체로 보는, 신체 정치학에 대한 중세적 아이디어와 관련되어 있다. 따라서 그의 살인이 발견된 이후에 전통적으로 등장하는 표현은 이것이다: '생명의 포도주가 고갈되다', 건물의 생명이 고갈되다, 등(2막 3장 69-96행). 이 모델이 지닌 갓 생겨난 불안정성, 배신과 피에 굶주려있음은 셰익스피어에 의해 「리챠드 2세」에서 서술된 바 있다. 「맥베스」에서, 순진하고 성자 같은 덩컨(뱅코도 마찬가지로)은 자신이 맥베스를 '심고'(plant), '충분히 자라게' 하겠다는 의도를 밝힌다; 그러는 동안 그는 자신을 음식을 베풀어주는 '만찬'이라고 말하는 맥베스의 공식적 칭송을 받아들인다; 그들의 관계는 덩컨이 맥베스를 자신에게 묶어두기를 욕망하는 특별한 것처럼 보이는데, 이것은 그가 불길하게 모호한 방식으로, '그대가 진 빚은 다 갚을 수 있는 것보다 더 많다'라고 말하는 데서 드러난다. 그러한 칭찬의 언어는 불길한 구체성을 갖고 있는데, 셰익스피어는 그것이 단순히 우연한 것이 아니고, 사회의 기본적 가정들에 대한 생각하지 않는 기대들을 담고 있는 것임을 보여준다. 따라서 왕의 살해라는 '끔찍스런 이미지'는 맥베스에게, 마치 그것이, 브래들리(Bradley)가 말했듯이, '소름 끼치는 의무'인 것처럼 다가온다.

그러므로 연극의 제1막에서 집으로 돌아가고 있는 영웅-겸-희생자인 맥베스를 위한 덫이 놓여진다. 차츰 사건들의 속도와 결합된, 숨은 기대들의 압력이 그를 지배하기 시작한다. 그는 전쟁터에서 했던 것 이상으로는 어떤 적극적 결정도 내리지 않기를 바라면서, 병사의 금언—'아무리 힘든 날이어도 세월은 흐른다'—에 의지하려고 시도한다: '운이 나를 왕으로 만든다면, 글쎄, 내가 동요되는 일없이/나에게 왕관을 씌우겠지.' 선의의 수동성과 너무 많은 각광을 받지 않는 것이 지난날 범죄에 대한 모든 유혹으로부터 그를 구해주었다. 사실, 우리는 맥베스 부인(맥베스의 가정의 수호자인)에게 그런 일이 없었더라면, 그리고 그녀의 계략에 빠지는 사회의 광적인 성급함이 없었더라면, 맥베스는 아마도 무기력으로부터 빠져나올 수 있었고, 고상한 사람이라는 자신의 평판을 지킬 수 있었을 거라고 느낀다.

(ii) 폐소 안으로 들어가기

셰익스피어로 하여금 「맥베스」에서 예증된 마음의 상태가 지닌 함축들 전체를 면밀히 조사할 수 있게 해준 인물은 맥베스 부인이다. 비록 분위기는 궤변, 혼동 그리고 싸움 이후의 살인적인 잠재력으로 가득 차 있지만, 맥베스의 아래로 향하는 '성공' 코스가 되돌릴 수 없는 행동(그녀의 표현으로는, 머무르는 장소에 고정된)을 촉발시킨다는 사실을 확인시켜주는 사람은 그녀 자신이다. 또 하나의 시적인 병렬에서, 셰익스피어는 그날 밤에 갑자기 왕, 가족, 시종들과 장군들을 맥베스 부인의 성 안으로 이동시킨다. 그것은 '거의 죽을 듯이 숨을 헐떡이는' 전령들과, 맥베스를 앞질러 가려고 하는 왕과 함께, 빛의 속도로 그리고 광적인 긴급성의 느낌을 갖고서 이루어진다. 하지만 맥베스의 '박차(spur)처럼 예리하고 위대한 사랑'은 그가 경기에서 이기게 만든다. 그날 밤에 성에 도달하지 못하는 자들은 다음 날 동이 트기 전에 성문 앞에서 문을 두드린다—'영원한 모닥불'을 향해 가는 길에서 '궤변을 말하는 자'로서의 '악마-수문장'에 의해 모두 환영받기 위해서.

성(城)은 여성적인 영역으로서 제시된다: 맥베스 부인은 덩컨의 도착이라는 '위대한 뉴스'를 전하는 숨을 헐떡이는 전령에 대해 이렇게 말한다:

까마귀도 쉰 목소리로
나의 성 아래로 들어오는
덩컨의 치명적인 입장을 울부짖는구나. (1막 5장 38-40행)

바깥에서 볼 때, 그녀와 그녀의 성은 '아름답게' 보인다; '사원을 즐겨 찾는 제비'가 사랑의 둥지를 트는 목가적인 은신처 또는 '요람'이자(1막 6장 4행), 유아의 영혼을 위한 안전과 돌봄의 장소. 이런 맥락에서, 덩컨은 그의 어린 아들들을 포함하는 아동기에 대한 다른 이미지들에 둘러싸인 채, 마치 배불리 먹고 난 유아가 잠이 들듯이, 입을 다문 채/ 측량할 수 없이 만족한 상태로 침대 안으로 철수하고 잠속으로 빠져드는 유아로서 서술된다; 그의 호위병조차도 쉽게 유혹되고 살해되는 아이들일 뿐이다. 그러나 성(城)은 궤변의 장소, 동화 속 마녀들의 끓는 가마솥이 확장된 것, 살인적인 덫이다. 그것은 인간의 친절함의 젖이 비워지고, '담즙' 또는 악령들로 가득한 맥베스 부인의 명백하게 타락한 여성성을 상징한다:

> 자, 죽을 수밖에 없는 인간의 사고를 따르는 그대 악령들이여,
> 여기에서 나의 성(性)을 없애고,
> 머리끝에서 발끝까지 가장 끔찍한 잔인성으로 채우라! 내 피를 탁하게 만들어,
> 동정심으로 가는 길을 막아다오; …
> 내 젖가슴으로 와서
> 담즙 젖을 빨아라, 그대 살인귀들아,
> 보이지 않는 그대의 몸으로 어디에서든
> 자연의 악행을 시중들어라! 캄캄한 밤이여 오라,
> 지옥의 가장 캄캄한 연기로 몸을 휘감아
> 나의 예리한 칼이 내는 상처를 보지 못하도록,
> 하늘조차도 어둠의 장막을 엿보고
> '멈춰, 멈춰'라고 외치지 못하도록. (1막 5장 40-54행)

그녀의 어법은 마녀들을 그리고 전쟁터에서 맥베스가 보여준 용감한 행동과 관련된 핏빛 안개를 불러낸다('배꼽에서 턱까지 배를 가르는 행동'을 반향하는, '머리끝에서 발끝까지 … 성을 없애고').

그것은 문자적으로 성을 없애는 것, 여성성의 타락이다(성의 모호한 확장이 아니라): 그것은 상처 입히는 것을 통해서만 침투가 가능하고, 남성성이 파괴의 기계적 도구일 뿐인 칼의 형태로만 제시된다고 생각하는, 의사소통의 통로가 막혀 있는 폐소공포증적 덫으로서의 신체에 초점을 맞추고 있다. 이곳이 그녀의 성(城)이자 전쟁터이며, 성자 같고

아이 같은 덩컨—'보이지 않는 몸'과 '살인귀들'을 볼 수 없는, 장막을 엿보는 어린아이 같은—을 막 받아들이려고 하는 곳이다.

맥베스 부인의 이미지는 맥베스의 다음 독백에서, 즉 그 살인에 대해 그가 진정으로 느끼는 것이 무엇인지를 스스로에게 묻는 첫 번째 진정한 시도에서 그것의 모호성의 상대역을 발견한다. 그의 아내가 그 살인의 실행을 직면하면서, 맥베스와 덩컨 모두는 그녀의 영향력 하에 있게 된다. 맥베스는 아주 짧은 순간만이라도 자신의 결정에 대해 숙고할 수 있는 시간을 갖기 위해, 저녁 식탁에서 일찍 일어나야만 한다. 처음에, 그의 사고 능력은 '연쇄' '중지' 그리고 '성공'의 개념들에 대한 말장난과 함께, 궤변의 지배적인 불분명함에 의해 방해받는다.

> 만약 그것이 행해진다면, 그것을 행할 때는, 제대로 해야 할 것이고
> 재빨리 해야 할 것이다: 그 암살이
> 그 후에 일어나는 일들에 족쇄를 채울 수 있다면, 그리고
> 그 일이 그의 서거(逝去)로 성공적으로 마무리될 수 있다면;
> 그래서 이 일격이 전부이자 모든 것일 수 있다면, 이곳에
> 바로 이곳 시간이 여울지는 강둑 위에서,
> 우리는 내세에 대한 우려를 건너뛸 것이다. (1막 7장 1-7행)

그의 연설에서, 맥베스는 표면적으로 내세와 현세 모두의 판단과 보복의 결과들을 고려하고 있다. 그러나 논쟁이 아니라 시를 통해서 전달된 중요한 메시지는, 그에게 있어서 '성공'이란 미래가 없는 것이라는 점에서 결과가 없는 조건이라는 것이다: 덩컨의 '서거'가 맥베스 자신에게도 일격에 삶의 시도들을 중지시키는, '전부이자 모든 것'일까? 살인의 더러운 사실은, 마치 그것이 단순한 소음인 것처럼, 단어 게임의 소리를 통해서 미끄러지는 형식적 절차에 지나지 않는 것처럼 보인다: '암살—결과—서거—성공', 즉 일격에 의한 성공. 그리고 그것을

덮고 있는 정당한 겉모습은, 맥베스에게는, 전적으로 안전하지 않다고 느끼는 상태, 즉 다른 사람들을 통제하고 그들에게 명령을 내리고 싶어 하는 맥베스 부인의 욕망보다 더 수동적인 것인, 도피하고 싶은 자가 동경하는 것이다: 그것은 갈등-없는 피난처이자, 단순히 보복적인 것이 아닌, 어떤 종류의 결과로부터도 자유로운 왕위계승이다; 그러나 그것은 실제로는 죽음의 한 유형이다(키이츠의 시에 나오는, '한 밤 중에 아무런 고통도 없이 맞이하는 죽음'처럼). 살인 후에 그는 덩컨에 대해 이렇게 말한다: '발작적인 삶의 열병을 앓은 후에, 그는 잘 자고 있다.' 그러나 그 살인을 저지르기 전에도, 깊은 우울 상태에 있던 맥베스에게 있어서 삶은 이미 발작적인 열병이었고, 따라서 그 이미지는 잠자는 자와 죽은 자에 대한 그의 시기심을 가리키는 것으로 보인다. 그가 성공적으로 끝낸 다음, 모래 언덕으로 보내, 존재의 유동성으로부터 제거하고 싶어 하는 것은 영원한 내세만이 아니라 그 자신의 미래이기도 하다. 이것이 그가 왕관을 소유하는 목적이다. 이런 의미에서 만약 한 번의 공격으로 그가 왕이 되고, 그것이 전부이자 모든 것일 수 있다면, 그는 그것을 행할 것이다.

맥베스는 그 자신의 정서적 핵심과 접촉하고, 연극에서 처음으로 잠에서 깨어나는 것처럼 보일 때까지는, 덩컨에 대한 자신의 관계(당시에 부성적 존재—그의 호스트)의 빛에서 덩컨 자신을 고려하지 않는다:

게다가 덩컨 왕은
너무나 겸손하게 왕권을 행사하고
그의 권좌가 너무나 깨끗하여 그의 덕행은
깊이 저주받을 그의 제거(taking off)에 맞서서
나팔-혀를 가진 천사처럼 그를 변호할 것이며,
연민은 벌거벗은 갓난아기의 모습으로
돌풍에 걸터앉아, 아니면 천사처럼

형체 없는 바람의 말을 타고서
이 끔찍한 행위를 만인의 눈에 드러냄으로써
눈물이 바람을 잠재우리라. 내 의도의
옆구리를 찌르는 박차는 오직 하나
치솟는 야심인데, 그것이 너무 높이 뛰어 올라
건너편으로 떨어진다. (1막 7장 16-28행)

파괴에 대한 완곡어법인 '제거'는('그대의 적을 제거하다'에서처럼) 내세를 '건너뛰는 것'과 관련되어 있다; 그러나 여기에서 그것은 또한 모호하게도 영적 삶의 성취에 대한 은유가 되는데, 그것의 초점은 천사들(나팔-혀를 가지고 있어서 의미 있게 말할 수 있는)에 의해 둘러싸여 있고, 열정의 기본적인 전령이자 전달자인 바람의 말들(horses)을 타고 있는, 갓 태어난 아기에게 맞추어져 있다. 덩컨은 체러빔(영적 지식을 갖고 있는 천사들)에 의해 호위 받고 있는, 갓 태어난 아기 연민(Pity)이 된다; 그리고 이것은 다시금 맥베스 자신의 영혼의 표상이 되는데, 그것은 그 아기를 새롭게 볼 수 있게 되었기 때문이다. 이 상징적인 구름 형성에서(Blakc에 의해 예시되었듯이), '보이지 않는 전령들'은 그들의 감정의 광선을 모든 사람의 눈에 비치는데, 그런 점에서 그들은 시선이 아니라 칼에 의해서만 침투가 가능한 어둠의 장막인, 마녀-같은 궤변의 안개 속에 살고 있는, 맥베스 부인의 '보이지 않는 부하들'과 대비된다; 그것은 또한 감정 없는 영역 안에 있는, 인위적으로 직조된 '시간의 여울목'(shoal of time)과도 대비된다. 그러므로 이 시적인 문장은 내적 의사소통의 수단을 개방하는 것을 통해서 성취한, 맥베스 안에서 일어난 지각의 발생과정—맥베스 부인이 멈추게 하겠다고 맹세했던, '연민으로 가는 길'—을 말해준다. 그것은 정서적 현실에 대한 시각적 표현으로서, 잠재적으로, 살인을 행하는 것에 대해 지금껏 사용해온 방어들 중에 가장 강력한 것이다.

그러나 맥베스에게는 자신이 갑작스레 발견한 감정을 적극적인 논쟁의 언어로 번역할 능력이 없다; 그는 사고 영역 안에서는 아직도 초보자이다. 그는 곧바로 반응-없음의 수동적인 상태로 물러난다: '나에게는 의도의 옆구리를 찌를 박차가 없다'—즉, 그를 앞으로 나아가도록 채찍질할 수 있는 것이 없고, 따라서 앞으로 나아갈 필요가 없다; 사건들은 그가 '휘젓지' 않아도 스스로 정리될 수 있다(그가 전에 말했듯이). 그가 타고 있는 '야심'의 말들은 천상의 말들과는 상대가 되지 않는 것처럼 보이고, 그래서 그는 천상의 말들이 경주에서 승리하도록 내버려둔다—개인적 참여를 위한 결정적인 발걸음을 내딛지 않은 채. 그러므로 그는 맥베스 부인이 정확히 때맞추어 등장할 때, 그리고 그녀 자신이 맥베스가 결여하고 있는 박차임을 보여줄 때, 이중적으로 취약한 상태에 처한다. 그 뒤에 따라오는 대화 부분에서, 맥베스는 그녀가 놓은 덫에 무기력하게 걸려든다. 그는 독백에서 온 어떤 감정의 힘도 전달하려고 시도하지 않고, 대신에 자신이 방금 '온갖 부류의 사람들'로부터 얻은 '황금 같은 견해들'을 잃어버리는 것을 원치 않는다고 어설프게 주장한다; 그는 이것들을 당분간 '당장 버릴 필요가 없는/ 새로운 겉옷으로' 입고 싶어 한다. 맥베스는 '빌려온 옷들'—고상한 작위들로 장식되어 있고 왕과의 거짓된 친밀성으로 압축된—을 입고 있는 것에 대해 이미 불편하게 느끼고 있다; 하지만 그것들은 그의 야심에 잘 맞았고, 그는 그것들이 그의 야심찬 '위대함의 파트너'인 그의 아내를 달래줄 것을 희망했다(1막 5장 11행). 내적 인간을 나타내지 않는 거짓된 옷의 주제는 이 연극 전체에서 셰익스피어에 의해 궤변의 주제와 관련해서 사용되고 있다. 맥베스 부인에게 있어서, 사람을 만드는 것은 외적인 요소들이지, 그 반대가 아니다; 그녀는 격분해서 보복한다: '당신이 입고 있던 옷은/ 술 취한 희망이었던가요?' 황금으로 된 왕관만이 몸에 걸칠만한 가치가 있다. 왜냐하면 그것은 아무리 많은 황금 같은 견해들이라도 능가할 수 있기 때문이다; 그녀는 사회적 관계를 촉진시키는 수단으로서의 복장에는 관심이 없고, 단지 그것이 나타내는 권력에만 관심이 있다. 그녀는 나중에 몽유병 상태에서 이해할 수 없는 질문을 던진다: '아무도 성취를 위한 우리의 힘을 불러낼 수 없을 때, 그것을 아는 자가 누구인지를 우리가 두려워할 필요가 무엇인가?'

맥베스의 운명은 정해졌지만, 그는 다음의 구절에서, 맥베스 부인이 자신에게 덮어씌우는 비하로부터 벗어나기 위한 최후의 영웅적인 시도를 한다:

제발, 그만.
남자로 만드는 일이라면, 나는 무엇이든 할 거요;
그 누구도 나를 따라올 사람은 아무도 없을 거요.

이것은 몇 마디 안 되는 짧은 말이지만, 특별히 이 연극의 이미지라는 넓은 맥락에서 볼 때, 의미 있는 것이다. 그는 성실성과 남자다움에 대한 자신의 정의가 겉만 번지르르한 다른 사람들의 견해들과는 그리고 권력과는 구별되는 것임을 암시한다: 어떤 행위들은 '되고 있고', 어떤 행위들은 그렇지 않지만, 그것들에 대한 측정은 외적으로가 아니라 내적으로 행해진다. 그러나 맥베스 부인은 뜻밖의 반역에 직면해서, 남자다움에 대한 그녀 자신의 정의, 즉 남자는 환상을 실제 행동으로 옮기지 못하는 자가 아니라 그것을 과감하게 행동으로 옮기는 자라는 정의에 기초해서 남편 안에 있는 '짐승'을 잔인하게 꾸짖는다; 때가 왔을 때 기회를 놓치지 않고 붙잡는 사건이 남자를 만든다:

당신이 그것을 감행할 때, 당신은 남자일 것이고;
그 전의 당신의 모습 그 이상일 때, 당신은
더 남자다운 남자가 될 거요. 당시엔 시간과 장소가

안 맞아도 당신이 맞추려고 했는데,
그것들이 저절로 맞춰지니까 이제는 그 맞는 것이
당신을 주저앉게 하는군요. (1막 7장 49-55행)

맥베스 부인은 '용맹스런 자신의 혀'를 사용해서 그녀의 남편을 정복할 것이라고 주장했었다; 그러나 궁극적으로 맥베스를 압도한 것은 그녀의 직접적인 질책이 아니라, 그녀가 전에 '인간의 친절함의 젖'이라고 불렀던 것, 그리고 그녀가 지금 갓-태어난 아기의 측면에서 그의 독백을 해석하고 있는 것에서 드러난, 그의 약점에 대한 그녀의 본능적 인식이다:

나는 젖을 빨려본 적이 있어서
젖 먹는 아기에 대한 사랑이 얼마나 애틋한지 알아요:
고것이 내 얼굴을 보면서 미소 짓는 동안
이 없는 잇몸으로 내 젖꼭지를 물어뜯고
뇌를 박살내곤 하죠. 내가 만일 당신처럼
이 일을 두고 맹세했더라면. (1막 7장 56-59행)

그녀에 대한 그의 일시적인 반역의 중심에는 아기 이미지가 놓여 있는데, 그 이미지는 그녀를 격노하게 만든 남자다움에 대한 정의를 결과로 가져왔다. 맥베스는 스스로 생각하기 시작하는 순간에 가장 취약한 상태에 처해 있다; 그의 사고 능력 자체는 갓-태어난 것이고, 아직 발달하지 못했으며, 그의 습관적인 수동성은 그가 그 능력을 보호할 수 없게 만든다. 맥베스 부인의 뻔뻔스런 유아살해 이미지는 맥베스에게 그 자신의 유아의 영혼에 대한 공격으로 여겨진다. 그녀의 칼이 그의 궤변의 장막을 가를 때, 그는 사실상 자신이 그녀의 '담대한 기질', 그녀의 거짓-남성성이라고 부른 것에 앞에서 공포에 질려 마비 상태에 빠진다. '오직 남자아이들만을 낳는다오!'와 같은 칭찬하는 말을 사용해서, 그는 자신이 여성의 옷을 입고 있는 마녀에게 예속되어 있음을 인지하고, 그녀의 하수인이 되기를 자원한다. 이런 방식으로, 셰익스피어는 극적인 아이러니와 시적인 모호성을 사용해서, 멕베스의 망설이는 상태가 지닌 함축들을, 즉 그렇지 않았더라면 궤변의 그림자 같은 망토에 의해 가려진 채 남아 있었을 '병든 마음'의 기원을 끝까지 추적한다.

(iii) 폐소 안의 삶

맥베스는 마약에 취한 것 같은 환각 상태에서, 공중에 떠 있는 단검에 이끌려 살인을 행한다: '내가 가니, 일이 끝났다'. 이 시점부터 그는 더 이상 그 자신이 아니고, 내면의 것과 접촉이 끊어진 채, 단지 마녀-마음의 하수인 또는 수단이라고 느낀다: 내 행위를 알기 위해서는, 나 자신을 몰라야할 거요(2막 2장 72행). 그는 그의 '손'이 맥베스 부인의 '칼'이 되도록 허용하고, 행위로부터 자기를, 손으로부터 눈을 분열시키려고 시도하는데, 그것은 그가 전에 가정했던 것처럼, 마치 자신이 하고 있는 것을 알지 못하거나 보지 않음으로써, 그 '성공'의 결과로부터 어떻게든 자신을 떼어놓을 수 있을 거라는 믿음의 결과인 것처럼 보인다. 살인이 발견되고 나서 동요가 진행되는 동안 그가 했던 가장 신실한 언급은, '그 밤은 힘든 밤이었오'인데, 이것은 '시간이 가장 힘든 날을 통과해 지나가듯이' 불쾌한 감정이 지나가기를 바라는 헛된 희망을 생각나게 한다. 실제로 살인 직후의 동요된 상태에서, 그는 그의 '손'이 그의 내면세계에 가한 손상에 대한 자신의 인식

을, 비록 산만하지만 시적으로 표현할 수 있었다:

내 손이
광대한 바다를 핏빛으로 물들여
초록색 바다를 붉게 만들 것이다. (2막 2장 60-62행)

'광대한'(multitudinous)이라는 다중음절로 된 단어가 암시하는 생명의 다양성은 '핏빛으로 물들이다'라는 표현과 결합되어 모든 측면에 스며들고; '내 손'(this my hand)이라는 단음절로 된 단어는 '초록색 바다를 붉게 만드는 것'(연극 내내 메아리치는 '해냈다—해냈다—해냈다'라는 말을 생각나게 하는)에 의해 확인된다. 그 자신의 것이 아니라고 믿고 싶은 그의 손은 영원한 바다로부터 모래언덕 위로 도망가는 대신에, 그의 세상 전체를 치명적인 지루함으로 환원시킨다. 그는 맥베스가 유익한 꿈꾸기의 원천인 잠을, 즉 죄없는 잠을 살해했다고 외치는 소리를 듣는다. 그는 살인의 파괴적인 의미를 자신에게 확인시켜 주기에 충분할 정도로 내면의 소리를 듣지만, 그 후로는 단지 증상들에 의해 시달린다—'끔찍스런 꿈들', 환각들, 이름 없는 공포, 죽은 자에 대한 시기심 그리고 안전에 대한 강박:

초조한 무아경의 상태로
누워 있으면서 마음의 고문을 받기보다는
우리의 마음의 평화를 얻기 위해 죽음으로 보낸 자와
함께 있는 게 더 낫겠소. (3막 2장 19-22행)

자신의 마음을 고문 침대로 만든 맥베스는 그 침대 위에 누워야만 한다. 맥베스 부인은 '당신의 용기를 확고한 장소에', 즉 덩컨의 시체에 고정시키라고 그를 조롱한다; 이제 그는 더 이상 동요할 수 없고, 그의

'두려움'을 위한 또 다른 확고한 장소들을 찾는 반복되는 연쇄 안에 갇힌 자신을 발견한다:

> 안전한 삶이 아니라면, 그 삶은 아무것도 아니다:
> 뱅코에 대한 우리의 두려움은
> 깊은 데, 그리고 두려워할 만한 무언가가 지배하고 있는
> 그의 왕족다운 본성에 뿌리박고 있다: 이처럼 그는 과감하다;
> 그리고 그의 마음의 과감한 성질에 더해
> 그는 그의 용맹을 안전한 행동으로 인도하는
> 지혜를 갖고 있다. (3막 1장 47-53행)

바로 이때 맥베스는 자신에게 상속자가 없다는 사실―'그가 움켜쥔 왕권이 불모의 것이라는'―에 강박적으로 몰두하게 된다. 셰익스피어의 이미지가 보여주듯이, 덩컨을 살해한 것은 맥베스에게 사고와 마음을 회복시켜주는 수면을 살해한 것이라는 의미를 포함해서, 유아살해라는 심리적 의미를 갖고 있다: 그들의 관계 안에 있는 모든 창조성의 가능성과 발달을 위한 미래의 잠재력을 질식시키는 행동. 이런 점에서 그는 실제로 상속자가 없다; 하지만 맥베스 자신은 이것을 인지하지 못하고 있고, 마음이 '더럽혀지는 것'은 그에게 다른 의미를 갖는다: '뱅코의 자손을 위해, 뱅코 왕의 씨를 왕으로 만들기 위해 … 나는 내 마음을 더럽혔다!' 뱅코가 상속자를 갖고 있다는 사실은 그의 타고난 '왕족다움'과 '지혜'에 대한 증거인 것처럼 보인다―하지만 이미 이 개념들은 '안전하게 행동하는 법'을 알게 됨으로써 타락한 의미를 갖게 된다. 진짜 왕은 자신의 상속자를 확실하게 챙기는 '안전한' 왕이다―발달하는 미래가 아니라, 미래에 대한 통제라는 의미에서; 그에게 상속자는 약간의 더럽혀짐을 대가로 얻는 안전함에 대한 보장인 호위병이다. 맥베스는 후회, 또는 심지어 죄책감(이 단계에서)에 의해서가

아니라, 자신이 거짓된 왕권을 속아서 산 어리석은 소비자라는 의심에 의해 박해받는다; 그는 요구하는 가격을 지불하고 자신의 '영원한 보석'을 '인간의 공통된 적'에게 넘겨주었지만, 안전성의 결함과 보증서가 없는 짝퉁 상품을 받았다.

그러므로 공포에 대한 그의 지배는 '잠시 안전하지 못한' 그의 자리를 바로잡기 위해 기획된, 대대적인 청소 작전의 특성과 함께 시작된다. 이번에는 더럽혀지는 일이 없을 것이고, 터무니없는 가격을 지불하는 일도 없을 것이다; 그것은 깨끗하게 처리될 것이다. 왜냐하면 안전함과 깨끗함의 이상은 동시에 일어나는 것이고, 그 둘 모두는 살인에 대한 완곡어법으로서, 궁정이 왕의 적들로 인해 너무 더러운 곳이 될 수는 없다는 환상과 관련되어 있기 때문이다. 맥베스는 이제 자신의 더럽혀진 손을 사용하는 것에서 한발 물러선다. 그는 자신의 '손'에서 그의 '눈'을 더 멀리 떼어놓기 위해서, 책임에서 면제받을 수 있을 거라는 순진한 믿음을 갖고서 뱅코와 그의 아들 플리언스를 처리하기 위해 세 명의 자객들을 고용한다: 나중에 뱅코의 유령이 그에게 나타날 때, 그는 '그대는 내가 그것을 했다고 말할 수 없지 않은가?'라고 서둘러 변명한다. 그의 환상 안에서는 살인자들이 멕베스 자신처럼 상처 입은 당사자들로서, 그들 스스로 그 범죄를 저질렀다고 말하는 것이 필수적인 부분이다. 맥베스는 이데올로기적인 폭군의 언어를 사용해서, 뱅코가 어째서 '그들을 무덤에 이르기까지 머리를 조아리는 영원한 거지로 만든', 그들의 증오스런 적인지에 대한 이야기로 자객들을 괴롭힌다; 그들은 국가의 유익을 위해서 그리고 왕을 사랑하기 때문에, 그를 죽여야 할 뿐만 아니라, 그를 죽이고 싶어 해야만 한다—'그의 처형은 그대의 적을 제거하는' 행위이고, '그대를 우리의 가슴과 사랑에 걸어 잠그는' 행위이다(3막 1장 104-5행). 정치적인 조작의 언어는 '성장', '사랑', '자유'와 같은 개념들에 대한 평가절하에 기초해 있다. 그는 맥베스 부인이 그에게 했던 것과 같은 주장을 한다; 그리고 그들은 그가 했던 말과 똑 같은 말로 대답한다: '주인님, 우리는 당신의 부하들입니다'—이것은 맥베스의 개-인간들의 '목록'을 생각나게 한다:

> 목록에서는 그대들이 사나이로 통하지.
> 사냥개, 그레이하운드, 잡종개, 스패니얼개, 똥개, 털개, 물개, 늑대개처럼
> 개의 이름을 가진 모든 것들: (3막 1장 91-4)

맥베스는 그 살인이 '남자됨의 최악의 계급'으로부터 그들을 높여준다고 주장한다; 그러나 그와는 달리, 그들은 자신들이 생명의 위험을 무릅쓰고 그들을 지배하는 자의 더러운 명령을 수행하는 암살자일 뿐이라고 주장하는 최소한의 덕목을 갖고 있다. 환상 안에서 그들이 깨끗함과 성자 같은 태도를 묵인할 때까지 그들을 못살게 구는 것을 통해서, 맥베스 자신은 그들이 처한 위치보다 훨씬 더 낮은 위치로 가라앉는다. 그에게 있어서 궤변은 단순히 무언가를 감추기 위한 것이라기보다는, 다른 사람들을 체계적으로 비하하는 수단이 된다.

따라서 '안전함'의 추구는 정치적 이데올로기와 거짓된 예술, 또는 대변에 대한 강박적 집착이라는 특징들을 갖는다. 맥베스는 그의 왕관—위계계급 안에서의 그의 위치—이 안전하고, 깨끗하고, 완전하기를 소망한다. 그는 뱅코의 살해에 대해 어떤 흠결과 실수도 없는 '깨끗함'을 요구한다; 그리고 플리언스가 도망쳤다는 소식을 들었을 때, 그는 그 자신을 구성하는 대리석의 완전함 안에 있는 흠결의 덫에 걸렸다고 느낀다:

> 나의 발작이 다시 도지는군: 그렇지 않았더라면 완벽했을 텐데;
> 바위처럼 확고하게 놓여 있는, 티 없는 대리석,
> 창밖의 공기처럼 자유롭고 거침이 없는;

그러나 지금 나는 건방진 의심과 두려움에 묶여
갇히고, 구속되고, 제약 받고 있다―그런데 뱅코는 틀림없는 거
지? (3막 4장 19-24행)

  뱅코의 유령은 죽음으로 되갚아주는 쉬운 복수가 아니라, 왕위에서
쫓겨나는 악몽 같은 공포를 통해 위협하는, 복수심에 찬 환각의 형태
로 되돌아온다: 식탁에서 맥베스의 자리를 비좁게 만드는 것을 통해
서―그가 믿기로는―그가 앉을 수가 없게 만든다. 뱅코는 죽었다는
의미에서 '안전하지만', 그의 이미지가 '제거되었거나 지워졌다'는 의
미에서 그런 것은 아니다. 뱅코가 제거되는 대신에, 먼저 쥐어 짜이고
('갇히고', '구속받고', '제약 받는'), 그 다음에 무-존재로 비워내지는 사
람은 맥베스이다. '우리의 친애하는 뱅코―만약 그가 현존한다면―'라
는 그의 초청에 대한 응답으로, 유령이 수차례 오가는 동안, 맥베스는
그 자신의 궤변에 의한 희생자가 된다. 그 유령이 나타날 때마다, 맥베
스는 뱅코의 도륙된 시체의 끔찍스런 똥 묻은 '머리'―'그의 머리를 스
무 번 찔러' 발생한 '스무 번의 살인들'―에 의해 그의 자리(그 자신의
머리가 있을 자리)가 없어지는 것을 발견한다.
  이 환영의 견고성은 맥베스를 문자적으로 '그의 변기'로부터 '밀어낸
다'. 셰익스피어는 맥베스 부인의 질책―'모든 것이 끝날 때, 당신은 변
기만을 보는군요'―이 지닌 모호성을 통해서, '행함'(이 연극에서는 살
인에 대한 완곡어법으로 사용된)과 대변보기 사이의 연결을 명료화한
다. 실제로 맥베스는 잠시 동안 상황의 초물리학적 측면을 궁금해 하
면서, 두려움이 상승하는 것을 경험한다:

지나간 시절에는
뇌가 터져 밖으로 나오면, 그 사람은 죽었고,
그것으로 끝이었는데; 지금은 머리에 치명상을 스무 개나 입고도

다시 일어나 우리를 우리의 변기로부터 밀어낸다.
이것이 그 어떤 살인보다 더 이상하다 … (3막 4장 77-82행)

　죽은 뱅코와의 거짓된 친밀성이 지닌 '이상함'은 죽은 덩컨과의 거짓된 친밀성에 대한 셰익스피어의 시적 상응물이다; 그것은 그의 찬탈과 '성공'의 진정한 성격을 나타낸다. 이때 잠시 동안 맥베스는 당황하는데, 그 이유는 그가 '공평한 정의'(보복)의 본성을 그 자신의 의식에서 떠오르는 어떤 것이라고(그의 아내도 마찬가지로) 상상해본 적이 없기 때문이다. 그들은 '후회'라는 것이 있다는 것과, 그것을 막을 수 있다는 것을 알았지만, 그것을 막는 것이 망상 세계를 불러낼 수 있다는 것을 알지 못했다. 맥베스 부인은 덩컨을 살해한 이후의 남편을 그리고 뱅코의 유령과 함께 있는 남편을 보면서, 그에게 광증이 다가오고 있음을 제일 먼저 알아차린다; 그러나 그녀의 유일한 방어는 '행한 일'에 대해 '생각하는 것'을 멈추는 것이다. 왜냐하면 '그 생각은 우리를 미치게 만들 것'이기 때문이다(2막 2장 33행); 실제로 그녀의 광증을 촉발시키는 것은 생각하지 못하는 무능력이다. 실제로 그녀의 '사고들'은 '그것들을 생각하는 능력과 함께 죽었다'(3막 2장 10행).
　이 이상함에 대한 맥베스의 '놀라움'(wonder)은 '여름 하늘의 구름처럼' 일시적인 것이다. 왜냐하면 그는 그의 아내와 마찬가지로 내적 의사소통의 통로가 막혀 있어서, 그것의 의미를 조사할 수 있는 수단이 없기 때문이다. 그는 마치 주사바늘에로 내몰리는 헤로인 중독자처럼, 마녀들에게로 내몰린다. 왜냐하면 그에게 미래에 대한 불안으로부터 망상적 보호를 제공해줄 거짓-지식을 추구함에 있어서, 그가 알고 있는 것을 계속해서 주입하는 것이 무익하다고 믿기 때문이다(그것들을 신뢰하는 모든 사람들에게는 저주가 되는):

지금 나는 최악의 수단을 사용해서 최악의 것을
알려고 하고 있소. 나 자신의 이익을 위해서,
모든 대의들은 사라질 것이고: 나는 지금껏 핏속을 걸어왔고
핏속에 있는데,
더 이상 그 강을 건너지 말아야 할 이유가 있을까?
되돌아가는 것은 건너가는 것만큼이나 힘들 텐데.
내가 생각하는 이상한 것들은 손으로 옮겨질 것이고,
그것들을 자세히 보기 전에 행동이 될 것이오. (3막 4장 133-9행)

맥베스의 논쟁 양태는 이제 정치적 필요성의 기치 하에 힘든 시기에 유일하게 용기 있는 절차로서 합리화되는 진부한 슬로건들을 반복하는 것이 된다. 그는 마치 자신이 가장 고통스런 사실에 영웅적으로 직면하고 있기라도 하듯이—최악이 '의미하는 것'이 무엇을 포함하는지를 숨기면서—'최악'이라는 단어를 궤변적인 것으로 만들고 있다; 그는 '자신의 유익을 위해서' 불쾌한 절차들을 취하고 있는 척한다—사라지는 원칙의 본성을 감추면서; 피의 강물 이미지(고전적인 정치적 수사학인)는 이 '강을 건너는 것'의 의미를 덮는 데 사용되고—즉, 계속해서 살인을 행하는 것—또한 '되돌아가는 것'의 불가능성을 감추는 데 사용된다; 그는 '지루한' 짐을 짊어질 준비가 되어 있다. 마지막으로, 우리가 방금 뱅코의 유령 장면에서 보았듯이, 그의 머릿속에 있는 '이상한 것들'(전쟁터에서 온 이상한 죽음의 이미지들처럼)은 실현되기를 고집하는 아이디어들로서 위장되고 있다: 그것들은 '손을 사용해야 할 것이고', '행동이 되어야만 한다'—다시금 이것은 살인에 대한 완곡어법인 출산(a coming-to-birth) 은유이다. 맥베스는 이러한 거짓-논리를 통해서 정치적 필요성을 위해 자신의 편안함을 희생할 준비가 되어 있다고 말함으로써 자신의 영혼을 속인다(lie-in-the-soul). 그의 생각 속에 있는 불편한 '것들'이 행동이 될 때까지는, 그는 그것들에 담

겨 있는 정보를 '자세히 볼'(scan) 수 없고 상태의 효과적인 기능에 대한 조망을 얻을 수 없다―사물들의 경로에 대한 신뢰할 만한 예측들은 미래를 고려할 것이고, 고려해야만 한다.

이런 마음 상태에서 맥베스는 다시금 마녀들을 방문한다. 이 행동을-통한-살펴보기에서 그는 더 이상 그의 아내를 이용하지 않는다(실제로 그는 연극에서 결코 다시는 그녀에게 말하지 않는다); 그는 중앙 컴퓨터에 접근할 필요가 있다. 전진하도록 막대기로 때려달라는 그의 욕망에 마녀들은 친절하게 응한다. 그들은 그에게 뱅코의 후손들의 계보를 보여주는 것을 통해서, 맥베스 자신이 불모의 왕좌, 안전하지 않은 왕관을 손에 쥐고 있음을 상기시켜주는 모든 자들을 즉각적으로 그리고 자동적으로 죽여 버리겠다는 구체적인 결의에 기름을 붓는다:

> 이 순간 이후로,
> 내 마음에서 생겨난 첫 소산물은
> 나의 손의 첫 소산물이 될 것이다. 지금 이 순간에도,
> 행동으로 나의 사고들에 왕관을 씌우기 위해서, 사고는 행동이 될 것이다:
> 나는 맥더프의 성을 기습할 것이고,
> 파이페를 사로잡고;
> 그의 아내, 그의 아기들,
> 그리고 그의 계보를 잇는 모든 불운한 영혼들을
> 칼날에 바칠 것이다. 바보처럼 자랑하는 일 없이;
> 이 결심이 식기 전에, 나는 그것을 행할 것이다:
> 다시는 눈에 보여서는 안 돼! (4막 1장 146-55행)

상속자가 없는 맥베스의 상태는 불안정성과 무능감의 원천이자, 정통성의 안전함을 가진 왕이 되지 못한 실패를 나타낸다; 셰익스피어

에게 있어서, 그것은 그의 사고 과정이 손상을 입었음을 나타내는 상징이다. 그 두 의미는 맥베스가 그의 여정 맨 밑바닥에서 한 말에서 분명히 드러난다. 궤변적인 단어인 '첫 소산물'(firstlings)에서, 맥베스는 자신이 실제로 그의 가슴속에 마음-자녀들(mind-children)을 갖고 있고, 지금이 그들의 지위가 그의 '손'을 통해 확인되는 순간임을 암시한다; 그의 '사고들'은 행동의 왕관을 써야만 한다. 그것들의 경쟁자들은 쓸어버려야 하고, 시장에서 치워지고, 화면에서 삭제되어야만 한다—'다시는 눈에 보여서는 안 돼!' 이것이 뱅코의 유령의 '왕관'과 짝을 이루는 그의 반응이다: 마치 이 배설물과 혼합된 자신의 뇌가 진정한 왕의 명백한 이미지(상속자가 있는)라도 되는 것처럼, 그는 그 일을 끝내기 위해 더욱 분발해야만 한다—뱅코를 대신할 수 있는 동등한 왕이 되기 위해. 맥베스의 하부-언어에서, 왕권 확립 과정에서의 '흠결들과 실패들'은 살인이 행해진 장소들이 아니라, 살인이 행해지지 않거나 완성되지 않거나 행동화되지 않는 것과 관련되어 있다. 왕을 세우는 과정이 안전하고, 깨끗하고, 완벽한 것이 되기 위해서, 그 과정은 속도를 내야만 하고, 좀 더 효과적이어야('자랑하기가 아니라')한다. 충동과 행동 사이에 어떤 간극도 있어서는 안 된다: '사고는 행동이 될 것이다'; 마녀들이 가마솥을 저으면서 부르는 노래의 후렴이 '내가 할 거야, 내가 할 거야, 내가 할 거야'인 것처럼, 셰익스피어는 맥베스의 상상력의 실패가 전지성의 후원 하에 그의 생각하는 능력을 어떻게 손상시켰고, 정치적 사기꾼의 언어가 어떻게 자동적으로 파시스트 처형자의 언어로 미끄러지는지를 처절하게 보여준다.

(iv) 폐소에서 풀려나기

　연극의 제4막이 진행되고 있는 이 지점에서, 두 개의 삽화가 행동의 성급함을 완화시키는데, 그것들을 통해 사고의 중지가 시도된다: 맥더프 부인의 집에서와, 반역 세력들이 집결해 있는 영국 왕의 수도원 궁정에서의 삽화. 덩컨을 살해한 직후에 성문을 노크한 것은 그것에 궤변의 지옥이라는 낙인을 찍었다; 동시에 맥더프의 접근은 전체 스코틀랜드의 마음이 폐소에서 풀려나는 긴 과정의 시작을 알려주었다. 셰익스피어는 지금 상호적으로 모호한 관계—양쪽 모두가 폐소의 의미를 갖고 있는—의 전체 패턴을 제시하고 있고, 그것으로부터 풀려나는 방법을 서술하고 있다. 맥더프 성의 내부는 맥베스 부인의 타락한 여성성의 이면을 나타낸다: 그것은 최초에 덩컨과 뱅코에게 나타났던 것처럼, 새끼 새를 위한 '둥지'이자 후손들이 성장하는 곳—맥베스에게는 가능하지 않은—으로서의 맥베스 성의 약속의 성취를 나타낸다. 그때 맥더프가 지옥문에서 행하는 궤변적인 노크는, 그가 자신의 여성성(맥베스의 친절함의 젖처럼)을 보호하지 못하고 파괴의 가능성에 열린 상태로 남겨둔 채, 집에서 도망치는 순간의 모습과 시적인 대조를 이룬다. 상징적인 측면에서, 맥더프 역시 지배하는 반역과 이기적인 '성공'을 추구하는 분위기에 영향을 받는다: 맥베스는 냉소적으로 자신의 '영원한 보석'을 지불하고, 맥더프는 생각 없이 그의 가족의 목숨들을 지불하지만, 그가 노크를 할 때, 그는 맥베스처럼 안에 갇혀 있는 상태에서가 아니라, 바깥쪽에서 노크를 하고 있다—되돌리는 것이 가능한 위치에서.

　맥더프 부인이 등장하는 첫 장면에서, 그녀의 남편은 이미 살기 위해 도망쳤고, 그녀의 사촌 로스는 그를 따라 도망치기 전에 잠시 머무는 동안, 맥더프의 도피가 그의 '지혜'에서 나온 행동이라고 변명하는

장면이 전개된다. 그러나 맥더프 부인은 그 궤변적인 말을 자르면서, 그것을 '두려움'으로 진단한다:

  지혜라고요! 아내를 버리고, 자신의 아기들을 버리고,
  저택과, 작위들을 버려둔 채 혼자 도망쳤는데요? 우리를 사랑하
  지 않는 거예요.
  선천적으로 애정이 부족해요. 저 작은 굴뚝새도
  둥지 안의 새끼들을 위해
  부엉이에 맞서 싸우는데 말이에요.
  있는 것은 두려움뿐이고, 사랑은 전혀 없어요; (4막 2장 6-12행)

　로스가 그 자신이 도망치기 전에 맥더프를 위해 유일하게 변명해줄 수 있는 것은, 이 시기에 '우리는 반역자들이고/우리 자신을 알지 못한다'는 것인데, 그것은 맥베스가 전에 '자신을 알지 않기로' 결정한 것과도 비슷하다. 분명히, 자신들의 여성성을 알지 못하는 것은 타락한 마녀-마음에 영향을 받아 움츠러든, 약한 또는 배신하는 남성성을 결과로 가져온다. 콜러릿지(Coleridge)는 이 장면을, 폭력적인 결말에도 불구하고 그것의 가정적 성질 덕택에 연극의 나머지 분위기로부터 해방되는 것으로 보았다: 그것은 또한 그것이 분명한 말을 사용하고 있고 궤변을 거부하고 있다는 점에서 해방이다. 연극 전체에서 유일하게 상식적인 대화는 반역의 본성과 정의에 관해 맥더프 부인과 그녀의 아들이 나눈 대화이다. 맥더프 부인은 자신의 말을 아들이 그의 이해에 따라 해석하도록 남겨둔 채, 남편의 알려지지 않은 운명에 관해 궤변적으로가 아니라 모호하게 말한다—그의 아버지가 실제로 '죽은 것'이 아니고, 자신이 남편을 위해 울지 않는 것은 그녀가 그에게 곧 또 다른(더 나은) 아버지를 제공할 것임을 말해주는 확실한 징표라는 것. 엄마가 보고 있는 앞에서 자녀를 살해하는 것은, 상상력과 정신적 성

장에 대한 공격이라는 근저의 의미를 확인해주는, 맥베스 부인의 유아살해 이미지와 평행을 이룬다.

그 이미지는 평행하는 것이지만, 그것은 또한 하나의 마음의 역사로서의 연극의 전체 드라마라는 측면에서, 역전(reversal)과 드러냄(revelation)을 나타낸다. 이번에는 여성성과 내면세계에 대한 공격의 의미가 직접적인 슬픔의 형태 안에서 맥더프에게 전달된다. 맥더프는 결코 실제로 폐소에, 즉 성이나, 만찬 장소나, 스코틀랜드의 대관식이나, 그 자신의 대기실에 갇힌 적이 없다; 그는 항상 변방을 맴도는 인물로서, 왕의 살해가 성공하는 순간에, 즉 그 사건이 일어났을 때, 거기에 있지 않았다. 맥베스와는 달리, 그는 유아살해의 개념에 맞닥뜨릴 때 맥베스 부인의 먹잇감이 아니다(실제로 연극의 두 번째 움직임이 일어나는 동안, 그녀는 무능한 상태에 있다). 대신에, 그는 영국 왕의 엄격한 도덕적 감시 하에서 살아간다: 덩컨의 아들인 맬컴의 반역에 대한 공식적인 조사를 받아들인다.

종교적 분위기를 지닌 일종의 수도원인 영국의 궁정은 '왕의 악함'으로 알려진 신비한 질병—연극의 맥락 안에서 생각 없는 야망의 악을 암시하는—을 치유하기 위한 목적으로 세워졌다. 최초로 '의사'(Doctor)라는 인물이 등장한다. 영국 궁정은 창조적 사고와 그것이 수반하는 상상력 있는 용기가 있는 곳이 아니라, 경건한 신중함이 있는 곳, 즉 덩컨 왕을 파멸시킨 정치적 충성심에 대한 '절대적인 신뢰'를 배신하지 않는 곳이다. 그곳은 아이의 눈에 두렵게 느껴지는 그리고 맥베스 부인에 의해 조롱받는, '악마 그림들'—스코틀랜드의 정치가들의 형태로 확대된—이 진지하게 취급되는 곳이다. 맬컴이 반역과 관련해서 맥더프에게 냉정하게 실시한 이상하고, 엄숙한 시험은 심리학적인 것이거나 정치적 현실주의에 관한 것이라기보다는 종교적 교리문답의 분위기를 띠고 있다. 그 누구라도 맬컴 자신이 그렇다고 말하는, 치명적인 죄가 괴물처럼 들러붙는다는 말을 실제로 믿기는 힘들다. 하지만 이것은 마음의 맥더프 측면이 '맥베스'의 최근의 파괴행동들, 그리고 그가 그의 내적 어머니-나라('우리의 어머니가 아닌 우리의 무덤')에 자행한 잔혹함에 대한 메시지를 듣기 위해 필수적인 조건이다.

그 조사는 맬컴이 맥더프에게 맥베스가 '아직은 왕에게 손을 대지 않았다'는 사실, 즉 왕의 가족들에게 손상을 입히지 않았음을 상기시키는 것으로 시작된다. 그리고 그 조사는 맥더프가 맥베스의 손에 '당하는 것'으로, 즉 그의 가족이 살해되었다는 소식을 듣는 것으로 끝이 난다: 그 장면 내내 청중이 기다려온 긴장이 해소되는 순간. 이처럼 셰익스피어는 한 사람이 다른 사람을 위한 전제조건으로 보이는 방식으로 사건들을 제시한다. 맥더프는 시험의 첫 단계를 통과하지만, 다음 단계가 그를 기다리고 있다. 다음 단계는 맬컴의 보호 너머에 있는 것으로서, 그가 자신의 내적 가족의 죽음에 대해 책임을 지고 자신의 죄를 인정하는 단계이다: '죄인 맥더프!'/'그들은 모두 너 때문에 죽었다'(4막 3장 224-5행). 맬컴은 그에게 '그것에 대해 남자답게 논하라'고 말하고, 맥더프는 다음과 같이 대답한다:

나는 그렇게 할 것이오.
그러나 나는 또한 남자로서 그것을 느껴야만 하오;

이 말은 맥베스 부인에 의해 묵살된, 자신의 남성됨을 정의하려고 했던 맥베스의 이전 시도를 반향하고 복구한다. 마침내 '감정을 느끼는' 기능이 남성다움의 개념 안에서 명백한 인정을 받는다. 맥더프는 이제 그의 파괴적인 다른-자아(alter-ego), '지옥-솔개' 그리고 '스코틀랜드의 악마'를 파괴할 준비가 되어 있다; 그 역시 일종의 배신자였고, 맥베스와 얼굴을 맞대고 겨루기 위해 돌아가야만 한다:

저 스코틀랜드 악마와 그리고 나 자신과
정면으로 대결할 수 있게 해주소서. (4막 3장 232-3)

이 얼굴을 마주한 복수에서, 맥더프는 마침내, 실망스런 허무 상태에서 희망과 공포를 망각한 채, '모든 죽음의 결과들을 알고 있는' 마녀-마음의 망상적 전지성에 사로잡혀 있는 맥베스에게 해방을 가져다준다(5막 3장 5행). 이 감금은 '충분히 오래 살았기에' 죽는 것이 가능하다는 희망조차 가질 수 없는 형태를 취한다; 그는 저주와 증오로 가득한 영원한 '낡은 시대'의 기대 안에 갇혀 있다. 다시 한 번 맥더프는 궤변의 폐소의 문을 두드리는데, 이번에는 난공불락인 던시네인(Dunsinane) 성과 그 성의 희생자가 죽음을 통해 해방을 얻는다.

맥베스 자신의 '병든 마음'은 그의 '위대한 파트너'인 아내가 몽유병 상태에서 최초의 살인을 강박적으로 재현할 때, 그녀의 마음에서 반영된다. 꿈을 통해 작업해낼 수 없는, 그녀의 억압된 정서는 맥베스가 뱅코의 유령의 피 묻은 '왕관'에 직면했던 것과 같은 방식으로, 독성이 있는, 소화되지 않은 요소들이나 '자국들'의 형태로 그녀를 괴롭힌다:

없어져라 저주받은 자국아! … 지옥은 캄캄해. 저런, 폐하, 저런! 군인인데, 두려워해요? — 누가 알든지 두려울 게 뭐에요? 우리의 권력을 시비할 수 있는 사람이 아무도 없는데. — 그런데 그 늙은이 몸에서 그렇게 많은 피가 나올 줄 누가 알았겠어요? … 여기에 아직도 피 냄새가 남았네: 아라비아의 모든 향수를 다 뿌려도 이 작은 손을 향기롭게 만들지 못할 거야 … 자러 가요, 자러 가: 누가 문을 두드려요. 자, 자, 자, 자, 손을 이리 줘요. 이미 행한 일은 되돌릴 수 없어요. 자러 가요, 자러 가요, 자러 가요. (5장 1절 34-65행)

맥베스 부인은 지옥이 교리문답용 그림책에서 본 것과 같은 것이 아니라, 내적 상태를 가리키는 것임을 결코 이해하지 못했다; 그녀의 용기는 상상력 결여가 만들어낸 가짜였다. 그녀는 젖을 마녀들이 달여낸 담즙으로 대체하고, 자신의 욕심을 채우기 위해 정신적 질병을 불러내는 것이 어떤 결과를 가져올지 상상할 수 없었다. 그녀가 '약간의 물로도 우리를 이 행위로부터 깨끗이 씻을 수 있다 … 당신의 손에서 이 더러운 물을 씻어줄 것이다'라는 말로 맥베스를 질책했을 때, 그녀에게는 살해된 진실로서의 거짓말이 문자적으로 마음을 중독(中毒)시킬 수 있다는 개념이 없었다; 이제 '피를 철철 흘리는 늙은이'가 또 하나의 더러운 증언의 형태로 그녀의 '손'에 복수한다. 그녀의 모든 거짓된 가정들과 생각 없음의 결과들이 '저주받은 자국들'—그녀가 정신적으로 신진대사할 수 없기에, 축출하거나 비워내기를 희망하는 살해된 감정들—의 형태로 그녀에게 돌아온다. '권력'에 대한 단순한 믿음은 그녀가 자신의 남편에 대한 지배력을 상실했을 때 그리고 '광증'이 그녀에게 다가오고 있다는 것을 알았을 때 붕괴되었고, 그것의 심각성은 그녀 자신의 전능감의 상실과 맞먹는 것이었다.

셰익스피어는 맥베스 부인의 과장된 용기, 금욕주의, 남성성이 그녀의 통제 밖에 있는 진정한 삶의 사건들과 마주칠 때, 그것들이 그녀를 무능하게 만드는 어리석음의 형태라는 것을 보여준다; 그녀는 기대의 역전을 훈습해낼 수 있는 수단을 갖고 있지 않았고, 그 결과 '이미 행해진 것은 되돌릴 수 없다'는 텅 빈 상식적인 말만을 반복한다. 미래를 통제할 수 있다는 망상이 그녀가 어떤 미래도 갖지 못하도록 가로막는다. 하지만 후회로 가는 길(미래의 삶을 위한 열쇠인)이 여전히 막혀 있는, 전적으로 고립된 상태에서조차, 그녀는 지금까지 그랬던 것보다 더 큰 의사소통의 욕구를 보여준다: '작은 손'은 단지 칼을 쥐고 있는 기계가 아니라, 그녀의 신체의 일부인 것처럼 보인다; '손을 내게 줘요'라는 말은, 덩컨이 처음에 그녀의 성에 들어왔을 때 그녀에게 했던 말을 반향한다; 그리고 '자러 가자'는 그녀의 초대는 '문을 두드리는' 것을 통해 최후의 안식처로 가자는 소환명령을 따르는 것을 암시한다.

　맥베스는 그 자신의 병든 내면세계의 모든 증상들을 공감하지는 않더라도 그것들을 인지하면서, 그녀의 추이를 세심하게 주시하는데, 이것은 의사에게 한 그의 특징 없는 호기심에서 나온 말에서 드러난다: '그대는 마음 아픈 사람을 돌볼 수 있지 아니한가?'(5막 3장 40행). '돌보다'(minister)라는 용어가 가진 모호성은, 맥베스가 '신적인' 또는 종교적인 성격의 돌봄을 필요로 한다는 것과, 이 병이 단순히 약을 주거나 마녀의 기운을 불어넣는 것으로 치유되는 것이 아니라, '환자 자신이 스스로를 돌보아야만 하는 것'임을 아주 잘 이해하고 있다는 것을 보여준다. 그는 '의술은 개한테나 던져줘'라고 소리친다; 그리고 그의 갑옷을 입으러 간다; 그러나 이미 이것은 그가 얼어붙은 절망상태로부터 깨어나기 시작한다는 신호이다. 성문에서의 노크소리가 그를 침투하기 시작한다.

　첫 신호는 한 소년이 맥베스에게 영국군이 가까이 오고 있다는 소식을 전할 때 발생한다. 그의 정신이 전적으로 마비되는 상황에서, 그를 마비상태에서 깨우는 단 하나의 두려움의 불꽃이 그 소년의 얼굴에서 드러난 것처럼 보이는데, 맥베스는 그때, 그가 상실한 친절함의 '젖'을 생각나게 하는, 하얀 색에 대한 형용사들을 사용하여 그를 '크림 얼굴의 얼간이', '간이-하얀 놈'(간덩이가 작은 놈), '낯짝이 허연 놈'이라고 부르면서, 경멸스럽게 꾸짖는다. 맥베스는 그에게 '그의 얼굴 좀 치우라'고 말하는데, 이것은 그의 내부에 숨어 있는 그 자신의 아이-자기와의 이 잠재적인 접촉에 의해 그가 동요되고 있음을 말해준다. 그러고 나서 맥베스 부인이 '자러 가자'는 노크소리를 따라가고, 그녀의 자살 소식이 알려지기 전에 '여자들의 울음소리를 듣고서', 그는 '나는 두려움의 맛을 거의 잊어버렸었다'고 말하는데, 이것은 그가 그의 무감각 상태에서 좀 더 많이 깨어나고 있음을 보여주는 것 같다. 두려움의

맛은 마침내, 그의 아내에게 그랬던 것처럼, 죽는 것이 가능할 수 있다는 새로운 희망을 가져다준다:

> 내일, 그리고 내일, 또 내일은
> 날마다 좁은 보폭으로
> 기록된 시간의 최후 지점까지 기어가고
> 우리의 모든 과거들은 바보들을 위해
> 먼지 나는 죽음으로 가는 길을 밝혀주었다. 꺼져라, 꺼져라, 작은 촛불이여!
> 인생은 걷고 있는 그림자일 뿐; 무대 위에서
> 주어진 시간 동안 활개치고 안달하다가
> 더 이상 아무 소리도 들리지 않는 불쌍한 배우인 것을:
> 그가 하는 말은 바보 천치가 말해준, 소리와 격노로 가득한 이야기지만,
> 아무것도 의미하지 않는 것을. (5막 5장 19-28행)

맥베스의 마지막 독백은 의미 없음의 의미에 영감을 주는 인식을 나타내는 것으로서, 그것은 맥베스가 촛불을 들고 무대 위에서 걸어 다니는 자신의 아내의 몽유병을, 인생을 '걸어 다니는 그림자'—그녀가 그 자신의 존재하지 않는다는 느낌에 대한 그림자인 것처럼—라는 시적인 의미를 지닌 표현으로 번역하는 것을 통해 획득한 것이다. 그러고 나서 잠시 후에, 맥베스는 '거짓을 진실인 것처럼 말하는/ 악마의 궤변에 대해 의심하기' 시작하고(5막 5장 43-4행), 버남숲에서 시작해서 그 자신의 티눈이 빠지는 신호들을 추적한다. 피상적으로 보면 그것은 그를 패퇴시킬 세력이지만, 그에게 있어서 그 세력과의 만남은, 맥더프가 그를 직면하러 오는 것과 마찬가지로, 그가 마녀들을 직면할 수 있다고 느끼는 개인적으로 중요한 의미를 갖고 있는 만남이

다. 왜냐하면 자신의 증상을 전적으로 이해하지 못했던 맥베스 부인과는 달리, 맥베스의 '죽음'은 본질적으로 그의 또 다른 자아인 맥더프의 인격을 통한 종교적 회개이기 때문이다. 비록 맥더프가 '여자에게서 태어나지 않은 자'로 궤변적으로 서술될 수 있다고 해도, 그들의 관계는 본질적으로 모호한 것이고, 하나의 본성의 두 측면이다. 사실상 맥베스는 그에게 항복한다. 왜냐하면 맥더프는 더 강한 전사이고, 맥베스가 단순한 물리적 힘에 의해서라기보다는 이미지나 아이디어에 의해서 살해되도록 허용하는 방식으로 그 자신이 누구인지를 밝힐 때까지, 그 싸움에서 이기고 있기 때문이다. 이 교대 또는 '죽음'을 통해서, 맥베스-맥더프의 마음은 복수의 경건함이 지배하는 분위기를 갖고 있는 폐소에서 나온다. 그가 얻기 위해 전능한 통제를 휘두르려고 시도했던―파국적인 결과를 불러온―스코틀랜드의 왕위는 좋은 교육을 받고 엄격하게 훈육 받으면서도, 그의 아버지가 가졌던 아이 같은 순진성에서 자유로운, 덩컨의 아들 맬컴이 물려받았다. 영국 궁정의 수도원들은 그에게 관찰하는 법을 가르치는 동시에 세상의 방식에 참여하지 않는 법을 가르쳐주었다.

그럼에도 불구하고 이것이 스코틀랜드의 문제들에 대한 깊이 있는 또는 항구적인 해결책이 되리라는 보장은 없다. 정 반대로, 연극의 끝부분에서 드러난 가치와 분위기는 불길하게도 연극의 시작부분을 지배했던 분위기를 생각나게 한다. 다시 한 번 스코틀랜드는 피에 굶주린 반역자의 손아귀에서 벗어나 선한 덩컨 왕의 혈통을 회복했다. 전투 상황에서 발생한 무의미한 죽음들을 정당화하기 위해서, 명예와 용기에 관한 똑 같은 슬로건이 등장한다: 그것은 늙은 시워드가 자신의 아들이 맥베스와 싸우다가 정면으로 그의 칼을 맞고 죽은 것을 만족해하는 모습에서 드러난다: '그에게는 더 이상 빚이 없소/ 사람들은 그가 훌륭하게 죽었고 자신의 빚을 갚았다고 말한다오'. 맥베스의 머리는, 맥베스 자신이 전투에서 '무자비한 맥도널드'의 머리를 그렇게 했던 것처럼, 장대 끝에 매달려 '세상의 구경거리'가 된다. 맥베스를 '지옥-솔개'로 그리고 그의 아내를 '악마'로 부르는 것은 공적 해명의 책임을 만족시킬 수 있고, 얼마 동안 일상생활과 가족생활을 재개하도록 허용할 수 있지만, 그것이 문제의 깊이를 이해하거나 마음의 상처들을 치유해주는 것은 아니다. 거룩한 예언들로 포장된 영국 왕의 기적 같은 접촉은 일차적으로 셰익스피어가 나중에 로맨스 연극에서, 특히 「겨울 이야기」(The Winter's Tale)에서 가장 깊게 그리고 상상력 있게 탐구하게 될 영역을 나타내는 데 사용된다: 즉 마음이 마녀들에게 적대적인, 창조적인 내적 신성들에 의해 얼어붙은 전능성에서 풀려나는 주제. 왜냐하면 버남숲 전투는 선(善)과 푸른 자연의 세력의 부활—그 자체가 경직된 이데올로기인—을 희화한 것에 가깝기 때문이다: 그리고 실제로 영국 궁정과 스코틀랜드 궁정 모두에서 지위를 갖고 있는 '의사'는 자신이 '맥베스 부인의 상태를 보고 깜짝 놀랐지만', 환자가 '스스로를 돌볼 수 없다면', 자신이 할 수 있는 것이 아무것도 없다고 말한다. 그리고 맥베스에서 셰익스피어가 성취한 하나의 중요한 측면은 환자의 자기가 '병든 마음'을 진정으로 돌볼 수 없다는 것을 보여준 것이다; 병든 마음은 선하고, 친절하고, 도덕적인 자기의 좀 더 건강한 부분의 지배를 무효화시킬 수 있다; 그것은 보다 급진적이고 탄력성 있는 창조적 사고 양태가 확립될 수 있기 전에는, 인격의 발달하는 미래의 유용하고 필수적인 부분이 되기 위해 변형될 수가 없다

참고문헌

Abraham, K. (1920). The narcissistic evaluation of excretory processes in dreams and neurosis. In: *Selected Papers*. London: Hogarth, 1927.

Abraham, K. (1921). Contributions to the theory of the anal character. In: *Selected Papers*. London: Hogarth, 1927.

Abraham, K. A short study of the development of the libido. In: *Selected Papers*.   London: Hogarth, 1927.

Bion, W. R. (1962). *Learning from Experience*. London: Heinemann.

Breuer, J., & Freud, S. (1893-1895). Studies on hysteria. *Standard Edition of the Works of Sigmund Freud*, 2.

Deutsch, H. (1942). Some forms of emotional disturbance and their relationship   to schizophrenia. *Psychoanalytic Quarterly,* 11.

Freud, S. (1905). Three essays on the theory of sexuality. *Standard Edition*, 7

Freud, S. (1908). Character and anal erotism. *Standard Edition,* 9.

Freud, S. (1916). Some character types met with in psychoanalytic treatment. *Standard Edition*, 14.

Freud, S. (1917). On transformations of instinct as exemplified in anal erotism. *Standard Edition*, 17.

Freud, S. (1918). From the history of an infantile neurosis. Standard Edition, 17.

Freud, S. ((1919). A child is being beaten. *Standard Edition*, 17.

Freud, S. (1922). Beyond the pleasure principle. *Standard Edition*, 18.

Freud, S. (1924a). Neurosis and psychosis. *Standard Edition*, 18.

Freud, S. (1924c). The economic problem of masochism. *Standard Edition*, 19.

Freud, S. (1923-1925). The ego and the id. *Standard Edition*, 19.

Freud, S. (1927). On fetishism. *Standard Edition*, 21.

Freud, S. (1938). Splitting of the ego in the service of defence. *Standard Edition*, 21.

Freud, S. (1940). An outline of psychoanalysis. *Standard Edition*, 23.

Heimann, P. (1962). Notes on the anal stage. *International Journal of Psychoanalysis*, 43.

Jones, E. (1913). Hate and anal erotism in the obsessional neurosis. in: *Papers on Psychoanalysis*, London: Bailliere, 1918.

Jones, E. (1918). Anal-erotic character traits. In: *Papers on Psychoanalysis*, London: Bailliere, 1918.

Joseph, B. (1966). Persecutory anxiety in a four-year-old boy. *International Journal of Psychoanalysis*, 47.

Kierkegaard, S. (1941). *Fear and Trembling*. Princeton: Princeton University Press.

Klein, M. (1932). *The Psychoanalysis of Children*. London: Hogarth.

Klein, M. (1946). Notes on some schizoid mechanisms. *Works*, vol. 3.

Klein, M. (1955). On identification. *Works*, vol. 3.

Klein, M. (1957). *Envy and Gratitude and Other Works*. Works, vol. 3.

Klein, M. (1961). *Narrative of a Child Analysis*. Works, vol. 4.

Meltzer, D. (1963). A contribution to the metapsychology of cyclothymic states.*International Journal of Psychoanalysis*, 44.

Meltzer, D. (1966). The relation of anal masturbation to projective identification. *International Journal of Psychoanalysis*, 47.

Meltzer, D. (1967). *The Psychoanalytical Process.* London: Heinemann.

Meltzer, D. (1973). *Sexual States of Mind.* Perthshire: Clunie Press.

Meltzer, D. (1976). Temperature and distance as technical dimensions of interpretation. Read to the EPA conference in France. Published in *Sincerity: Collected Papers of Donald Meltzer,* ed. A. Hahn(Karnac, 1994).

Meltzer, D. (1976b). The delusion of clarity of insight. *International Journal of Psychoanalysis*, 57.

Meltzer, D. (1978). *The Kleinian Development.* Perthshire: Clunie Press.

Meltzer, D. (1981). Does Money-Kyrle's concept of misconception have any unique descriptive power? In: *Mans' Picture of His World and Three Papers,* ed. M. H. Williams. London: Harris Meltzer Trust, 2017.

Meltzer, D. (1982). Three lectures on Bion's *Memoir of the Future.* In *Sincerity: Collected Papers of Donald Meltzer,* ed. A. Hahn(Karnac, 1994).

Meltzer, D. (1984). *Dream Life* Perthshire: Clunie Press. New edition: Harris Meltzer Trust, 2018.

Meltzer, D. (1986). *Studies in Extended Metapsychology.* Perthshire: Clunie Press. New edition: Harris Meltzer Trust, 2018.

Meltzer, D., et al. (1975). *Explorations in Autism*. Perthshire: Clunie Press.

Meltzer, D., & Williams, M. H. (1988). *The Apprehension of Beauty: The Role of Aesthetic Conflict in Development, Art and Violence.* Perthshire: Clunie Press. New edition: Harris Meltzer Trust, 2018.

Money-Kyrle, R. (1961). *Man's Picture of His World and Three Papers*. New edition: Harris Meltzer Trust, 2017.

Money-Kyrle, R. (1968). Cognitive development. In: *Man's Picture of His World and Three Papers,* ed. M. H. Williams, London: Harris

Meltzer Trust, 2017.

Spitz, R. (1949). Autoerotism. *Psychoanalytic Study of Child,* 3-4.

Winnicott, D. W. (1965). *The Maturational Processes and the Facilitating Environment.* London: Hogarth.

Wittgenstein, L. (1953). *Philosophical Investigations.* Oxford: Blackwell.

색인

ㄱ

가족/부모 81, 87, 129, 165, 167, 184, 187, 192, 202, 230
가피학증/피학증 31, 64, 105, 120, 121, 125, 135, 181
  과 유아살해 191
  과 이름 없는 공포 193
  정치에서의 197
  프로이트의 견해 64-7
강박적 상태 29, 42
거짓-성숙 30, 33, 41, 114, 132
건강염려증 25, 31, 57, 94, 115, 171
경계선 정신증 60, 93, 151, 152, 155, 163, 173, 176, 180
계산법 145
골딩, W. 27
과대성 18, 98, 117, 147, 157, 161, 162
  의 유형 125
괴테, J. W. 121
기본적 가정 집단(비온) 11, 19, 68, 80, 123, 150, 205, 209
  과 정신분석 기관들 196
  대 가족의 가치 197
  대 작업-집단 19, 195
  에서의 타락 170, 199
기억 대 회상 173
꿈
  과 언어 72-4, 100
  사례 연구 101-13
  을 통한 명료화 42
  항문 자위 유형의 33-40, 43-6

꿈 생활(멜처) 70-1

ㄴ

내적 대상 22, 32, 47, 94, 103, 164, 176, 180
  결합된 24, 82
  공격받은 59, 181
  과 창조성/윤리 82, 198
  미적인 85
  변태적 성교 31, 43
  의 내부 76, 79, 135, 153, 168
  재활/의 발달 82, 91
  흠결 있는 182
내적 엄마 31, 122, 145, 162, 166, 230
  '땅의 어머니' 86
  사고하는 대상으로서의 71
  에 대한 유아의 환상 166
  의 분실 10, 84, 156
  의 상상적 견해 87-92
뉴턴, I. 145

ㄷ

대변, 의 의미 28-35, 59, 175
  대변 페니스 45, 123, 124, 125, 191, 192
  「맥베스」에서의 204, 221, 223, 227
  죽은 아기로서의 37
도착 38, 69, 115, 124, 169, 181, 189
  여성성의 202, 212
  에 대한 프로이트의 접근 63-7
동성애 25, 105, 188
동일시
  내사적/내재화하는 23, 57-60, 65, 73, 81, 87, 94, 101, 152
  침범적 81, 85, 96, 97, 117, 121, 139, 180, 183, 184, 189
로젠펠드, H. 21, 25

ㄹ

루터, M. 171
「마음의 성적 상태」(멜처) 63, 64-9, 84, 189

ㅁ

만, T. 121
망상적 상태 75, 79, 82, 85, 93, 99, 136, 150, 151, 192
　와 내적 엄마 30, 31, 47
　질투 51
「맥베스」(셰익스피어)
　궤변 대 모호성 201-9
　분열된 정체성 203
　에서의 환각 204, 218, 219, 223, 231
　와 유아살해 217, 220
　타락한 사고 과정 204, 207, 220, 226, 227
　타락한 여성성 202, 203, 206, 210, 211, 228, 229
　폐소로 들어가기 209-18
　폐소에서의 삶 218-27
　폐소에서 풀려나기 228-37
메이후드, M. M. 202
멜빌, H. 114
모니-컬, R. 25, 152
　오인에 대한 85
미적 갈등 84, 86, 189
밀턴, J. 87-9, 97, 152, 157, 184, 191, 204
　사탄 191, 203

ㅂ

변기-젖가슴 41, 58, 63, 133
보쉬, H. 91, 120
분열 과정 17, 19, 85, 93, 151, 164, 177, 178
　과 이상화 25, 30, 91, 112, 175
　과 정신적 고통 165
　대상의 57, 58, 147
　「맥베스」에서 218

부적절한 51
　　수평적 59, 176
　　심각한 57, 58, 147
　　아동/청소년의 166-8, 184
　　의 정신 기능 70, 80
　　자기의 43, 60, 66, 180, 183
　　클라인의 견해 20-2, 25, 30
　　프로이트의 견해 67
브레흐트 B. 154
브룩스 C. 202
브라우닝 R. 184
비온, W. R. 25, 48
　사고 이론 18
　이름 없는 공포 52, 219
　집단 이론 18
비트겐슈타인, L. 100, 109, 165
빅, E. 47

ㅅ

사르트르, J. P. 154
상징 형성 54, 79, 80, 93, 97, 120, 145, 152, 154, 157, 185
　대 기호 197
　「맥베스」에서 214
생명 본능과 죽음 본능 20, 65, 69, 189
　니르바나 원리 154, 156
소극적 능력 85
수면 패턴 119, 168
　「맥베스」에서 213, 216, 218-9, 230-5
쉬레버, D. 152, 162
스미스, C. M. 157
스필리어스, E. 68
스핏쯔, L. 29
시기심 25, 51, 52, 102, 103, 139
　죽은 자에 대한 213, 219
십자가형 191

ㅇ

아동발달 31, 53-60, 147, 166
아동심리치료 훈련 47, 69
아름다움, 의 정신적 현실 69, 80, 81, 96, 150, 165, 190
  과 진실 108
  정신분석적 방법의 100, 111
  회피된 114, 182
아브라함, K. 18, 29, 30, 34, 39, 94, 151, 176
  '리비도에 대한 짤막한 연구' 20
안정성, 의 유형 56, 117, 146, 166-9, 180
알파-기능(비온) 71, 79
언어, 동일시적 측면 72
엘, 에이치, 케이 연결 69, 85, 124, 182, 190, 191
엘리엇, T. S. 12
오블로모프적 정신상태 114, 117, 140, 180, 188, 195
오웰, G. 123
오이디푸스 콤플렉스/오이디푸스 상태 32, 43, 44, 46, 60, 120, 121, 134
  성기적 87, 103, 175
  성인/유아적 42
  전-오이디푸스적 31
우울적 자리/가치 23, 72, 175, 179
  의 문턱 175, 176, 181
  의 부재 18, 32, 57, 69, 96, 117, 140, 168, 213
울프, L. 194
웨델, D. 48, 62, 75, 84, 166
윌리엄스, M. H. 18, 74, 95, 189, 201
유아 관찰 164
유아살해(의 환상) 37, 75, 87, 104, 161, 191, 203, 217, 229, 230
유아적 부분/상태 21, 347, 38, 45, 48, 52, 59, 68, 81, 86, 108, 129, 166, 169, 181
  내적 대상들의 내부 86, 96, 113, 117, 128, 153, 156, 167, 180, 192
  동일시 33, 92, 95, 96, 110, 140, 161, 171, 173, 192
  「맥베스」에서 210, 211, 217
  와 분석적 전이 42, 50, 53, 56, 94, 133, 176
  와 첫 사고 71

자궁 안에 있는 80
혼동 85
의미
 가짜 173
 고통의 146
 궤변 201
 비하된(맥베스) 220
 의 구성 80, 86, 154, 197, 198, 225
 의 세대 9
 와 언어 109
의미 없음 79, 202, 203
 「맥베스」에서의 233
의식, 주의 기관으로서의 139, 140, 147, 148, 153, 156, 163, 165, 166, 176, 189
이름 없는 공포 53, 122, 155, 193, 219
인격의 외골격 19
인식선호적 본능 94, 113
 대 전지성 102

ㅈ

자기애 18-9, 22, 64, 81, 164
 갱 92
 대 대상관계 129, 179
 대변, 자기애의 대상 28, 46
 에 대한 구조적 견해 19, 21, 189
 와 투사적 동일시 51
 일차적 71
자살 41, 160, 161
 「맥베스」에서 235
자위
 방 75, 118, 147, 167, 187
 양쪽 손을 사용하는 31
 와 대상-안에서-잠자기 167
 와 무의식적 환상 95-6
 의 전능성 135
 의 초기 기원 183
 잠재기/청소년기 68

자폐증 51, 53, 54, 63, 73
  후기-자폐증 161
자폐증의 탐구(멜처 외) 48, 72-4, 84, 166
작업-집단 19, 168, 195, 198, 199
전능성
  과 분석 54, 57, 61, 147
  과 자위 95-7, 135,
  과 자기의 부분 82
  과 전지성 86, 203
  과 침투 47
  과 투사적 동일시 18, 32, 51, 56
  기제들 85
  「맥베스」에서 203, 233, 236, 237
전이/역전이 31-3, 39-42, 61, 94, 104, 153, 161, 177, 178, 192
  거짓-협력 32
  미리 형성된 147, 174
  분석가의 어려움 54, 125, 128, 149, 181
  분석 안에서 행동화되는 62, 176, 177
  성애적 106, 107
  아동-부모의 심리적 형태 147
  안에서의 분열 58
  와 외부 대상 81, 95
  의 진화 50, 57, 61, 179
정동 이론(개정된) 69, 80
  역전된 82, 85, 152
정신분석적 과정 148, 175
  「정신분석의 과정」(멜처) 47, 48-61, 129, 137
정신분열증 20, 25, 51, 70, 73, 93, 137, 150
  의 발병 82, 95, 123, 151
정체성, 의 느낌 50, 61, 93, 117, 164, 172, 185, 192
  과 의식 139, 147-50, 166
  유아적 59, 109, 129
  의 혼동 29, 40, 103, 107, 113
죠셉, B. 25, 51
조울 상태 18, 21, 25, 32, 73, 94, 117, 153, 176
중독 18, 46, 69, 100, 115, 124, 181, 187, 189, 223

ㅊ

창조성 117
  과 내적 대상 825, 103, 237
  과 상징 형성 157
  맥베스가 결여한 203, 220
  으로서의 기억 173
청소년기/청소년기의 특질들 68, 92, 99, 130
  공동체 25, 118, 119, 120, 123, 184, 186, 196
  기쁨에 찬 실험 196
  도착 38
  분열 과정들 166
  붕괴 153, 187
  성애주의 122
  의 폐소공포증 167, 183
  의 투사적 동일시 60, 184
체홉, A. (반야 아저씨) 177
초현실주의 166

ㅋ

콜러릿지, S. T. 157, 229
클라인, M.
  과 투사적 동일시 20-5, 28, 46
  과 포스트 클라인학파 모델 70-4, 93, 164, 189-90
    '동일시에 대하여' 22, 24, 27, 51
    '분열성 기제들에 대한 소고' 17, 20
  시기심과 감사 22, 50, 62
  「아동분석 이야기」 20, 22, 24, 25, 58
  자기애에 관한 21
  「클라인학파의 발달」 69
키에르케고르, S. 114, 121
키이츠, J. 157, 213

ㅌ

타락(폐소 안에서의) 120, 123
  맥베스의 203, 215

윤리의 123
집단 안에서의 170, 172, 198, 199
태아의 삶 62, 65, 80, 136, 157, 165, 183
투사적 동일시
  '대대적인' 32, 41, 49-61, 176
  대 분열된 부분 182
  들어가는 문으로서의 156
  와 망상체계 163
  와 인식선호적 본능 101
  와 항문 자위 28
  의사소통적 대 침범적 74, 94-7
  의 편재성 164
  '자기애적' 102
  클라인의 견해 20-6
티치아노 120

Ⅱ

파국적 변화 76, 153, 190, 235
페니스/남근 24, 32, 119
  대변 45, 123, 124, 125, 191, 192
  음란증에서의 120
  자위에서의 31
  주물로서의 120
편집-분열적 자리 17, 20, 22, 80, 93, 167
  와 우울적 자리 179
  의 자기중심성 124
편집증 21, 36, 51, 54, 96, 107
  미묘함 52
  「생일파티」에서 162
  질투, 편집증적 25
포우, E. 39
프로이트, S.
  꿈, 꿈의 사용 100
  네 범주 73
  늑대-인간 63-6
  도착에 대한 임상적 접근 63-8
  '성욕에 대한 세 개의 에세이' 62, 189

쉬레버 사례 152, 162
여성 피학증에 관한 28, 65-7
의식에 관한 148
자기애에 관한 72, 94
　'자아와 본능' 156
　'주물성애에 대하여' 66
프루스트적 정신 상태 99, 114, 117, 140, 180, 199
플라톤 148, 152, 194
피에스↔디(Ps↔D) 진자운동 69, 93, 147
핀터, H. 157, 162

ㅎ

하이만, P. 22, 29
항문 자위
　사탄 종교로서의 123
　에 대한 멜처의 논문 18, 27, 28-46, 48, 60
　와 투사적 동일시 19, 23, 153
해리스, M. 48, 72, 84
「햄릿」(셰익스피어) 201, 202
행동화 32, 33, 37, 58, 94, 178, 180
호머 90
혹스터, S. 47, 48
「확장된 초심리학 연구」(멜처) 74, 95, 189
후기-클라인학파의 (확장된) 초심리학 18, 25, 69, 72, 93
　미적 측면 72

한국심리치료연구소 총서

순수 심리치료 분야

놀이와 현실
Playing and Reality
by D. W. Winnicott / 이재훈

울타리와 공간
Boundary & Space
by D. Wallbridge
& M. Davis / 이재훈

유아의 심리적 탄생
Psychological Birth of the Human Infant
by M. Mahler & F. Pine / 이재훈

꿈상징사전
Dictionary of Dream Symbols
by Eric Ackroyd / 김병준

그림놀이를 통한 어린이 심리치료
Therapeutic Consultation
in Child Psychiatry
by D. W. Winnicott / 이재훈

자기의 분석
The Analysis of the Self
by Heinz Kohut / 이재훈

편집증과 심리치료
Psychotherapy
& the Paranoid Process
by W. W. Meissner / 이재훈

정신분석학적 대상관계이론
Object Relations
in Psychoanalytic Theories
by J. Greenberg & S. Mitchell / 이재훈

프로이트 이후
Freud & Beyond by S. Mitchell & M. Black / 이재훈·이해리 공역

성숙과정과 촉진적 환경
Maturational Processes
& Facilitating Environment by
D. W. Winnicott / 이재훈

멜라니 클라인
Melanie Klein
by Hanna Segal / 이재훈

참자기
The Search for the Real Self
by J.F. Masterson / 임혜련

내면세계와 외부현실
Internal World & External Reality by
Otto Kernberg / 이재훈

자폐아동을 위한 심리치료
The Protective Shell in Children and
Adult by Frances Tustin / 이재훈 외

박탈과 비행
Deprivation & Delinquency
by D. W. Winnicott / 이재훈 외

교육, 허무주의, 생존
Education, Nihilism, Survival
by D. Holbrook / 이재훈 외

대상관계 개인치료 I·II
Object Relations Individual Therapy
by Jill Savege Scharff & David E.
Scharff / 이재훈·김석도 공역

정신분석 용어사전
Psychoanalytic Terms and Concepts
Ed. by Moore and Fine / 이재훈 외

하인즈 코헛과 자기심리학
H. Kohut and the Psychology of the Self
by Allen M. Siegel / 권명수

성격에 관한 정신분석학적 연구
Psychoanalytic Studies of the
Personality by Ronald Fairbairn / 이재훈

대상관계이론과 임상적 정신분석 Object Relations
& Clinical Psychoanalysis
by Otto Kernberg / 이재훈

나의 이성, 나의 감성
My Head and My Heart by De
Gregorio, Jorge / 김미겸

환자에게서 배우기
Learning from the Patient by Patrick
J. Casement / 김석도

의례의 과정
The Ritual Process
by Victor Turner / 박근원

순수 심리치료 분야

대상관계이론과
정신병리학
Object Relations Theories and Psychopathology by Frank Summers /이재훈

대상관계단기치료
Object Relations Brief Therapy by Michael Stadter/이재훈·김도애

임상적 클라인
Clinical Klein by R. D. Hinshelwood/이재훈

살아있는 동반자
Live Company by Anne Alvalez /이재훈 외

대상관계 가족치료
Object Relations Family Therapy by Jill Savege Scharff & David E. Scharff/이재훈

대상관계 집단치료
Object Relations, the Self and the Group by Charles Ashbach & Victor L. Shermer/이재훈

스토리텔링을 통한 어린이 심리치료
Using Storytelling as a Therapeutic Tool with Children by Sunderland Margot/이재훈 외

아동 자폐증과 정신분석
Autismes De L'enfance by Roger Perron & Denys Ribas/권정아·안석

하인즈 코헛의 자기심리학 이야기 I/홍이화

정신분석학 주요개념
Psychoanalysis : The Major Concepts, by Moore & Fine/이재훈

인격장애와 성도착에서의 공격성
Aggression and Perversions in Personality Disorders/이재훈·박동원

초보자를 위한 대상관계 심리치료
The Primer of Object Relations Therapy by Jill & David Scharff/오규훈·이재훈

환기적 대상
The Evocative Object by Christopher Bollas/이재훈

끝없는 질문
The Infinite Question by Christopher Bollas/이재훈

대상관계단기부부치료
Short Term Object Relations Couple Therapy by James Donovan /이재훈·임영철

왜 정신분석인가?
Une Psychanalyse Pourquoi? by Roger Perron/표원경

애도
Mourning, Spirituality and Psychic Change by Susan Kavaler-Adler/이재훈

독이 든 양분
Toxic Nourishment by Michael Eigen/이재훈

무의식으로부터의 불꽃
Flames from the Unknown by Michael Eigen/이준호

정신분석학 주요개념 II Psychoanalysis : The Major Concepts, by Moore & Fine/이재훈

대상의 그림자
The Shadow of the Object by Christopher Bollas/이재훈 외

순수 심리치료 분야

소아의학을 거쳐 정신분석학으로
Through.Paediatrics.to Psycho-Analysis by D. W. Winnicott/이재훈

감정이 중요해
Feeling Matters by Michael Eigen/이재훈

흑암의 빛줄기
A Beam of Intense Darkness by Grotstein/이재훈

C.G. 융과 후기 융학파
Jung and the post-Jungians by Andrew Samuels/김성민

깊이와의 접촉
Contact With the Depth by Michael Eigen/이재훈

심연의 화염
Flames From the Unconscious by Michael Eigen/이재훈

정신증의 핵
The Psychotic Core by Michael Eigen/이재훈

난 멀쩡해 도움 따윈 필요없어
I am not sick I Don't Need Help by Xavier Amador/최주언

분석적 장
The Analytic Field ed. Antonino Ferro & Roberto Basile/이재훈

신앙과 변형-마이클 아이건 서울세미나 II-
Faith & Transformation by Michael Eigen Seoul Seminar II/이재훈

아스퍼거 아동으로 산다는 것은? What is it like to be me? by Alenka Klemenc 외/이재훈

아기에게 말하기
Talking to Babies by Myriam Szejer, M.D./김유진·이재훈

자폐아동의 부모를 위한 101개의 도움말 101 Tips for Parents of Children with Autism by Arnold Miller and Theresa C. Smith/최주언

"그러나 동시에 또 다른 수준에서"
"But at the Same Time and on Another Level I" by James S. Grotstein/이재훈 외

C.G.융
C.G. Jung by Elie G. Humbert/김유빈

자폐적 변형
Autistic Transformations by Celia Fix Korbivcher/최윤숙·이재훈

상상을 위한 틀
A Framework for the Imaginary by Judith Mitrani/이재훈

정신분열증 치료와 모던정신분석 Modern Psychoanalysis of the Schizophrenic Patient by Hyman Spotnitz/이준호

100% 위니캇
100% Winnicott by Anne Lefèvre/김유빈

순수 심리치료 분야

"그러나 동시에 또 다른 수준에서"
"But at the Same Time and on Another Level II" by James S. Grotstein/
박동원 · 이재훈 외

정신분석과 이야기하기 Psychoanalysis as Therapy and Storytelling by Antonino Ferro/김유진 · 이재훈

비온 정신분석 사전
The Dictionary of the Work of Bion by Rafael E. Lopez-Corvo/이재훈

전이담기
Taking Transeference by Judth Mitrani/이재훈 · 최명균

가정, 우리 정신의 근원
Home is Where We Start From by Donald W. Winnicott/김유빈

내면의 삶
Inside Lives by Margot Waddell/
이재훈

상호주관적 과정과 무의식
Intersubjective Processes and the Unconscious by Lawrence J. Brown/이재훈 · 김유진

숙고
Cogitation by Wilfred R. Bion/
이재훈

코헛의 프로이트 강의
Kohut's Freudian Vision by Heinz Kohut & Philip F. D. Seitz/이천영

아이, 가족, 그리고 외부 세계 The Child, the family, and the Outside World by D.W. Winnicott/이재훈

성서와 개성화/김재성

멜처 읽기
A Meltzer Reader edited by Meg Harris Williams/이재훈

그들을 붙잡아 줘, 떨어지기 전에
Catch Them Before They Fall by Christopher Bollas/박미경 · 이재훈

하인즈 하트만의 자아심리학
Ego Psychology and The Problem of Adatation by Heinz Hartmann/이천영

아름다움의 인식
The Apprehension of beauty by Donald Meltzer & Meg Harris Williams/이재훈

자기심리학 개론
Self Psychology by Peter A. Lessem/장동섭

정신분석 아카데미 씨리즈

성애적 사랑에서 나타나는 자기애와 대상애/ 문현아

싸이코패스는 누구인가?/ 박문현

영조, 사도세자, 정조, 그들은 왜/서정미

정신분석에서의 종결/ 윤종민

정신분열증, 그 환상의 세계로 가다/박순아

자폐적 대상에 대한 정신분석적 연구/이경숙

정신분석과 은유/문은정

사라짐의 의미/김명훈

제 4차 산업혁명에 대한 정신분석적 고찰/박보린

기독교 신앙과 관련된 심리치료 분야

종교와무의식
Religion & Unconscious
by Ann & Barry Ulanov / 이재훈

희망의목회상담
Hope in the Pastoral Care & Counseling
by Andrew Lester / 신현복

살아있는인간문서
The Living Human Document by Charles Gerkin / 안석모

인간의관계경험과하나님경험 Human Relationship & the Experience of God
by Michael St. Clair / 이재훈

신데렐라와그자매들 Cinderella and Her Sisters
by Ann & Barry Ulanov / 이재훈

현대정신분석학과종교 Contemporary Psychoanalysis & Religion
by James Jones / 유영권

살아있는신의탄생
The Birth of the Living God by Ana-Maria Rizzuto / 이재훈

인간의욕망과기독교복음 Les Evangiles au risque de la Psychanalyse
by Françoise Dolto / 김성민

신학과목회상담
Theology & Pastoral Counseling by Debohra Hunsinger / 이재훈·신현복

성서와정신
The Bible and the Psyche
by E. Edinger / 이재훈

목회와성
Ministry and Sexuality
by G. L. Rediger / 유희동

상한마음의치유
Healing Wounded Emotions
by M. H. Padovani외 / 김성민 외

신경증의치료와기독교신앙 Les Maladies Nerveuses et leur Guérison
by A. Lechler / 김성민

전환기의종교와심리학 Religion and Psychology in Transition
by James Johns / 이재훈

영성과심리치료
Spirituality and Psychotherapy
by Ann Belford Ulanov / 이재훈

치유의상상력
The Healing Imagination
by Ann Belford Ulanov / 이재훈

외상, 심리치료 그리고 목회신학 / 김정선

그리스도인의원형
The Christian Archetype
by Edward F. Edinger / 이재훈

융의심리학과기독교영성
De l'inconscient à Dieu: Ascèse Chrètienne et psychologie de C.G. Jung by Erna van de Winckel / 김성민

정신분석과기독교신앙
les évangiles et la foi au risque de la psychanalyse
by Françoise Dolto / 김성민

성서와개성화
/ 김재성